MARIA EMÍLIA MENDONÇA

GINÁSTICA HOLÍSTICA

História e desenvolvimento de um método de cuidados

summus editorial

GINÁSTICA HOLÍSTICA
História e desenvolvimento de um método de cuidados corporais
Copyright © 2000 by Maria Emília Mendonça

Capa:
Neide Siqueira

Editoração eletrônica e fotolitos:
JOIN Bureau de Editoração

Dados Internacionais de Catalogação na Publicação (**CIP**)
(Câmara Brasileira do Livro, SP, Brasil)

Mendonça, Maria Emília
Ginástica holística : história e desenvolvimento de um método de cuidados corporais / Maria Emília Mendonça. — São Paulo : Summus, 2000.

Bibliografia.
ISBN 85-323-0739-6

1. Ginástica 2. Holismo I. Título

00-2242   CDD-613.7

Índices para catálogo sistemático:
1. Ginástica holística : Educação corporal : Aptidão física   613.7

Proibida a reprodução total ou parcial deste livro,
por qualquer meio e sistema,
sem o prévio consentimento da Editora.

Direitos desta edição
reservados por
SUMMUS EDITORIAL LTDA.
Rua Itapicuru, 613 – cj. 72
05006-000 – São Paulo, SP
Tel.: (11) 3872-3322 – Fax: (11) 3872-7476
http://www.summus.com.br
e-mail: summus@summus.com.br

Impresso no Brasil

ÍNDICE

Apresentação 7

Prólogo 9

Introdução 11

PARTE I – REVISÃO HISTÓRICO-CRÍTICA DAS ORIGENS DA GINÁSTICA HOLÍSTICA 15

Capítulo I Apresentação da ginástica holística 17
1. Definição 17
2. Como funciona. 18
3. Referências institucionais 19
4. Histórico e bibliografia 22
5. Biografia das criadoras da ginástica holística. 23
   Elsa Gindler 23
   Lily Ehrenfried. 26
   Marie-Josèphe Guichard 29

Capítulo II O método de Elsa Gindler 32
1. Palavras de Elsa Gindler 34
   O cotidiano do aluno. Aprendendo a tornar o corpo inteligente. A autoconfiança. Respiração e desempenho. Respiração e tônus muscular. Como Gindler entendia a respiração. Respiração espontânea e respiração controlada. Retomando o que foi exposto. O relaxamento. Toda correção vinda de fora tem pouco valor.

2. Depoimentos 49
   Carola Speads 50
   Propaganda. O encontro. O local, as pessoas e a dinâmica das aulas. Gindler como formadora de profissionais. A educação

física e a ginástica na Alemanha do início do século XX. A transformação do trabalho de Gindler. Como era Elsa Gindler

Clare Nathansohn Fenichel 58
O movimento de jovens na Alemanha de Gindler. "Retorno à natureza" e ginástica. "Interdisciplinaridade". Gindler e o círculo de psicanalistas de Berlim. Transformações nos seminários para profissionais. Elsa Gindler aos olhos de Clare. Clare continuando o trabalho de Elsa Gindler.

Charlotte Selver. 67
O primeiro encontro. A decepção de Selver. Imagem corporal ou autopercepção? Uma experimentação. Um recurso: tapotagem. O trabalho em duplas.

Hanna Salomon 76
Os cursos de formação de profissionais. Desenho e anatomia. Salomon continuando Gindler.

Alice Aginski 79
O encontro. A sociedade. A influência de Gindler. A fuga de Berlim para Paris. Falar alemão, falar francês. Gindler e a psicanálise. Pedagoga ou terapeuta? Brincar e fazer ginástica.

Relatos de alunos que tiveram aula com Gindler durante a guerra . . . 87

Mieke Monjau 87

Heinrich Gold 90

Lily Pincus 92

Relato de um aluno que iniciou aulas com Gindler
após a Segunda Guerra Mundial 93

Rodolf Wilhelm 94
Wilhelm x Ehrenfried. Saúde do corpo e da alma. Interesse e motivação à experimentação. Os objetos.

3. Comentários sobre os depoimentos. 98

Capítulo III O Método segundo Lily Ehrenfried 103

1. O Livro *Da educação do corpo ao equilíbrio do espírito* 104
Educação física e educação do corpo. A pessoa. Movimentar-se ou fazer ginástica. Corrigir? Eis a questão. Comportamento e respiração. O equilíbrio. A "base". "Crescer". Tônus, distonia e relaxamento. Efeitos sobre o aparelho locomotor. Os pés. A posição dos joelhos e a forma das pernas. A articulação coxo-femoral e a cintura pélvica. A coluna vertebral lombar e o ventre. A coluna vertebral dorsal e a caixa torácica. A coluna cervical, o pescoço e a postura da cabeça.

2. A psicanálise e a ginástica holística 123
Ehrenfried e a psicanálise. A contribuição de Otto Fenichel. O uso dos conceitos psicanalíticos. Unidade corpo-psique. Novas pesquisas.

PARTE II   A GINÁSTICA HOLÍSTICA ATUAL 133

Introdução 135

Panorama de análise 139

Capítulo I   Condições para um bom trabalho em
ginástica holística 141

1. A motivação do praticante 141
A primeira entrevista. Quem motivou? Expectativas e fantasias (em relação aos resultados). Expectativas e fantasias (em relação ao processo). Receios. Memórias corporais (relacionadas à prática de atividades físicas). Memórias corporais (relacionadas a tratamentos anteriores). Memórias corporais (ligadas ao relacionamento mãe-bebê). Deixar-se cuidar. A desconfiança. A dor.

2. O espaço físico.................................... 145
Pré-requisitos. O ambiente e os alunos. Mudança de local. Meu local de trabalho.

3. O silêncio.. 152
Silêncio e estresse. Acústica. Ruído. Atenção auditiva. Escutar. Uma voz diferente no comando.

4. Tempos, fazeres e não-fazeres 161
Ação do educador e reação dos praticantes. Classes de movimentos. Tempo como limite. Atenção e percepção. Contar com o tempo ("Prennez le temps"). Não-fazer e conseqüências. Suar e sofrer? Os depoimentos. Aprender a não fazer.

Capítulo II   O Educador Corporal 170

1. Planejar aulas?................................... 170
Por que planejar. Vantagens. Como preparo minhas atividades. Planejar e cuidar. Não planejar. Vantagens possíveis (do não-planejamento).

2. Corrigir o praticante?.............................. 183
O educador que corrige. O praticante corrigido. Precisão dos comandos. Cooperação ou submissão?

3. Voz e linguagem 186
Voz. O aparelho vocal. A fala. Vocalização e articulação. Dificuldades do falar bem. Linguagem. Um exemplo. A escuta dos alunos. Abordagens não-diretivas. O clima de cada atividade.

Capítulo III O praticante de ginástica holística 200

1. Relaxar e não pensar 200
Quietude. Reestruturação. Humor. Confiança.

2. Por que falar? 207
Ehrenfried. Uma pista. Anamnese. As queixas. A fala do aluno. Linguagem e elaboração imaginativa.

3. Relacionamento com os objetos 222
O contato. O brincar. A ocupação do espaço. A realização do gesto intencional. Objetos não-habituais.

4. A concentração 228
Ehrenfried e a concentração. O que penso a respeito. Casos ilustrativos.

5. A respiração 234
Respeito à respiração pessoal. Cuidados com o trabalho da respiração. A contribuição de D. W. Winnicott.

Capítulo IV O relacionamento Educador Corporal x Praticante 242

1. Condições para um bom contato 242
A coordenação motora do bebê ao adulto.

2. Teoria do amadurecimento pessoal de D. W. Winnicott e a fisioterapia. 249
Um resumo dos estágios iniciais do crescimento emocional.

3. A tarefa do educador 254
Uma aproximação possível entre a ginástica holística e novas teorias. Quadro-síntese.

Conclusão – Breves comentários sobre as diretrizes básicas da ginástica holística 262
Padrões de referências para as citações das obras de D. W. Winnicott.

Bibliografia 267

APRESENTAÇÃO

O eixo homem e as práticas corporais

O movimento das máquinas, desde o advento da indústria, tem distinguido a gestualidade humana no âmbito da repetição e da restrição. O corpo obedece a um ritmo que, na origem, não lhe pertence, que é externo às suas necessidades e à sua natureza. No mundo contemporâneo, ao lado das máquinas, o universo do trabalho adotou três novos ícones: a mesa, a cadeira e o computador, este último possuidor de um *status* que o coloca como redentor das novas relações humanas, sejam elas de cunho econômico ou sociocultural. Independentemente dos contextos históricos que distinguem os exemplos citados, ambos impõem ao corpo uma disciplina que o fragiliza, fragmenta, subtrai, enfraquece e submete; que não o vislumbra como um todo, indivisível, complexo, cuja ação e plenitude não poderiam atrelar-se à separação entre corpo e mente.

A relação do homem contemporâneo com o corpo tem sido determinada pelo excesso de exposição, fator que tem-se mostrado incisivo e contribui decisivamente para sua banalização. Essa exposição é fortalecida pela mídia e, com ela, define um ambiente demarcado pela vaidade e por uma supervalorização do corpo e das formas que se dá às avessas, visto que tal relação não se estrutura pela harmonia, a saúde e o cuidado de si, mas pela estética esvaziada da aparência; pela agressão social e individual ao corpo, provocada pela total submissão do homem aos valores e estereótipos de beleza preestabelecidos pela sociedade de consumo, bem como por rotinas exaustivas de exercícios, desvinculados de qualquer reflexão mais profunda, e longas jornadas de trabalho; há ainda a ingestão desequilibrada de alimentos que, ora pecam pela falta, ora pelo excesso de nutrientes necessários ao bom funcionamento e regulação do corpo e de suas funções vitais.

Nesse sentido, o livro *Ginástica Holística: história e desenvolvimento de um método de cuidados corporais*, de Maria Emília Mendonça, apresenta ao público, tanto leigo quanto especializado, a história e o desenvolvimento de uma metodologia de práticas corporais que cativaram seis gerações de educadores, tendo como eixo uma filosofia coerente, com abrangência didática e terapêutica diante de diferentes problemas e necessidades dos praticantes. O livro discorre sobre procedimentos específicos da ginástica holística, o papel do educador corporal e do praticante, individualmente, além de destacar a importância fundadora do relacionamento professor-aluno, a sociabilidade humana como fator indispensável à saúde do corpo e à própria vida.

A Ginástica Holística, ao lado da eutonia, ioga, Feldenkrais e RPG, entre outras, desponta como uma prática sensível às tensões e angústias típicas do mundo contemporâneo em que a velocidade e a aceleração contínuas dão ritmo ao cotidiano; em que toda a sorte de ruídos estimula em demasia o homem urbano, sem conseguir sequer incomodá-lo; em que o indivíduo solitário sente-se inseguro ou, quem sabe, desarmado para enfrentar o silêncio; em que a experimentação e a criação de um caminho pessoal são valorizadas parcialmente e essa parcialidade se verifica na falta de ousadia, no medo e na dificuldade de transpor obstáculos por simples que sejam. Assim, privilegiar o silêncio, dispensar o uso de espelhos e aparelhos e orientar a realização da atividade, em vez de demonstrar como ela deve ser feita estão entre os princípios que norteiam a prática da Ginástica Holística com o intuito de levar o homem ao conhecimento de si, ao contato com a essência do outro, à atenção e ao não estresse.

Dentre as diretrizes de ação do SESC de São Paulo está a instituição de programas reconhecidos nas áreas de saúde, esportes, lazer e cultura, identificados em conceitos e metodologias que valorizam a cidadania e a qualidade de vida. No âmbito das práticas e da expressão corporal, a programação inclui a realização de cursos, aulas abertas, oficinas, *workshops* e seminários sobre alongamento, bioenergética, eutonia, ginástica postural integrada, ginástica voluntária, *lian gong, qi gong*, shiatsu, ioga, *power yoga*, massagem oriental e reeducação postural, entre outras.

Atividades físico-esportivas e de dança têm igualmente papel relevante na programação, cujo objetivo é promover a saúde integral do indivíduo pelo fortalecimento da sociabilidade, tendo em vista a atenção demonstrada pelos técnicos às necessidades específicas dos diferentes grupos atendidos, como crianças, jovens, adultos e idosos.

Um dos programas mais significativos da instituição é a proposta de Ginástica Voluntária, que proporciona aos participantes melhoria da saúde e da qualidade de vida mediante práticas corporais que privilegiam a consciência dos movimentos e da autonomia. As unidades do SESC realizam projetos como Fábrica da Saúde (Pompéia), Programa Ginásticas (Vila Mariana) e Seminário de Abordagens Corporais (São José dos Campos) com o intuito de aprofundar a relação do homem com seu corpo a partir da conscientização e divulgação de valores sociais sobre saúde, qualidade de vida e os benefícios da prática regular de atividades físicas.

O Núcleo Multidisciplinar de Saúde Corporal (SESC Consolação), desde 1999, tem realizado grandes encontros abordando temas como ioga, respiração e postura, sob o ponto de vista filosófico e corporal, contando com a presença de especialistas brasileiros e estrangeiros. Em todos os casos, a relação entre o indivíduo e seu corpo assume uma dimensão ampla tendo em vista os vínculos socioculturais, as emoções e a dimensão corporal propriamente dita.

Privilegiar as relações humanas e incentivar a sociabilidade no âmbito das práticas físico-esportivas e corporais tornou-se, para o SESC, mais do que um caminho possível, uma opção consciente de trabalho, que contribui significativamente para a qualidade e o reconhecimento das atividades com o público. Essa é também uma das principais contribuições da obra de Maria Emília Mendonça, uma pesquisadora do ser humano, o qual considera eixo da vida e da liberdade.

Danilo Santos de Miranda
Diretor Regional do SESC de São Paulo

PRÓLOGO

Na sala de aula não há aparelhos nem espelhos. Também não há música eletrônica, o silêncio dá o tom. Os alunos usam roupas confortáveis e fazem ginástica descalços. Cada um tem uma expectativa: melhorar a postura, relaxar, tratar de dores localizadas, melhorar a respiração, adquirir maior alongamento e força muscular, aprender a andar melhor, adquirir autoconhecimento e percepção corporal, corrigir joanetes, alinhar os joelhos, evitar o enrijecimento das articulações, prevenir osteoporose, tratar de tensão localizada no maxilar, na língua e na boca, preparar-se para um parto natural, prevenir e tratar o estresse de jovens universitários. Os integrantes desse grupo heterogêneo fazem a aula juntos e todos se sentem atendidos em suas necessidades.

Como é possível isso? Que ginástica é essa que atende a múltiplas solicitações? Quem é o profissional que orienta o grupo e qual a sua formação? Para responder a essas e a outras questões, este livro dispõe-se a contar a história e o desenvolvimento de um método de cuidados corporais que permanece atual e eficiente há quase um século.

INTRODUÇÃO

O livro trata da ginástica holística, sua história, seu desenvolvimento e suas perspectivas atuais. O adjetivo *holístico* é um neologismo que vem do grego *holos*: o que concerne a tudo. Uma das características da ginástica holística é a repercussão no corpo todo dos efeitos obtidos a partir de cada movimento localizado, o que ressalta o sentido do nome escolhido. Não há nenhuma conotação esotérica implícita na ginástica holística, que preza a especificidade de seu campo de atuação, não pretendendo ser uma panacéia universal, mas oferecer meios seguros para o tratamento objetivo de dores, disfunções posturais e respiratórias, proporcionando um bem-estar que engloba a pessoa como um todo.

Apesar de esse método de cuidados corporais ter suas origens no início do século XX, a denominação ginástica holística somente lhe foi atribuída a partir de 1986, com a criação, na França, de uma associação (Association des Elèves du Docteur Ehrenfried et des Praticiens en Gymnastique Holistique).[1] As criadoras do método foram, inicialmente, Elsa Gindler (1885-1961), professora de ginástica e pedagoga autodidata alemã, e posteriormente Lily Ehrenfried (1896-1994), alemã naturalizada francesa em 1947, que, por ser médica e fisioterapeuta, desenvolveu o caráter terapêutico do trabalho.

A ginástica holística ocupa um lugar entre as práticas de educação corporal como o Método GDS das Cadeias Musculares, a Reeducação Postural Global (RPG), o método Feldenkrais, a eutonia e o

---

1. No Brasil, os profissionais formados neste método fazem parte da Associação Brasileira de Ginástica Holística, com sede no Rio de Janeiro (rua Visconde de Pirajá, 35s1, sl. 517, Ipanema, CEP: 22410-003, tel. (21) 521-8782, e-mail: lacombe@nitnet.com.br).

método Alexander. Cada uma das metodologias citadas obedece a critérios distintos de leitura corporal e cada uma tem uma linha prática de atuação diferente das outras, mas todas com um ponto em comum: o aspecto global do corpo humano. Algumas enfatizam a globalidade em seu aspecto biomecânico, outras, a relação corpo e mente (ou corpo e psique) e outras, ainda, observam esses dois critérios, como é o caso da Ginástica Holística.

Por tratar-se de um método que foi sofrendo modificações e acréscimos ao longo de décadas, aliado ao fato de ter mudado de país e continente, senti necessidade de fazer a sua contextualização e atualização conceitual. Por isso, organizei e comentei de maneira crítica a história de sua formação, mostrando a coerência de seu desenvolvimento ao longo de seis gerações de profissionais.

As pesquisas sobre as origens da ginástica holística foram feitas a partir de uma documentação que não está disponível ao público em geral. São boletins, cadernos, enfim, publicações internas de duas das três instituições que continuam desenvolvendo os conhecimentos recebidos de Elsa Gindler, em Berlim. Reuni, traduzi e organizei as informações que estavam esparsas em textos diversos (entrevistas, cartas, depoimentos, relatos), a fim de reconstruir o histórico da ginástica holística para minha dissertação de mestrado.[2] A pesquisa, porém, foi muito além do necessário, pois o material se revelava apaixonante.

Embora outras leituras sejam possíveis, percebi ao longo do levantamento bibliográfico que o critério subjacente de seleção do material a que eu procedi era o relacionamento professor-aluno. Os relatos escolhidos diziam respeito principalmente ao modo como Elsa Gindler dava as aulas e se relacionava com os alunos. Objetivamente, os depoimentos mostraram que algumas características importantes continuam presentes no método até hoje, entre elas: o não-uso do espelho, a não-demonstração dos movimentos e a não-correção vinda de fora, com o aluno experimentando, a partir de si mesmo, o melhor encaixe das articulações e a melhor maneira de fortalecer as partes de seu corpo que julga necessário.

---

2. Modos de trabalho e problemas atuais da ginástica holística: uma contribuição à educação corporal, mestrado em Educação: Currículo, São Paulo, PUC, 1999.

Uma leitura menos ingênua constata que esse conjunto de fatores não basta, não garante resultados, a longo prazo, nem a continuidade do trabalho. Embora Gindler não diga, obviamente isso implica tempo assistido, um olhar que não julga, não corrige, mas estimula, além de eventuais perguntas que suscitem no aluno o desejo de pesquisar, já que ela não dava aula de ginástica, não propunha exercícios formais, mas uma espécie de improvisação.

Depreendi que o segredo do sucesso de Gindler encontrava-se na qualidade do relacionamento professor-aluno, embora esse aspecto não seja explicitado nesses termos nos textos pesquisados. Na época não houve uma construção teórica; foi acolhendo os alunos, se interessando por eles, que Gindler desenvolveu sua pedagogia. O depoimento de seus alunos demonstra claramente que ela manifestava um genuíno interesse pela pessoa, e tal fato é reconhecido como um diferencial importante que a fazia destacar-se de outros profissionais da área.

Nos desenvolvimentos do método realizados pela dra. Ehrenfried, a questão do relacionamento professor-aluno também esteve presente. Para entender melhor o que se passava nesse relacionamento, ela buscou pontos de apoio na psicanálise tradicional, baseando-se nos conceitos disponíveis na época em que escreveu seu livro (1956). Mesmo com as indicações feitas por Ehrenfried, persiste ainda uma lacuna conceitual acerca do relacionamento professor-aluno tanto no contexto específico da ginástica holística quanto no de métodos correlatos.

Na educação corporal se estabelece entre professor e aluno um contato, ao mesmo tempo, educativo e terapêutico, para o qual os conceitos de transferência e contratransferência não são os melhores, isto é, não dão conta de explicar os fenômenos que ocorrem num trabalho corporal feito, preferencialmente, em grupo. Esse é um tema espinhoso e a maior parte dos autores da área da fisioterapia e de educação corporal contorna o problema, sem encará-lo de frente. Ocorre que, na prática, ele persiste e pede uma solução.

As dificuldades que surgiram em minhas aulas foram com uma minoria de alunos, a maioria não apresentava e não apresenta problemas. Ao contrário, avançam na direção de uma autonomia ou dependência relativa saudável. Foi justamente para atender à minoria que me debrucei sobre a questão, dando respostas que às vezes funcionavam, outras não, e com isso pude realizar alguns avanços conceituais.

Muitas vezes, foi o acerto intuitivo que me incentivou a buscar uma teoria que o explicasse.

Minha experiência mostrou ser necessário que o professor tenha um conhecimento básico dos estágios iniciais do desenvolvimento emocional, nos quais se dá o começo da unidade psicossomática. Nessas fases estão presentes certas tendências no desenvolvimento da personalidade que acompanham a pessoa pela adolescência e na vida adulta. Apoiado nesses conhecimentos, o professor terá condições de, primeiro, reconhecer esses estágios no aluno, e, segundo, saber lidar com certas atitudes desencadeadas pelo caráter regressivo de algumas atividades. O próprio reconhecimento do caráter regressivo das atividades e do ambiente em que as aulas se dão já requer um olhar atento do professor.

Encontrei na obra de D. W. Winnicott, pediatra e psicanalista inglês, uma abordagem mais apropriada para se pensar as questões da educação corporal do que a proposta por Eherenfried em meados da década de 1950.

A apresentação do pensamento de Winnicott como possível elemento enriquecedor do quadro teórico da ginástica holística será o pano de fundo da segunda parte deste livro.

Parte I

REVISÃO HISTÓRICO-CRÍTICA DAS ORIGENS DA GINÁSTICA HOLÍSTICA

No meu trabalho, valho-me do conhecimento acumulado por seis gerações de profissionais, e é uma síntese do que pesquisei para minha própria prática bem-sucedida, que irei apresentar na Parte I. Vale lembrar que os relatos que contam o desenvolvimento da ginástica holística podem ser lidos de diferentes ângulos. Na condição de narrador, escolhi como fio condutor o relacionamento professor-aluno não apenas porque esse ponto, embora sempre subjacente, revelou-se essencial no trabalho desenvolvido pela questão holística, mas também para garantir a unidade e a organicidade do material apresentado.

Na Parte II, abordarei o conjunto de condições adequadas e atitudes favoráveis ao estabelecimento de uma bom relacionamento professor-aluno que merecem ser conhecidas pelo educador corporal. Por uma questão didática, abordarei separadamente quatro temas, que estão, porém, intimamente ligados entre si: condições adequadas para o desenvolvimento do trabalho; aspectos que dizem respeito ao aluno; aspectos que dizem respeito ao professor e aspectos que dizem respeito ao relacionamento professor-aluno. Encontram-se também, nessas questões, as diretrizes básicas da ginástica holística, implícitas no método, que estou tornando explícitas e desenvolvendo segundo meu ponto de vista.

CAPÍTULO I

APRESENTAÇÃO DA GINÁSTICA HOLÍSTICA

1. DEFINIÇÃO

A ginástica holística é um método de cuidados corporais que tem suas origens na Europa, no início do século XX, quando o movimento corporal passou a ser objeto de pesquisas de numerosos estudiosos e especialistas.[1] Baseada nesses trabalhos e nos ensinamentos que recebera em Berlim, de Elsa Gindler (1885-1961), a médica e professora de reeducação motora alemã Lily Ehrenfried desenvolveu o método quando chegou à França, em 1933.

O método de Ehrenfried apresenta três níveis: o pedagógico, o preventivo e o terapêutico. Trata-se de um trabalho corporal ao mesmo tempo concreto e sutil, que visa, pelo movimento, à harmonia e à inteligência do corpo. Não se deve pensar que só as pessoas que já gozam de boa saúde corporal possam fazer a ginástica holística, ou ainda que se trata de um trabalho de luxo. Mais abrangente, o método trata moléstias, tais como contraturas musculares, artroses, hipotonias, má postura etc., de maneira sutil e inteligente, por meio de movimentos corporais específicos, que foram experimentados e aperfeiçoados ao longo de seis décadas.

Ao me referir aos trabalhos propostos, evitarei usar a palavra "exercício", que costuma descrever o gesto repetido de forma mecânica. Com efeito, a ginástica holística opõe-se a essa repetição mecânica, pois valoriza e até prioriza a qualidade do movimento. Por meio de atividades que estimulam a sensibilidade e a percepção, o aluno é conduzido

---

1. Tais como Matias Alexander, Rudolf Laban e F. J. J. Buytendjik, entre outros.

à melhor utilização de seu potencial perceptivo, sensorial e motor, e à melhor coordenação de sua atitude corporal. Agindo simultaneamente sobre a respiração, o equilíbrio e o tônus muscular, a ginástica holística contribui para melhorar todas as funções psicossomáticas da pessoa.

Os movimentos propostos sempre levam em conta as particularidades anatômicas, fisiológicas e biomecânicas de cada um. Solicitam o corpo no seu conjunto, não se restringindo ao exercício de fortalecimento localizado. Os alunos experimentam desde movimentos simples, que devolvem a mobilidade natural, até gestos complexos e inabituais, que solicitam a imaginação, o potencial lúdico e, conseqüentemente, exigem respostas neuromusculares renovadas.

A prática da ginástica holística respeita o ritmo e a liberdade de cada aluno. Alivia tensões e torna os gestos mais fluidos, permitindo que cada parte do corpo encontre seu lugar, tornando o conjunto mais harmônico. O equilíbrio da postura assim obtido conduz a mudanças progressivas, profundas e duradouras na atitude corporal e possibilita ao aluno apropriar-se dos movimentos realizados nas aulas para integrá-los aos gestos cotidianos, dando-lhe maior autonomia.

2. COMO FUNCIONA

As aulas realizam-se individualmente ou em grupos. Numa entrevista preliminar, o professor procura definir necessidades, expectativas e possibilidades do aluno. Cada aula, coletiva ou individual, é elaborada a partir dessa avaliação e segundo a evolução do aluno. O professor não mostra os movimentos, descreve-os com precisão, oralmente. Sem modelo a seguir, a não ser a sua autopercepção o aluno passa a levar em conta suas próprias possibilidades e seus limites naquele momento, executando os movimentos de acordo com sua percepção de si, na busca continuada de melhor mobilidade para cada gesto.

O ritmo suficientemente lento para a fruição integrada dos movimentos é entrecortado por tempos de pausa. Esses momentos de repouso favorecem a percepção e a análise das sensações individuais resultantes da atividade. Ao longo de cada sessão são colocadas em prática atividades que estimulam o relaxamento ativo, a boa colocação osteoarticular e a tonificação muscular. Essas três fases produzem transformações benéficas nos músculos e nas articulações, que repercutem nos órgãos internos, levando à normalização da respiração e das grandes funções do organismo.

A aplicação da ginástica holística estende-se a diversas áreas. No campo da medicina, e principalmente nos tratamentos de reumatologia, ortopedia e neurologia, ela constitui um método recomendável para ajudar a resolver problemas de postura e disfunções osteomioarticulares em geral. Na ginecologia, sua aplicação contribui para aliviar sensivelmente sintomas da tensão pré-menstrual (TPM). Já na obstetrícia, quando aplicado durante a gravidez e o pós-parto, o método permite que o corpo possa se adaptar às diversas alterações de respiração e de peso típicas desses períodos.

Fora da área médica propriamente dita, a ginástica holística é indicada para numerosas finalidades e beneficia pessoas de todas as idades. Para as crianças e os adolescentes (em grupos especialmente orientados para cada faixa etária), constitui uma atividade preventiva e lúdica que os ajuda a se desenvolver integral e prazerosamente. Para pessoas da terceira idade, representa uma opção de atividade física cuidadosa, com a vantagem de o aluno explorar movimentos não habituais do seu cotidiano, obtendo assim maior mobilidade articular. A ginástica holística também é indicada para quem pratica disciplinas artísticas que exigem precisão, flexibilidade e harmonia (como o canto, a dança, a música e o teatro, entre outras), como atividade complementar. De maneira geral, é recomendada a todos aqueles que desejam se sentir em forma, pois propõe um trabalho corporal individualizado e rigoroso, que, respeitando o ritmo e os limites de cada um, desenvolve seu potencial.

3. REFERÊNCIAS INSTITUCIONAIS

Os profissionais da ginástica holística devem ter formação de nível superior nas áreas de saúde, artes ou educação. Até hoje, muitos foram formados pela dra. Ehrenfried ou por sua sucessora, Marie-Josèphe Guichard. Atualmente, mais de uma centena de profissionais exercem a atividade pelo mundo, e estão reunidos em uma associação internacional, a Association des Elèves du Docteur Ehrenfried et des Praticiens en Gymnastique Holistique (AEDE), que tem como finalidade garantir a perenidade e a qualidade desse método, assim como a difusão de informações entre seus membros e ao público em geral. No Brasil, os profissionais de ginástica holística pertencem à Associação Brasileira de Ginástica Holística, Método da dra. Ehrenfried (ABGH), com sede na cidade do Rio de Janeiro.

A ginástica holística, tal como é estudada e aplicada, no nível de desenvolvimento em que se encontra atualmente, foi aperfeiçoada por Ehrenfried a partir dos ensinamentos de Gindler. Durante muito tempo, ambas preferiram não dar um nome oficial ao trabalho que estavam realizando. Mesmo assim, formaram numerosos profissionais, que, por sua vez, elaboraram suas próprias versões segundo sua formação de base e clientela específica. Foi preciso esperar até 1986, ano da criação da AEDE, para o registro oficial do nome, com o objetivo de garantir os cursos de formação e o rigor na transmissão dos ensinamentos. Marie-Josèphe Guichard, que trabalhou com Ehrenfried por quase trinta anos, e, a partir de 1980, se tornou responsável pelos cursos de formação, foi a mentora da denominação *ginástica holística*, enfrentando deliberadamente os riscos e as limitações inerentes à sua nomeação, que Gindler e Ehrenfried não tinham assumido.

A criação da AEDE teve o apoio e a aprovação de Ehrenfried. Esta, descontente após algumas ocorrências de apropriações indevidas e fragmentadas de seu método de trabalho, foi convencida por suas alunas da necessidade de tomar medidas legais a fim de protegê-lo e divulgá-lo adequadamente. Para tanto, dar-lhe um nome era imprescindível. Pesou também na decisão a demanda cada vez maior de fisioterapeutas e demais profissionais da área médica e da educação, que desejavam fazer um curso de formação no método.

No editorial do *Cahier* nº 1 da AEDE, Marie-Josèphe Guichard, na qualidade de presidente da associação e em nome dos membros do Conselho de Administração, expõe as razões que levaram à criação de uma associação e à definição de um nome para a disciplina.

> Como alunas de Ehrenfried, sentimos a necessidade de criar uma associação sob seu patrocínio, com sua aprovação e seu encorajamento. Desejamos, assim, manifestar-lhe nosso reconhecimento e prestar homenagem a seu trabalho. Há mais de cinqüenta anos ela nos propicia seus ensinamentos com qualidade, rigor e generosidade, o que é do conhecimento de todos. Julgamos indispen-

sável organizar-nos para cuidar da transmissão fiel e rigorosa deste trabalho.[2]

Ressaltando a originalidade, a eficácia e a especificidade dessa ginástica, Guichard chama a atenção para seu valor como instrumento educativo, preventivo e terapêutico, valor este que Ehrenfried transmitiu a todos os profissionais que formou. Por fim, ela define como prioridade da AEDE levar a ginástica holística ao conhecimento das pessoas que procuram um meio de evolução pessoal, na direção de uma melhor autopercepção somática e psíquica.

Decidida a encontrar uma denominação para um trabalho do qual se tornou herdeira, fazendo parte da sexta geração a partir de François Delsarte[3] a trabalhar no aperfeiçoamento e na transmissão desses métodos, Guichard procurou o sentido etimológico da palavra *ginástica*: *arte de fortalecer e flexibilizar o corpo mediante exercícios apropriados*, e é nesse sentido que pretende que seja entendida.

Já o adjetivo *holístico* é um neologismo que vem do grego *holos*: *o que concerne a tudo*. Uma das características da ginástica holística é a repercussão, no corpo todo, dos efeitos obtidos a partir de cada exercício localizado, o que ressalta o sentido do nome escolhido. Portanto, não há nenhuma conotação mística ou esotérica implícita nessa denominação.

O que Guichard não esperava era o uso abusivo de que o termo *holístico* foi objeto neste final de século e que pode ter levado a uma compreensão equivocada da nomeação escolhida. Ultimamente, o termo *holístico* tem sido utilizado como sinônimo de fusão de diferentes abordagens terapêuticas, o que marca uma diferença radical em relação à ginástica holística. Não me estenderei sobre as possíveis interpretações do conceito *holístico*, pois o que me interessa em primeiro lugar é a apresentação dos princípios que regem esse método, a partir dos quais todo aprofundamento conceitual e epistemológico poderá ser feito.

---

2. *Cahier*, 1, p. 5.
3. François Delsarte, Geneviève Stebbins, Hedwig Kallmeyer, Elsa Gindler, Lily Ehrenfried, Marie-Josèphe Guichard.

4. HISTÓRICO E BIBLIOGRAFIA

Tudo começou com François Delsarte (1811-71), um ator francês, diretor de uma escola de arte dramática, o primeiro a interessar-se pela expressão por intermédio do movimento. Delsarte empreendeu pesquisas para descobrir por que razão determinados movimentos seriam "expressivos" e outros não. Ele precisava desses conhecimentos para tornar mais eficientes suas aulas, cujos resultados não o satisfaziam.

Suas pesquisas levaram-no a inventar um método de ensino que priorizava a relação entre o movimento e a respiração e buscava ao mesmo tempo ocupar a imaginação do aluno. Não conseguindo suscitar em Paris o interesse desejado, Delsarte emigrou para os Estados Unidos, onde foi rapidamente reconhecido. Formou Geneviève Stebbins, que desenvolveu seus ensinamentos de forma tão eficiente que se tornou a base da educação física americana, tanto nas escolas e nas faculdades quanto no Exército. Stebbins, por sua vez, formou suas alunas Besse Mesendiek e Hedwig Kallmeyer, esta última professora de Elsa Gindler.[4]

Elsa Gindler definiu inicialmente seu trabalho e o método que estudou na sua formação como "Ginástica Harmônica" (*Harmonische Gymnastik*), para em seguida referir-se à sua prática como um "trabalho sobre o ser humano" (*Arbeit am Menschen*) ou, ainda, como o ato de "dirigir-se para a abertura" (*Nachentfaltung*), substituindo rapidamente a noção de exercício (*Ubung*) pela de experiência ou experimentação (*Versuch*). Definia sua escola não como mais uma das numerosas escolas de ginástica criadas nas décadas de 1920-30 em Berlim, e sim como uma "escola de vida" (*Lebens-Schule*).

A principal — e possivelmente a única — fonte bibliográfica da história dessa escola de educação corporal são os *Boletins da Charlotte Selver Foundation*: v. 1, 1978; nº 10, v. 2, 1981, e nº 11, 1983, e os *Cahiers* nºs: 1, 2, 3 e 7/8, 1991, da AEDE — o último dedicado integralmente a Elsa Gindler — nos quais é apresentada uma cuidadosa pesquisa, incluindo relatos, entrevistas, extratos de conferências e outros documentos. Por esses dados, pode ser traçado o itinerário dessa metodologia, partindo da Alemanha, passando pela França, até chegar à sua configuração atual. A tradução do francês para o português

---

4. Ehrenfried, 1991, p. 89.

é bastante fiel aos textos originais. Tomei como parâmetro de tradução manter o sentido das informações, nas citações (indicadas em notas de rodapé), e esforcei-me para manter a estrutura original das frases, respeitando o contexto em que foram ditas.

Por meio desse material de pesquisa, será mostrado principalmente que, apesar da diversidade das experiências relatadas, foi possível manter o espírito que norteia a disciplina e a essência de sua prática, sempre respeitando as características da personalidade de cada um dos praticantes fundadores.

Pouco propensa à teorização e à escrita, Elsa Gindler deixou apenas um texto de sua autoria, redigido para uma conferência, em 1926. Resta o testemunho de vários alunos, os quais conseguiram reconstituir as idéias que sua professora lhes transmitira verbalmente. Essas idéias se encontram em textos publicados por Lily Ehrenfried (*Da educação do corpo ao equilíbrio do espírito*, 1956); Alice Aginski (*Ginástica de relaxamento,* 1967); Charlotte Selver (*Consciência sensorial*, 1977); Carola Speads (*ABC de la respiration*, 1978). Destes, destacaremos sobretudo o livro de Ehrenfried. Dos demais autores aproveitaremos os depoimentos sobre a influência que as idéias de Gindler exerceram em seus respectivos métodos de trabalho.

5. BIOGRAFIA DAS CRIADORAS DA GINÁSTICA HOLÍSTICA

Elsa Gindler[5]

Elsa Gindler nasceu em 19 de junho de 1885, em Berlim, numa modesta família de artesãos. Seu pai era ferreiro e sua mãe, lavadeira. Teve uma irmã e um irmão. Muito cedo, como todas as crianças de seu nível social, teve tarefas a cumprir e responsabilidades a assumir. De suas condições de vida difíceis ela soube tirar partido, cultivando o bom senso, mantendo os pés no chão e aprendendo a desenvolver seus instintos. Dela, Ehrenfried dizia que era "uma força da natureza". Aos catorze anos, ao final de sua escolaridade básica, Elsa Gindler começou a trabalhar e, nas horas vagas, participava do Movi-

---

5. *Cahier* 7/8, pp. 11-6.

mento de Jovens, surgido na efervescência que tomava conta da Alemanha no início do século XX, com seus múltiplos movimentos populares e culturais.

Foi nessa época que ela entrou em contato com a Ginástica Harmônica de Hedwig Kallmeyer, fundamentada nos ensinamentos da norte-americana Geneviève Stebbins, formada por François Delsarte. Dotada de grande sensibilidade, intuitiva, ávida por aprender e decidida a acelerar seu desenvolvimento pessoal, Elsa Gindler encontrou na educação física um terreno fértil para suas pesquisas, a partir do qual pôde afinar o que ela chamava de seu "próprio instrumento". Após ter completado sua formação com Kallmeyer, passou a ministrar suas próprias aulas, em 1912, e chegou até a substituí-la em sua escola, em 1913, por ocasião de uma viagem da professora. Paralelamente, continuou suas pesquisas no campo da ginástica, trabalhando com Clara Schlaffhorst e Hedwig Andersen, da Escola de Rotemburg, ambas alunas de Léo Kofler e co-tradutoras de seu livro *Art of breathing*.[6]

Em 1917, cedendo a pedidos insistentes de Lily Ehrenfried, que participava de suas aulas com grande interesse já havia algum tempo, Gindler, então com 32 anos, começou a formar pessoas em seu *Seminar für harmonische Körperausbildung* (Seminário para Educação Corporal Harmônica). Além dos pedidos insistentes de Ehrenfried, Gindler tomou a decisão de formar outros profissionais, ao constatar ser impossível atender à grande demanda de alunos e acompanhá-los por dois ou três anos, tempo que considerava necessário para o desenvolvimento de quem buscava uma evolução substancial. Seus grupos eram freqüentados assiduamente por trabalhadores, mães de família e pessoas representativas de um amplo leque de grupos sociais, religiosos e políticos.

Paralelamente à sua pesquisa pessoal, Elsa Gindler, a partir de 1918, engajou-se ativamente num grupo de trabalho para promover uma reforma escolar, o *Bund Entschiedener Schulreformer* (Liga para uma Reforma Escolar Decisiva), e participou, igualmente, da criação da *Deutscher Gymnastikbund* (Liga Alemã de Ginástica), da

---

6. Kofler, Leo. *Art of breathing*. Nova York, Éditions Edgar S. Werner & Company, 1887.

qual foi co-fundadora e vice-presidente ao lado de Franz Hilker.[7] Com o advento do nazismo essa liga foi extinta em 1933.

A fecunda parceria com Heinrich Jacoby, já delineada por ocasião de sua conferência no Congresso Artístico dos Responsáveis pela Reforma Escolar, em 1921, em Berlim, concretizou-se somente a partir de 1924. Juntos, o músico-psicólogo e a pedagoga autodidata desenvolveram um eixo de pesquisa dos mais enriquecedores para os profissionais e estudiosos que puderam assistir àqueles famosos e concorridos seminários de verão em Zurique, destinados aos professores em julho, e, em agosto, aos alunos. Em 1933, Jacoby estabeleceu-se na Suíça, mas mantiveram sua parceria.

Permanecendo em Berlim, a partir de 1933, Gindler ajudou corajosamente as pessoas perseguidas por razões políticas e raciais. Conseguiu continuar ministrando suas aulas durante a guerra, apesar da desordem, e ainda durante os anos também difíceis do pós-guerra. Relatos[8] comoventes contam como sua coragem, presença de espírito e calma motivaram seus alunos e quem vivia à sua volta a encontrar forças para sobreviver. Alguns de seus alunos optaram por fugir das péssimas condições de vida e de trabalho que estavam enfrentando. Lily Ehrenfried e Alice Aginski mudaram-se para a França; Charlotte Selver, Carola Speads e Clare Fenichel emigraram para os Estados Unidos; Lotte Kristeller, Hanna Salomon e Heten Elkisch, para a Palestina; outros foram para a Inglaterra, a Hungria e a Holanda. Paradoxalmente, uma das conseqüências desse drama foi a difusão do trabalho de Gindler pelo mundo afora.

Em 1945, durante um bombardeio, toda a documentação que Gindler havia reunido no decorrer dos anos (filmes, fotos, manuscritos) pegou fogo e seu local de trabalho foi destruído. Ela teve de recomeçar do zero e, mesmo sem recursos, criou juntamente com sua aluna Sophie Ludwig um novo estúdio de trabalho, em Berlim, no bairro de Dahlem. Até o verão de 1960, continuou pesquisando e desenvolvendo seu método, dando cursos freqüentados sempre por grande número de alunos. Morreu em 8 de janeiro de 1961, aos 76 anos,

---

7. Franz Hilker foi inspetor de Educação Nacional e fundador, em 1925, da Federação Alemã de Ginástica. Autor de *Reine Gymnastik* (A ginástica pura). Berlim, Max Hesses Verlag, 1926.

8. Antes e depois da Segunda Guerra Mundial. In: *Cahier* 7/8, depoimentos de Mieke Monjau, Heinrich Gold e Lily Pincus, pp. 55-66.

em Berlim. Em 1976, por ocasião do 15º aniversário de sua morte, Friedrich Everling, professor de física em Hamburgo, organizou uma reunião dos alunos e professores formados por Elsa Gindler, dispersos pelo mundo. O encontro foi realizado na cidade de Rothenfelds, na Alemanha, e durou uma semana. Cada um deu uma aula. Além de proporcionar calorosos reencontros e trocas de experiências, o evento contribuiu para que cada um imprimisse uma nova dinâmica à sua prática pessoal.[9]

Após esse encontro internacional, considerando a falta de escritos sobre Elsa Gindler e suas realizações, Charlotte Selver, auxiliada por Mary-Alice Roche,[10] tomou a iniciativa de solicitar a cada um dos participantes que organizasse e registrasse por escrito suas recordações. A partir de então, lembranças proporcionadas pela personalidade de Gindler, impressões sobre seu trabalho e avaliações das conseqüências que os seus ensinamentos tiveram sobre a vida pessoal e profissional de seus alunos foram publicadas nos boletins da Fundação Charlotte Selver.[11] Desde então, Sophie Ludwig, herdeira intelectual de Elsa Gindler e Heinrich Jacoby, assegura na Alemanha a continuidade de seu legado. Em 1985, por ocasião do centenário do nascimento de Gindler, Sophie Ludwig criou a Fundação Heinrich Jacoby & Elsa Gindler, cujo objetivo é preservar essa herança e fazê-la frutificar.

Lily Ehrenfried[12]

O relato desses anos nos interessa para a compreensão da personalidade de Ehrenfried como referência central da ginástica holística. Nele podemos ver uma profissional interdisciplinar e avançada para

---

9. Erna Lohrke, aluna de Gindler, relata o encontro: *Colóquio em Rothenfels dos antigos alunos de Elsa Gindler*. In: *Cahier* 7/8, pp. 67-9.

10. Aluna de Charlotte Selver e redatora dos Boletins da Fundação Charlotte Selver.

11. A AEDE deve a essa iniciativa grande parte dos artigos contidos no *Cahier* 7/8 dedicado a Elsa Gindler.

12. *Cahier* 2, pp. 6-11. Texto traduzido do alemão, inserido num capítulo mais vasto, intitulado "Os médicos judeus no Hospital Moabit". In: *Ne pas maltraiter*, livro publicado a pedido da sociedade berlinense da história da medicina, de autoria de Christian Pross e Rolf Winau em colaboração com o Centro Pedagógico de Berlim.

os padrões da época batalhando pelos direitos da mulher mas sem ser feminista, além de esclarecer os motivos de sua saída da Alemanha. Lily Ehrenfried nasceu em 20 de agosto de 1896, em Breslau. Formou-se primeiro como enfermeira e depois estudou medicina. Em 1926-27 trabalhou no Hospital Moabit, onde adquiriu as bases da medicina geral. Em seguida, especializou-se em pediatria, ortopedia, reeducação e medicina esportiva. Em 1928 abriu um consultório particular, onde exerceu clínica geral. Paralelamente, trabalhava desde 1926 como professora de ginástica médica, dedicando-se à reeducação motora de lactentes e de crianças deficientes, segundo o método criado por Neuman Nérode. Da observação dos problemas da relação mãe-bebê é que lhe veio o primeiro interesse pela psicanálise.

Foi na Clínica Universitária para Mulheres que ela se confrontou pela primeira vez com o problema do controle da natalidade. Seu comentário é revelador da sua vivacidade e mostra seu temperamento decidido:

> [...] O médico-chefe respondeu com um sorriso irônico às minhas perguntas sobre o assunto: "Um médico não cuida disso. Sim, mas como age o senhor com sua mulher?", perguntei candidamente. Ele olhou para mim com um ar furioso e saiu da sala. Ficou claro que eu havia de buscar sozinha uma solução para o problema. Era o início dos anos 20; havia muito desemprego e miséria. Me parecia que um médico precisava ter a capacidade de atender às mulheres dos desempregados que buscavam um meio de contracepção.[13]

Lily Ehrenfried tornou-se médica de um dispensário no mesmo bairro onde dava aulas de ginástica, as quais não precisou interromper, exercendo também o cargo de supervisora médica de jardins-de-infância. Paralelamente, fazia análise pessoal com Barbara Lantos, psicanalista húngara que havia sido analisada por Freud. Em 1929, finalmente, pôde pôr em prática seu interesse pelo controle da natalidade, tarefa nada fácil, uma vez que o problema revestia-se de um caráter não só moral como político: a esquerda era a favor, e a direita, contra. Mesmo assim, propôs à administração do bairro abrir um

---

13. *Cahier* 2, p. 7.

serviço de planejamento familiar, o qual dirigiu até 1933. No bairro afligido pelo desemprego, esse serviço de orientação médica contribuiu para evitar um agravamento da miséria e permitiu salvar a vida de algumas mulheres. Ehrenfried distribuía gratuitamente os meios de contracepção, em especial o diafragma, ensinando a suas pacientes o uso correto.

No Hospital Moabit engajou-se na militância política com outros médicos social-democratas, participando ativamente de reuniões, nas quais falava sempre de suas experiências com planejamento familiar. As reações ao seu posicionamento logo se fizeram sentir. Ehrenfried passou a ser atacada publicamente, criticada por "impedir o nascimento de soldados alemães", o que naquela época era uma acusação grave. Em 1933, quando os nacional-socialistas tomaram o poder, a hostilidade contra ela não se limitou mais à difamação — já estava sendo acusada de provocar abortos, entre outras coisas. Despedida de seu emprego de médica no dispensário, escapou por um triz da prisão por ter sido avisada a tempo por uma de suas pacientes, que ela havia salvo da morte no passado. Com isso, pôde fugir para a França. Era 1º de abril de 1933. No dia seguinte, o governo alemão tornaria obrigatório marcar os passaportes de todos os judeus com o "J" condenatório. Chegando à França, ela ainda conseguiu trazer seus pais.

Os anos que se seguiram foram difíceis. Em Paris, de 1933 a 1939,[14] Lily Ehrenfried deu aulas de ginástica em sessões individuais e fez massagens, por vezes em domicílio, para sobreviver. Depois, teve de fugir da invasão alemã. Presa em 1940, foi levada para o campo de concentração de Gurs, de onde conseguiu sair, em 1944, passando a viver escondida, com documentos falsos. Após o término da guerra retornou à casa de seus pais, refugiados em Nice, onde trabalhou para o Exército dos Estados Unidos.

Em outubro de 1945, aos 49 anos, retornou a Paris. Como seu diploma médico não era reconhecido, ela obteve um de cinesioterapeuta e massagista, um curso então recém-criado, ministrado na Escola de Cinesiologia dirigida por Boris Dolto. Paralelamente à sua formação, passou a dar aulas de ginástica corretiva na própria escola de Dolto. Desenvolveu também seu método de ginástica como profissional liberal. Em 1947 naturalizou-se francesa. De 1953 a 1956

---

14. Desse ponto em diante os dados bibliográficos de Ehrenfried foram cedidos gentilmente por Marie-Josèphe Guichard, 1997.

escreveu durante suas férias o livro *Da educação do corpo ao equilíbrio do espírito*,* no qual relata os efeitos positivos de seu trabalho com seus alunos. Tentou fazer escola, transmitir seus conhecimentos. Suportou sucessivos contratempos até encontrar Suze Lalou, a quem deu formação de 1955 a 1960. Lalou seguiu suas aulas de forma ininterrupta, de 1952 a 1987.

O curso de Ehrenfried passou a ser tão procurado que ela não conseguia mais dar conta da demanda, o que a levou a convencer Lalou a receber alunos. Graças a seu livro, seu trabalho passou a ser conhecido nos meios médicos e paramédicos de vanguarda. Em 1966, aos 70 anos e instigada por Suze Lalou e pela dra. Francine Mallat, deu andamento ao seu primeiro seminário de verão em Pierrefeu, na casa de Janine Lévy. Em seguida, deu seu primeiro curso de aperfeiçoamento, entre 1966 e 1967. Prosseguiu com suas aulas de formação, que tiveram um sucesso crescente, até 1980, quando pediu a Guichard para que se responsabilizasse pela formação. Estima-se que cerca de trezentos profissionais seguiram os cursos de Ehrenfried ao longo de sua carreira.

De 1980 a 1987, Ehrenfried continuou dando aulas aos alunos fiéis, aqueles capazes de encontrar em suas sessões a essência de seu método: Estava com 91 anos. No verão de 1987, Suze Lalou e Guichard entenderam que ela não podia mais ser deixada só. Instalaram-na nos arredores de Orsay e depois em Yerres, em casas para pessoas idosas. Ali ela apagou, em 1994, "como uma vela", assim como ela mesma dizia que a vida devia acabar.

Marie-Josèphe Guichard[15]

Nascida em 1938, a francesa Marie-Josèphe Guichard exerceu a profissão de bióloga, de 1957 a 1968. A partir de 1960, tornou-se aluna de Ehrenfried, a quem tinha procurado por causa de problemas no ombro e no dorso. Em 1965, foi aceita no curso de aperfeiçoamento que Ehrenfried ministrava para os cinesioterapeutas, tendo sido levados em conta como currículo seus estudos científicos e médicos, além do período de análise a que havia se submetido. Em

---

15. Dados cedidos por Guichard, em março 1997, com o objetivo de constar neste trabalho.

* Publicado no Brasil pela Summus, em 1991.

1969, seguiu uma formação hospitalar prática com o professor G. Lemaire, no curso de Relaxamento Terapêutico. Paralelamente, estudou a técnica de Mathias Alexander e a ginástica ocular segundo o método de Bates. Guichard então começou a dar aulas em 1969, primeiro em regime de meio período, o que lhe permitia continuar a trabalhar no laboratório o restante do dia, e, a partir de 1970, em período integral, quando Ehrenfried passou a lhe enviar muitos alunos. Em 1972, ela assistiu, na Escola de Cinesioterapia de Boris Dolto, ao primeiro seminário de Moshe Feldenkrais, na França, com quem voltaria a trabalhar em cada uma de suas estadas na Europa, até 1981.

Em 1975, conheceu Gerda Alexander, com quem passou a ter aulas de eutonia. Na mesma época, estudou acupuntura com o dr. Borsarello. Embora não objetivasse a prática dessa terapêutica, queria ampliar sua compreensão do indivíduo como um todo. Na mesma perspectiva, aprendeu com o dr. Vodder o método da Drenagem Linfática, na Alemanha. De 1980 a 1986, continuou a participar de uma sessão semanal conduzida por Suze Lalou e outra por Ehrenfried, e manteve nesse período uma investigação paralela voltada para outras técnicas. A pedido de Ehrenfried, tornou-se a responsável, em 1980, pelo curso de aperfeiçoamento em ginástica holística.

Em novembro de 1986 criou a AEDE, que oficializou o nome de "Ginástica Holística — Método da dra. Ehrenfried", sem querer herdar, a título pessoal, o trabalho de Ehrenfried. Desde 1980, Marie-Josèphe Guichard consagra seu tempo e suas pesquisas tanto à sua clientela particular quanto ao ensino de profissionais que a procuram para sua formação. Mantém-se entusiasmada a cada aula e mostra empolgação com os relatos de seus alunos, alguns praticantes há 15 ou 20 anos que, apesar de mais velhos, sentem-se mais flexíveis e com menos dores do que antes. Para Guichard, são esses resultados que fazem com que o método, sem publicidade, tenha progredido ao longo de mais de cem anos, sempre encontrando eco entre as pessoas que desejam ter em mãos sua saúde integral.

Em junho de 1989, Guichard deu início a um novo curso de formação, de caráter intensivo, dirigido especialmente para estrangeiros (não-franceses), e do qual fiz parte, junto com outros cinco profissionais brasileiros. Em janeiro de 1997, visitou o Brasil pela primeira vez. Ministrou, em meu estúdio, um curso de aperfeiçoamento aos profissionais já formados por ela, além de dar aulas especiais aos interessados em conhecer o método. Incentivou e presenciou a criação da Associação Brasileira de Ginástica Holística (ABGH).

Nos seus cursos de formação, Marie-Josèphe Guichard procura transmitir fielmente os ensinamentos recebidos de Ehrenfried. É de se notar em especial o rigor impecável com que mantém a estrutura formal dos movimentos. Essa qualidade é importante para assegurar ao método características próprias e reconhecíveis na prática de cada profissional formado em ginástica holística. Na minha prática pessoal, valho-me dos ensinamentos transmitidos por Guichard, acrescidos dos subsídios que a pesquisa sobre as origens do método trouxeram. Principalmente, algumas proposições de Gindler foram de grande inspiração para o desenvolvimento atual de minhas aulas de ginástica holística.

CAPÍTULO II

O MÉTODO DE ELSA GINDLER

Elsa Gindler registrou seu método em um único texto — "Saúde, trabalho social e atividade física" —, resultado de uma conferência realizada em Düsseldorf, em 1926, e publicado em seguida na revista *Gymnastik,* da Federação Alemã de Ginástica, com o título "A ginástica do homem que trabalha".[1] Apesar de não ser uma síntese elaborada de toda a pesquisa que realizou sobre movimento, respiração e consciência corporal, o artigo de Gindler nos mostra de maneira simples e clara sua pedagogia de trabalho. Depoimentos de alguns de seus alunos complementam as informações.

O objetivo de Gindler era desenvolver a aptidão de cada um para o melhor desempenho das tarefas cotidianas e profissionais. Participavam de suas aulas pessoas dos mais diferentes meios profissionais, particularmente intelectuais e, segundo o testemunho de alguns de seus ex-alunos, Gindler trabalhava não apenas visando desenvolver suas capacidades físicas, mas incitava-os a refletir, a reconhecer suas responsabilidades e a ser determinados na ação. O que pretendia, em síntese, era a incorporação na vida cotidiana daquilo que haviam experimentado durante as aulas, além de estimular a autonomia do aluno na aquisição de experiências.

Sabemos que toda a documentação que Gindler conseguiu reunir sobre seu trabalho foi destruída durante um bombardeio na Segunda Guerra Mundial. Sabemos também, pelo testemunho de seus alunos e amigos, o quanto era avessa a escrever, talvez por entender que sua criativa e intuitiva maneira de ensinar não encontrasse meios de se reproduzir na linguagem escrita.

---

1. *Cahier* 1, pp. 35-42. *Cahier* 7/8, pp. 19-31.

O trabalho de Gindler não é um sistema ou uma religião, embora seja também um caminho em direção à maturidade, diferenciando-se da ioga e de todos os outros métodos de relaxamento ou meditação por não utilizar como meios *exercícios* e sim *experimentações*. Não se valendo de fórmulas preestabelecidas, de modelos ou da garantia de exercícios eficientes testados previamente, Gindler mantinha vivo o interesse de seus alunos por meio das experimentações que propunha, de acordo com a percepção imediata que tinha do grupo no momento da aula e da própria motivação dos alunos para o trabalho. Sua presença e seu encorajamento eram tão ou mais importantes para o progresso dos alunos que os movimentos por eles realizados. Assim, não havia receita a seguir.

A proposta de Gindler era a de que seus alunos estivessem receptivos à experiência. Esse "tornar-se receptivo à experiência" pode também ser entendido por uma analogia (contados os cuidados e perigos) com a atitude do adepto do zen-budismo tão cuidadosamente descrita por Herrigel,[2] ainda que essa seja uma explicação pessoal e não de Gindler. Ele sugere que o adepto do zen se recusa terminantemente a oferecer uma espécie de *manual para alcançar a bem-aventurança*, pois sabe pela própria experiência que ninguém é capaz de percorrer o caminho do zen apenas por meio de informações teóricas.[3]

Com a finalidade de entender a história da ginástica holística, convém reapresentar o artigo de Gindler, mantendo o máximo de fidelidade ao texto, quer na linha de raciocínio quer na ordem de apresentação dos meios que utiliza em sua metodologia de trabalho. Como recurso didático, tomei a liberdade de inserir subtítulos que indicam o conteúdo a ser tratado, sem, entretanto, interferir no texto original. Serão destacados em *itálico* os recursos metodológicos e os termos mais significativos empregados por Gindler. Não haverá citação de número de página. Para qualquer confirmação, ver *Cahier* 1, pp. 35-42; *Cahier* 7/8, pp. 19-31.

---

2. Eugen Herrigel, filósofo alemão que durante uma permanência de seis anos no Japão praticou uma das artes do zen-budismo: o tiro com arco e flecha, experiência relatada em seu livro *A arte cavalheiresca do arqueiro zen*. São Paulo, Pensamento, 1983.

3. Herrigel, E., 1983, p. 23.

1. PALAVRAS DE ELSA GINDLER

Gindler começa afirmando ser difícil falar de ginástica, pois seu trabalho não visa à aprendizagem de determinados movimentos, mas à *concentração*. Segundo ela, "[...] um perfeito funcionamento corporal em correlação com a vida da alma e do espírito só é possível a partir da concentração". Para tal fim, estimulava seus alunos, desde a primeira aula, a estarem conscientes do que faziam, a se conhecerem. Não buscava nenhuma consciência corporal por si mesma, mas visando a um estar consciente que ajudasse a viver melhor a vida cotidiana.

O cotidiano do aluno

Antes de apresentar sua maneira de trabalhar, que vai além do simples ensinamento de exercícios, Gindler faz uma descrição do dia-a-dia de seus alunos, que parece atual, mesmo já passados setenta anos. Aí vemos sua aguda percepção do que nos acontece, ou seja, como o equilíbrio de nossas forças físicas, psíquicas e mentais, perturbado pelas solicitações externas, nos impede de administrar nossa vida como seres inteligentes e sensíveis. Ela diz:

> [...] estamos constantemente sob pressão, permitindo que uma névoa se instale em nós e em torno de nós, até quase a aniquilar-nos num momento mais difícil. Somos dominados pela mediocridade [...] vemo-nos cotidianamente confrontados com os mesmos pequenos males que ganham uma importância desmedida.

E continua descrevendo um quadro que é mais verdadeiro e atual hoje do que na sua época:

> Já de manhã ao acordar, não nos sentindo bem descansados, levantamos com pouco tempo para que os rituais de toalete sejam feitos com a serenidade e num ritmo que nos dariam uma sensação de bem-estar e vigor. As atividades tornam-se deveres, dizemos: "eu tenho de tomar banho, eu tenho de escovar os dentes, tomar café etc."; ao invés de simplesmente: "agora vou tomar banho" etc.

Hoje em dia, uma certa concepção um pouco mais do que popular culpa o estresse como o responsável por esse quadro desolador. O que diria Gindler a esse respeito?

Ela reconhece, na falta de disposição e aparente falta de tempo, uma forma de viver que revela a intenção de se fazer todas as atividades com o objetivo de terminá-las o mais rápido possível para que se possa passar à tarefa seguinte. Observa que, se arrumamos um quarto somente pensando em terminar esse trabalho rapidamente, ele não terá a mesma aparência que se tivesse sido arrumado com o desejo de deixá-lo limpo e em ordem; e assegura que, ao contrário, um resultado bem mais satisfatório não demandaria mais tempo. Toda vez que uma tarefa é cumprida com reflexão, toda vez que ficamos satisfeitos com nossas atitudes, estamos conscientes e, graças a essa maneira de agir, conseguimos pouco a pouco investir menos tempo nas tarefas diárias e melhorar a qualidade do trabalho, o que nos proporcionará condições mais humanas de existência.

Gindler fala da consciência que está no centro da pessoa, que reage ao ambiente, que é capaz de pensar e sentir. É cuidadosa, no entanto, ao nomear essa "consciência":

> [...] evito intencionalmente definir essa consciência como alma, psique, espírito, sentimento, inconsciente, individualidade ou até mesmo alma do corpo. No meu entender, a palavra *eu* resume tudo isso.[4]

Após esta introdução, ela comenta que deve parecer um pouco pretensioso desejar transformar a vida das pessoas com a ajuda da ginástica: "E com razão! É por isso que não gosto de chamar esse trabalho de ginástica". No senso comum, o que se entende por ginástica é uma série de movimentos determinados e, nesse sentido, a ginástica por si só não ajuda em nada a resolver as questões importantes que estão no cerne da vida: "[...] *é o estado de espírito no qual ela é feita que importa*", ressalta Gindler. Até mesmo problemas corporais bem objetivos, como tensões musculares e dificuldades respiratórias, merecem um tratamento global. É um equívoco imaginar

---

4. Ela aconselhava seus alunos a substituir os termos usados em aula por palavras próprias a cada um, a fim de evitar confusão em seus psiquismos ou especulações sobre o que realmente queria dizer.

que é possível ficar menos tenso aprendendo exercícios de relaxamento, ou saber respirar, conhecendo os exercícios respiratórios; da mesma forma, não se pode esperar que as pernas se endireitem por meio de exercícios que mudem a posição dos joelhos, seja para dentro ou para fora. Não é isso que acontece e há sempre um fracasso quando essa concepção simplista persiste. Reconhecendo que é evidente que o simples fato de aprender e realizar bem os movimentos da ginástica não leva ninguém a se tornar consciente de si globalmente, ela pergunta: "Então, como conseguir isso?".

Aprendendo a tornar o corpo inteligente

Aqui entra o gênio de Gindler e sua grande capacidade de lidar com as pessoas, motivando-as, encaminhando-as a uma pesquisa sobre si mesmas, ao encontro da melhor utilização de seu corpo e, como extensão, a uma melhor maneira de viver. Durante as aulas, enquanto os alunos praticavam, eram também cuidadosamente acompanhados e estimulados para que não aprendessem somente este ou aquele movimento, mas para que tentassem, experimentassem, a partir dos movimentos, desenvolver sua inteligência. A abordagem da respiração, por exemplo, não consistia em executar exercícios determinados, mas, a partir desses exercícios,[5] oferecer resistência aos pulmões e assim dissolver as tensões.

Outra chave do trabalho: *a ausência de correção vinda do exterior*. Quando o aluno percebe que a cintura escapular, por exemplo, não está encaixada numa posição que facilita o movimento, corrige-a, não dependendo apenas da orientação do professor para fazê-lo. Isso de nada o ajudaria, pois logo que a pessoa se ocupa de outra coisa, esquece seu ombro. Há que se buscar um encaixe espontâneo, inteligente, partindo do corpo e não de um ato da vontade.

Sobre a metodologia utilizada em suas aulas, Gindler conta que, quase sempre, ao começar uma aula, perguntava aos alunos *o que eles gostariam de trabalhar*.

---

5. Nota da tradução francesa: Em seu trabalho, Elsa Gindler logo abandonou o termo exercício (*Übung*), como também outras expressões, substituindo-as pela noção de "experimentação, experiência" *(Versuch)*.

No início o resultado é assustador. Ou ninguém diz nada, ou alguém diz: "faça-me desaparecer essa barriga" ou qualquer coisa parecida. Ocorre a primeira frustração quando respondo que não é minha intenção suprimir a barriga de ninguém, mas que, ao contrário, esse é o trabalho de cada um.

Notam-se aqui o incentivo à autonomia e o apelo à capacidade de os alunos se responsabilizarem pelo próprio desenvolvimento.

Depois do susto inicial, de se verem convidados a decidir sobre o tema da aula, os alunos elegem, por exemplo, a cintura escapular. Iniciam examinando atentamente em si mesmos a forma e a função dessa articulação. Em seguida, estudam no esqueleto qual a melhor posição e quais os movimentos que podem ser realizados. Voltam a se observar e comparam o que precisa ser mudado: essa vai ser a pesquisa de cada um.

Muitas vezes, Gindler propunha, particularmente no início, que os alunos vendassem os olhos. Cada um procura encontrar por si mesmo de onde vem a tensão que mantém o ombro em má posição e o que o impede de reencontrar a posição adequada. Dessa maneira, cada aluno faz os movimentos à sua maneira, os integrantes do grupo trabalham de forma diferente, *todos se concentram, o silêncio reina*. Ao monitor atento cabe observar onde aparecem os problemas: vê, por exemplo, como alguns, por vezes os mais talentosos, têm a arte de escolher sistematicamente os movimentos mais difíceis, os esforços mais propensos a causar dor. A função do professor é chamar a atenção dos participantes para sempre procurarem atingir os objetivos mediante movimentos mais fáceis e simples.

A autoconfiança

Segundo Gindler, o que se obtém com essa maneira de proceder é essencial: o aluno começa a sentir que pode cuidar de si mesmo, que pode alcançar toda a unidade de seu corpo se prosseguir, como acabou de experimentar, trabalhando sua cintura escapular. Ele ganha segurança. Os múltiplos aspectos que ainda deve assimilar não o confundem, ele se sente encorajado. Gindler conclui: "[...] *esse resultado não seria jamais alcançado pela simples execução de exercícios, por mais bem elaborados que fossem*". A grande diferença está no fato de a própria pessoa pesquisar e encontrar uma forma adequada de se movimentar. Nesse relato, ela nos revela a importância de o professor estimular a competência do aluno e não demonstrar a sua!

Gindler fala também dos meios de que lança mão durante as aulas: *a respiração, o relaxamento, o tônus*,[6] fazendo uma ressalva quanto ao uso desses termos: "[...] *palavras que não tardarão a ser deturpadas, como todas as belas coisas deste mundo. Enquanto permanecem somente como palavras, podem causar confusão, mas habitando uma representação viva, um conceito, elas se tornam grandes mediadoras na vida*". Ao começar pela *respiração*, Gindler salienta que é um dos *domínios mais delicados e difíceis* de seu trabalho. Observa que nas crianças e nos animais a realização de movimentos amplia e aprofunda a respiração. No homem adulto, ao contrário, cujas forças físicas, mentais e psíquicas não estão dirigidas por uma consciência unificada, a relação entre o movimento e a respiração é perturbada. É suficiente que queiramos falar, fazer um pequeno movimento ou refletir para bloquearmos a respiração — até mesmo em repouso isso acontece.

Ao expor sua teoria, Gindler nos convida a uma constatação: a de que existe uma *relação direta entre a postura da cabeça e do pescoço e a respiração*. Chama a atenção para esse fato observando que, na maior parte dos animais, o pescoço se libera do corpo como uma flor que desabrocha, e propõe que façamos uma comparação com o nosso próprio pescoço. Percebemos que ele sofre uma forte tração para dentro, tração que tem sua origem próxima ao centro do corpo, na região do diafragma.[7] Se observarmos essa ligação por algum tempo, nos daremos conta de que se trata de uma crispação involuntária. Quando relaxamos, podemos sentir subitamente que o pescoço se mantém bem mais livre e não encolhido ou tenso, liberando assim as vias respiratórias.

---

6. Nota da tradução francesa: Em alemão *Spannung*, literalmente "tensão", tem uma conotação de elasticidade, de vitalidade, de tônus dinâmico. Além disso, a ressonância dessa palavra ultrapassa o domínio físico e faz alusão também a uma atitude mental, a de estar vivamente interessado por alguma coisa.

7. A constatação feita por Elsa Gindler está perfeitamente de acordo com as concepções mais atuais a respeito da respiração e de seus bloqueios. Nos limites do presente trabalho, não entraremos em detalhes sobre as novas descobertas da biomecânica respiratória, que confirmam as intuições tanto de Gindler como de Ehrenfried a esse respeito, fato que mereceria maior pesquisa e divulgação.

Respiração e desempenho

Tornando-se capaz de reencontrar esse efeito deliberadamente, a todo momento a pessoa perceberá que os movimentos não só não perturbam mais a respiração, mas, ao contrário, ajudam a aprofundá-la cada vez mais. O trabalho, em vez de fatigar, torna-se estimulante. Gindler observa que as pessoas as quais trabalham muito são em geral mais saudáveis e dispostas do que as ociosas, e que parece ser uma espécie de marca registrada das pessoas bem-sucedidas como "[...] *essa maravilhosa flexibilidade de reação, essa alternância constante entre atividade e repouso. Nelas uma respiração adaptável está naturalmente presente*". Sabemos que não é fácil chegar ao estado indicado por Gindler: nossos alunos não cessam de constatar com desprazer que basta pensar em uma ação para que imediatamente comecem a se contrair e enrijecer, bloqueando a capacidade de ação.[8] Estamos tão habituados a esse comportamento insensato que é difícil mudá-lo.

Gindler considera também que é principalmente nas situações difíceis de disputa, de conflito ou diante de um superior que as perturbações respiratórias, as contrações no diafragma e no plexo solar tomam proporções inquietantes. Nesses casos, uma experiência anterior positiva pode ser de grande ajuda, conforme salienta:

[...] se, ao reconhecermos o desconforto corporal presente nas sensações de medo, ansiedade, contrariedade, nos estados de confusão mental e psíquica, "pudermos nos abandonar",[9] confiar, remetendo-nos a uma experiência anterior que nos dê a certeza de sair desse estado, de poder retomar a calma, descobriremos

---

8. Voltamos aqui à analogia entre o que Gindler diz e a descrição de Eugen Herrigel em a *Arte cavalheiresca do arqueiro zen*, a respeito da atenção e do trabalho sobre a respiração e sua influência sobre as ações. Também o aprendiz do arco e flecha usa demasiada força e bloqueia sua respiração na intenção de conseguir um bom resultado. É no decorrer de um árduo aprendizado que ele passa a discernir entre a intenção e o esforço. A observação da respiração ajuda muito nesse processo, agindo como um termômetro do trabalho: quando a respiração não flui relaxada, é porque há esforço demasiado na ação.

9. Nota da tradução francesa: em alemão, *sich loslassen* significa "se soltar"... em confiança.

que estamos à altura da situação. A respiração flui, a confusão mental cede, e temos posse novamente de nossas faculdades.

A relação direta entre respiração e comportamento observada por Gindler será destacada por Ehrenfried, como será visto no Capítulo III deste livro, tópico 1.

Apoiando-se em sua experiência, Elsa Gindler previne que, ao iniciar o trabalho sobre a respiração, não vale a pena começar por grandes movimentos, visto que mesmo os menores perturbam a coesão global do organismo. É necessária uma observação atenta para termos idéia de tudo o que fazemos com nossa respiração: ao escovar os dentes, por exemplo, ao iniciar alguma atividade e até mesmo ao comer. Durante as aulas, Gindler procurava suscitar nos alunos a compreensão dessas correlações, convidando-os a realizar movimentos sem bloquear a respiração. A tarefa era tão absorvente que poderiam demorar-se muito tempo nela. Gindler lembra, a propósito, que as aulas não devem ser o único lugar para o aluno exercitar-se, mesmo porque é onde mais facilmente e em pouco tempo conseguirá dissolver suas tensões respiratórias em razão do clima facilitador presente na sala de aula. Ela remetia o aluno a si mesmo, levando-o a responsabilizar-se por sua melhora e transformação, salientando que é no dia-a-dia que ele deve aperceber-se dos pequenos incidentes insignificantes que podem bloquear sua respiração. Um primeiro passo na direção de uma respiração mais relaxada e plena consiste simplesmente em estar atento.

Se nos habituarmos a prestar atenção na respiração, muito mais por ocasião dos incidentes menores do que dos grandes acontecimentos da vida, não demoraremos a sentir os efeitos benéficos dessa prática. Assim que conseguimos relaxar nossa respiração, nos tornarmos menos rígidos. "O sopro de vida que nos atravessa quando temos o domínio da respiração, devemos descobri-lo e vivê-lo", sugere Elsa Gindler. Não se fala uma só palavra sobre meditação, mas quem quer que tenha tido a mínima aproximação com a meditação zen poderá reconhecer nessa maneira de vivenciar a respiração uma grande semelhança entre ambas. O que vale é a força da experiência e não o nome dado a ela. E quer se trate de auto-observação orientada segundo os princípios da reeducação corporal, quer se trate de uma vivência em arte ou meditação oriental, o que ressalta nesse ponto de vista é a qualidade do contato da pessoa consigo mesma e com o ambiente.

Respiração e tônus muscular

Gindler via uma relação direta entre o estado geral de tonicidade corporal e a respiração, e dizia que as crispações respiratórias estão intimamente ligadas às tensões corporais, não sendo possível um bom relaxamento corporal se, ao mesmo tempo, os processos respiratórios não estiverem livres de todas as tensões.[10] Na verdade, toda força transformadora de seu trabalho objetivava levar seus alunos a descobrir e a confirmar essa correlação entre respiração e movimento corporal, possibilitando uma boa coordenação entre um e outro. Com uma prática constante, os benefícios redundarão em maior disposição para a pessoa, que acabará por perceber que as exigências da vida não são desmesuradamente penosas, que é possível poupar forças, efetuando as tarefas com menos esforço e desgaste do que habitualmente.

Em relação às perturbações respiratórias mais freqüentes, Gindler nos fala de duas: uma, que é a retenção do ar no decorrer da expiração, e outra, na fase inspiratória, conseqüência da primeira, que consiste em aspirar ativamente o ar como uma bomba. A melhor respiração sempre é a espontânea, involuntária, embora possamos interferir voluntariamente no processo, desviando a respiração de seu

---

10. Reconhece-se, hoje, em reeducação estática, a relação direta entre relaxamento muscular e respiração. Nesta técnica, é utilizado o recurso de uma expiração passiva, sem o uso dos músculos abdominais, para se conseguir inicialmente um estado de tônus ideal, antes de serem adotadas as posturas de correção. Bienfait, descrevendo a fisiologia da respiração, afirma que a expiração, como fase mecânica e passiva de relaxamento, se "deve a uma inibição muscular, não apenas da musculatura dita inspiratória, mas a uma inibição geral, que pode estender-se a praticamente toda a musculatura, em especial à musculatura tônica" (Bienfait, 1995, pp. 103-4). No decorrer das sessões, o paciente é incentivado a pensar cada vez menos em expiração e cada vez mais em relaxamento, não se tratando mais de expiração-relaxamento, mas de um relaxamento-expiração. Reconhecemos, nesse conceito, paralelos com um fato que Gindler já havia reconhecido há quase um século, ou seja, a importância do relaxamento para uma boa respiração. Para mais detalhes, ver Bienfait, Marcel. *Os desequilíbrios estáticos*. São Paulo, Summus, 1995.

fluxo natural. Isso acontece quando não permitimos que o ar saia passivamente e inspiramos ativamente antes do estímulo fisiológico. Em seguida, Gindler nos dá a chave para entendermos seu trabalho sobre a respiração, que permanece até hoje como um caminho válido por não se tratar de exercícios. Ela nos apresenta com grande simplicidade, em forma de convite, sua profunda compreensão do processo respiratório. Sigamos o seu texto.

Como Gindler entendia a respiração

Quem deseja aperfeiçoar sua respiração deve familiarizar-se com suas quatro fases: inspiração — repouso — expiração — repouso. A pausa ou o momento de repouso no fim da expiração não deve ser um tempo morto e não corresponde a uma parada da respiração, ela se assemelha, antes, ao que em música é designado como silêncio: uma preparação cheia de vida para o que se segue. É maravilhoso observar a inspiração fluir como que se apoiando nesse "silêncio vibrante"! Ocorre uma abertura nas células, o ar penetra facilmente, silenciosamente, sentimo-nos refrescados e fortalecidos. Mas o que acontece se não esperamos o tempo suficiente para que os pulmões estejam abertos? A partir do fim da expiração, aspiramos o ar voluntariamente, tentando preencher os pulmões de ar antes que eles tenham manifestado necessidade. Isso é irracional.

Sentimos imediatamente como o fluxo é freado: experimentamos uma espécie de congestão na região do esterno, o ar acumula-se nos grandes vasos dos pulmões, os pequenos vasos ficam comprimidos, obstruídos, o ar não penetra livremente. É impossível porque os alvéolos pulmonares ainda não estão abertos e são eles que devem ser oxigenados; suas vias de acesso, os estreitos bronquíolos, são mais finos do que um fio de cabelo, e é evidente que qualquer tentativa de forçar o ar, comprimindo-o através deles, fracassará.

Além disso, no momento de uma aspiração voluntária, os alvéolos ainda não estão completamente vazios, eles tentam esvaziar-se justamente no momento em que o ar voluntariamente começa a entrar, o que provoca uma colisão entre o fluxo que procura passar para cima e para fora e o ar que penetra. Produz-se uma espécie de ressaca nos pulmões e nos sentimos congestionados, oprimidos. Ao contrário, se esperamos a abertura dos alvéolos, respeitando plenamente a pausa, os alvéolos criam um apelo de ar assim que se esvaziam, o ar pode passar, então, facilmente através deles, não ocorrendo obstrução ou sentimento de opressão ou falta de ar. Para que a inspiração aconteça, não é necessária nenhuma interferência.[11]

Atualmente, o simples e ao mesmo tempo complexo ato de respirar ainda não está esclarecido por completo no nível da neurofisiologia; no entanto, Marcel Bienfait, relembrando a fisiologia respiratória, chama a atenção para alguns fatos já comprovados. Sabe-se que há um centro bulbar, núcleos de ponte e células encarregadas da respiração no âmbito reticular. Sabe-se também que o centro bulbar é constituído por dois núcleos: um inspiratório ativador, outro expiratório inibidor, igual às células oscilantes das outras localizações. Segundo ele, isso leva à certeza de que o ritmo respiratório inspiração-expiração passa por uma inibição expiratória, que vai além da musculatura torácica.[12] Tal comprovação parece coincidir com a compreensão que Gindler tinha do processo respiratório quando fala das pausas ou do repouso nas diferentes fases da respiração.

Respiração espontânea e respiração controlada

O que Gindler nos mostra é que há uma grande diferença entre uma respiração induzida por aspiração voluntária e uma respiração que foi desencadeada pela abertura dos pulmões e dos alvéolos pulmonares. Essa diferença é fundamental para o movimento corporal. Ela afirma que um movimento associado a uma respiração forçada não tem vida, não é habitado; ao contrário, quando associado a uma respiração aberta, o movimento vive. Gindler vai mais longe, declarando que somente os movimentos conjugados a uma respiração consciente, mas involuntária — uma respiração aberta —, podem ajudar o ser humano a libertar-se de suas tensões. Movimentos de

---

11. *Cahier* 7/8, pp. 26-7.
12. Bienfait, Marcel, *op. cit.*, 1995, p. 103.

outra natureza podem perturbar a coordenação entre a respiração e a motricidade, reforçando o hábito de fazer esforços exagerados e inadaptados. A corrida, por exemplo, que induz a uma inspiração violenta, deve ser feita no início em seqüências suficientemente breves e intercaladas com a marcha, para que seja mantida uma respiração "aberta".

Cada esforço necessita e é favorecido por uma justa provisão de ar. Para nadar bem, flutuar e deslizar na superfície da água, é necessário preencher bem os pulmões; da mesma forma, antes de saltar há que se preparar, ficando previamente "aberto", assim o salto se realizará de maneira diferente e terá um outro aspecto. Uma vez mais, Gindler constata que podemos observar isso nos animais: nenhum gato salta, nenhum besouro ou pássaro inicia seu vôo sem antes preencher-se de ar e encontrar assim sua leveza. Suas palavras, ao descrever os fenômenos respiratórios, podem parecer óbvias, mas basta observarmos pessoas praticando atividades físicas atualmente para nos darmos conta de que são raras as que "sabem respirar". Ciente de que as mudanças só ocorrem com persistência, Gindler comenta: "Devagar todas essas coisas se tornarão acessíveis, por pouco que nós nos observarmos em nosso dia-a-dia, de preferência em situações corriqueiras, sempre e uma vez mais". Ela acredita que "só o fato de pensar nos permite progredir", afirmando ser necessário simplesmente abrir os sentidos e a atenção para esses fenômenos.

Assim que o aluno aprende a reagir pela respiração aos pequenos estímulos e deseja alcançar melhor funcionamento de seus pulmões, a etapa seguinte se impõe por si mesma: fazer os pulmões trabalhar em sua totalidade. Quase todos nós utilizamos apenas uma pequena parte dos pulmões; se funcionam bem, essa pequena parte já basta para as tarefas cotidianas. Entretanto, Gindler afirma que sua experiência demonstrou claramente que podemos aumentar de modo considerável nosso desempenho, empreendendo uma educação da expiração, a qual deve ser feita sem pressão, com um sopro ligeiro e suave esvaziando totalmente os pulmões.[13]

---

13. Tal maneira de expirar coincide exatamente com o famoso "suspiro" proposto nas atuais técnicas de reeducação corporal, notadamente na Reeducação Postural Global de Souchard e na Terapia Manual de Bienfait.

Elsa Gindler termina aqui suas reflexões sobre a respiração. Neste ponto, seria oportuno revisar e comentar o caminho que propõe para o trabalho com a respiração, antes de passar aos temas seguintes.

Retomando o que foi exposto

Num primeiro momento, é necessário observar a respiração, a relação que há entre movimento e respiração, inclusive nos pequenos gestos cotidianos; em seguida, procurar não alterar a respiração ao fazer os movimentos. A aula seria um momento privilegiado para essa prática, já que todos estão empenhados no mesmo objetivo, e o clima de concentração e o silêncio ajudam. A observação da respiração, no entanto, deve ser feita durante todo o tempo de que o aluno puder dispor, até voltar a ter uma respiração espontânea e involuntária. Nessa primeira fase de reeducação respiratória é enfatizado o fato de *não interferir no momento da inspiração*, de permitir que a inspiração aconteça por um estímulo fisiológico. Só depois é que será dada atenção à amplitude da respiração, buscando uma expiração total, porém não forçada.

Com certeza, a descrição do processo é muito mais simples do que a sua vivência. Só quem já se deu ao trabalho de observar sua respiração sem interferir é que sabe como isso é difícil. Inicialmente, o simples fato de prestar atenção já é uma interferência. Bloqueamos a saída do ar, ficamos sem saber *quando* inspirar, há uma sensação de aflição, pressa, inadequação. É muito mais fácil fazer exercícios respiratórios: tantos segundos para inspirar, tantos segundos para expirar, tudo controlado, conduzido. O problema é que assim não ocorre nenhuma melhora real. A aparente simplicidade do método de Elsa Gindler oculta uma profunda compreensão do processo involuntário da respiração, e ela procurou nos mostrar o quanto as tensões estão ligadas às perturbações respiratórias, e estas aos distúrbios psíquicos, embora não tenha usado essa expressão explicitamente. Ehrenfried irá aprofundar essa relação valendo-se de alguns conceitos da psicanálise que ainda não eram conhecidos na época de Gindler, como veremos no Capítulo III, tópico 2.

A partir daqui, Gindler abordará os temas *relaxamento, contração* e *tônus*.

O relaxamento

Ao continuar a exposição de seu trabalho, Gindler acrescenta que a dissolução das tensões e o relaxamento também dependem muito de nossa faculdade de imaginar o estado desejado e alcançá-lo por meio de movimentos apropriados. Ela nos apresenta seu conceito de relaxamento: "[...] *é o estado no qual nossa capacidade de reagir é a mais elevada, é uma quietude, uma disposição de responder adequadamente a qualquer estímulo.*"

E cita dois exemplos desse tipo de relaxamento: os árabes, que, após caminharem durante horas no deserto, se deitam na areia por aproximadamente dez minutos, conseguindo um relaxamento tão profundo, que recuperam suas forças para continuar a marcha ainda por longo tempo; e alguns homens de negócios, que fazem uma breve pausa em suas atividades e dirigem todos os seus sentidos para o interior, como se adormecessem, após o que despertam e são capazes de tomar decisões importantes e objetivas. Gindler assegura que durante esse momento de aparente "ausência"[14] houve um relaxamento, e é esse tipo de relaxamento que ela quer que os alunos experimentem.

Tal relaxamento será alcançado mais facilmente se nos abrirmos para a *percepção das sensações de peso*. Gindler diz que "nossos membros devem sentir e compreender a ação da força da gravidade". E é radical sobre isso, afirmando que o corpo como um todo deve ceder às forças gravitacionais para que o relaxamento seja completo. Sugere que se procurarmos sentir o peso em cada parte de nosso corpo, inclusive na cabeça, entraremos num estado em que a natureza trabalhará por nós. "À medida que adotamos uma posição conforme as leis da física, respiramos melhor, não por meio de grandes movimentos do tórax, mas com uma respiração calma e serena, o ar circula em um vaivém imperceptível...", assegura Gindler, com a certeza de quem vivenciou pessoalmente e observou muitas vezes esse fenômeno em seus alunos.

Em pé também é possível sentir o peso do corpo em relação ao solo. Paradoxalmente, quanto mais pesados nos tornamos, mais leves

---

14. Gindler está querendo dizer que a pessoa se desliga por um momento do aqui-e-agora e volta revigorada. Tal descrição remete aos estados de quietude que meus alunos também alcançam nas aulas e que será tema do tópico 1, Capítulo III da Parte II.

e calmos nos sentimos. Gindler recomenda que devemos nos manter alongados quando estivermos sentados para não prejudicar a função dos órgãos. Assim que nos alongamos, sentimos que a respiração se torna mais calma e agradável. Podemos ver como pessoas cansadas ou entediadas se endireitam num movimento involuntário para retomarem o tônus. Trata-se de uma espécie de espreguiçar que as crianças se permitem com maior liberdade que os adultos. Sobre a posição sentada, ela observa ainda que devemos deixar livres as articulações, mantendo a coluna vertebral e o abdome alongados. Pode-se buscar também um pequeno balanceio do tronco para a frente, o que proporciona melhor dilatação dos pulmões. Gindler relembra que isso traz "[...] *a mesma dilatação que sentimos como algo benéfico quando nadamos ou andamos contra o vento*".

Toda correção vinda de fora tem pouco valor

Quase no final de seu artigo, Gindler ressalta um ponto essencial de sua metodologia de trabalho: *toda correção vinda do exterior vale pouco*. As mudanças que fizermos sob um comando não serão jamais adquiridas. Será posse nossa "[...] *unicamente o que surge espontaneamente sem refletir, conforme o contexto exige*". Cada aspecto está intimamente ligado aos outros e deve ser pensado e sentido como tal; sendo assim, toda modificação deve ser indissolúvel, ligada a todos os acontecimentos da existência, a ponto de integrar-se à nossa natureza e tornar-se um comportamento instintivo. Não é suficiente apenas evitar os movimentos descoordenados; deve-se também evitar uma alimentação inadequada, que pode causar distúrbios ou tensões nos órgãos internos, reduzindo a nada todo o trabalho feito consigo mesmo. Deve ser observado, ao mesmo tempo, um inteligente e atento cuidado cutâneo, que "[...] *não se limita apenas a uma ação sobre a pele, mas engloba a compreensão da pele e o tratamento com óleos essenciais*". Sobre os cuidados que se deve ter com o corpo, uma última e preciosa recomendação: "De maneira geral, cada um deve procurar conhecer sua própria constituição, a fim de saber com a maior amplitude possível cuidar de si mesmo". Mais uma vez, temos reforçado o incentivo à autonomia, com o objetivo de não delegar a profissionais o cuidado com o próprio corpo, e o incentivo a tomar para si esse cuidado como parte da vida.

Poderíamos perguntar: *Não se faz força nesse tipo de trabalho corporal?* Ao falar sobre a "tonicidade dinâmica", Gindler esclarece o que parece ser um ponto negligenciado em seu trabalho, mas só na aparência, afirmando que "[...] *somente a pessoa que sabe realmente relaxar pode encontrar um tônus dinâmico*". Para ela, tonicidade dinâmica é "[...] *a variação de energias capaz de reagir ao menor estímulo, uma tensão que cresce e decresce em função das solicitações, uma forte sensação de vigor e facilidade no esforço, uma intensa sensação de bem-estar*". O que ela pretende deixar claro é que se a pessoa está relaxada, está também pronta para agir, na posse de suas forças, revigorada por uma respiração profunda e espontânea. Nesse caso, não faz sentido praticar exercícios de fortalecimento muscular localizado: "A tensão dinâmica, tal como a entendemos, permite suplantar as maiores dificuldades, principalmente se associada a uma respiração amplificada. Para nós, ela é o oposto do esforço crispado. Estamos prontos para trabalhar intensamente, mas não a nos esfalfar!".

Assim termina Elsa Gindler o seu artigo sobre "A ginástica do homem que trabalha". Ao transpor quase literalmente suas palavras, com uma elaboração teórica apenas em forma de esboço, tive a intenção de demonstrar o quanto permanecem atuais suas considerações, salientando o interesse dos resultados da sua pesquisa. No seu cotidiano, como educadora corporal, ela aprofundou o conhecimento sobre o ser humano com uma nova e aguda percepção e clareza.

Elsa Gindler não foi a única a propor novas formas de trabalho com o corpo; a diversidade de seus alunos e seguidores indica as interações entre essa forma particular de pesquisa corporal na Alemanha e o movimento de renovação nas artes em torno de Bauhaus, na pedagogia com Montessori, e na psicologia com Freud e Adler, confirmando um cenário de época extremamente fecundo para o desenvolvimento das práticas humanas e seus métodos de cuidados, entre eles, os cuidados corporais.

Para que se tenha uma idéia mais abrangente do trabalho de Gindler e do contexto sociopolítico da época, incluí os depoimentos de alguns de seus alunos. Tais dados são importantes para a compreensão da evolução por que passou o método de Gindler e que compõem a segunda parte deste capítulo.

2. DEPOIMENTOS

Os depoimentos foram classificados em três grupos distintos: o primeiro é formado por profissionais que fizeram escola e escreveram sobre sua própria maneira de trabalhar a partir do método de Gindler; o segundo é formado por alunos que fizeram aula com Gindler durante a guerra; e o terceiro consiste no depoimento de um aluno que iniciou as aulas com Elsa Gindler algum tempo após o término da guerra.

Os primeiros deixaram obras escritas que poderão ser consultadas para aprofundar a pesquisa sobre as origens do método. Desse material, nos interessam apenas as referências e os esclarecimentos que esses autores podem fornecer para melhor conhecermos o teor da relação professor-aluno presente nas aulas de Gindler, pelas referências diretas ao método, pela influência indireta sobre suas vidas, tanto no aspecto profissional como no pessoal. São todas mulheres, pois, apesar de Gindler contar com muitos homens entre seus alunos, são poucos[15] os que desenvolveram profissionalmente os seus ensinamentos. Outra característica desse primeiro grupo é o fato de ser formado por profissionais que deixaram a Alemanha por ocasião da Segunda Guerra. Elegi os depoimentos de três profissionais que foram para os Estados Unidos: Carola Speads, Clare Fenichel e Charlotte Selver; o de Hanna Salomon, que foi para o Oriente Médio, e o de Alice Aginski, que foi para a França.

O segundo conjunto de depoimentos consiste de relatos de alunos que continuaram acompanhando as aulas de Gindler durante a guerra e puderam testemunhar sua criatividade para adaptar o trabalho às exigências do momento, além de presenciarem sua dedicação e proteção aos que sofreram perseguição política e racial. São eles: Mieke Monjau, Heinrich Gold e Lily Pincus. Além dessas duas categorias de depoimentos incluí, numa terceira, o depoimento de Rodolf Wilhelm, que conheceu Elsa Gindler depois da guerra, em 1951. Em seu texto, ele faz descrições muito apropriadas do método de Gindler, apontando diferenças e semelhanças com outros caminhos de autoconhecimento de diferentes culturas.

---

15. Trata-se aqui de reconhecer um dado e não de propor uma hipótese que o explique.

Por intermédio desses relatos (são nove ao todo), que abrangem fases distintas, obteremos uma visão global do método de reeducação corporal desenvolvido por Elsa Gindler na Alemanha.

CAROLA SPEADS[16]

O depoimento de Speads nos interessa especialmente porque nos fornece um panorama geral das pesquisas relativas à ginástica não-convencional da Alemanha na época de Gindler e Ehrenfried. Ela nos informa não só dos elementos próprios a cada método, como das características de formação de novos profissionais nas diferentes escolas. Isso se deve ao fato de ela ter tomado parte ativa na criação de uma organização oficial que reunia os profissionais da área de educação corporal na Alemanha antes da guerra.

Carola H. Speads nasceu na Alemanha. Sua carreira profissional começou em Berlim, na Escola de Educação Física e do Movimento de Anna Herman (1923-27). Ela lecionou também no Instituto Alemão de Educação Física. Foi aluna de Elsa Gindler por muitos anos e sua assistente durante os meses de junho e setembro, no período compreendido entre 1926 e 1937, quando assumia os grupos de Gindler para que esta pudesse repousar antes e depois dos seminários de verão (julho e agosto), que coordenava ao lado de Jacoby.

Em 1940, Speads emigrou para os Estados Unidos, instalando-se em Nova York, onde manteve seu próprio estúdio, desenvolvendo um trabalho corporal centrado na respiração, a partir do que aprendeu com Elsa Gindler. Publicou, em 1978, o livro *ABC de la respiration*,[17] no qual expôs sua singular abordagem. Carola Speads influenciou, com seu modo de trabalho, toda uma geração de médicos e fisioterapeutas, não só nos Estados Unidos como também na Inglaterra. Entre eles se destaca a dra. Bertha Bobath, que foi sua aluna ainda na

---

16. O depoimento de Carola Speads baseia-se em dois textos: *Cahier* 1, AEDE (pp. 24-34), transcrição de uma entrevista, traduzida do inglês para o francês, publicada originalmente no Boletim nº 10, v. 1, verão de 1978, dedicado a Elsa Gindler pela Sensory Awareness Foundation. O segundo texto é um depoimento pessoal, que faz parte da edição especial sobre Elsa Gindler: *Cahier* 7/8, AEDE, pp. 51-4.

17. Traduzido para o francês por Gabrielle Mechez, *ABC de la respiration*. Aubier, 1989.

Alemanha. No prefácio do livro de Speads, Bobath revela que lhe deve o conhecimento da importância e do efeito do relaxamento dos músculos antagonistas hiperativos com relação à força e à potência dos músculos agonistas. Foi a partir desses conceitos que Bobath se interessou em trabalhar com os doentes motores cerebrais, chegando a criar um método terapêutico mundialmente conhecido, inclusive no Brasil — o método Bobath.

Propaganda

Gindler não gostava de publicidade e, por isso, não era conhecida do grande público. Como membro da direção de uma organização oficial que reunia os profissionais ligados ao ensino de ginástica (Federação Alemã de Ginástica), era bem conceituada entre seus pares, mas o público em geral pouco sabia sobre seu trabalho. Rodolf Bode, diretor da escola do Movimento Expressivo, com quem Charlotte Selver se formou, fazia publicidade, e sua escola participava de demonstrações. Gindler, no entanto, ficou conhecida somente pela propaganda boca a boca. Pertencendo ao movimento ligado à educação corporal, Carola Speads tinha a impressão de sempre ter sabido da existência de Gindler, tantos eram os comentários sobre seu trabalho. Mas foi só depois de ter-se tornado professora de ginástica que entrou em contato direto com ela. Formada pela escola de Anna Hermann, e já sendo responsável pela formação de outros professores, Speads ressentia-se da falta de supervisão e de cursos de aperfeiçoamento, pois na década de 1920 a ginástica estava em seu início e o trabalho que os recém-formados realizavam era hesitante e encontrava-se em plena evolução.

O encontro

Desejando prosseguir em seu aprendizado, Speads iniciou aulas particulares com Sophie Ludwig (aluna de Elsa Gindler), que logo a convidou para participar de um seminário especial dedicado aos professores que trabalhavam segundo o método de Gindler. Tiveram um bom contato e Speads reconheceu que havia encontrado na personalidade e no trabalho de Gindler o que procurava para aprofundar seu desenvolvimento pessoal e profissional. A partir desse seminário, passou a freqüentar as aulas de Gindler diariamente, das 8 às 10 horas da manhã e, aos sábados, ainda participava de um curso especial para professores.[18] Speads fez isso até precisar interromper todas as suas atividades, quando seu marido foi detido em residência vigiada; assim que ele foi libertado (primavera de 1938), eles deixaram a Alemanha, instalando-se nos Estados Unidos.

Speads nos informa sobre o ritmo de trabalho de Gindler: ela dava aulas todos os dias, mantinha uma conversação com alguém durante o almoço, e por vezes, em seguida, dava uma entrevista. Mais tarde, reservava um pouco de tempo para si mesma antes de voltar às aulas, que seguiam, então, das 16 às 22 horas. Essa era a sua rotina diária. Quando ficou mais velha, solicitou que Speads assumisse um dia por semana as aulas da tarde. Tal arranjo foi feito graças à participação e ao interesse de Speads, o que não aconteceu com nenhuma outra de suas alunas, exceto Sophie Ludwig, com quem Gindler se aliou para retomar o desenvolvimento do trabalho após os bombardeios da Segunda Guerra. Além das aulas no estúdio de Gindler, Speads desenvolvia paralelamente sua própria linha de pesquisa, além de formar outros professores de ginástica.

O local, as pessoas e a dinâmica das aulas

Segundo Speads, a partir de 1913 Gindler já havia desenvolvido um método completo de relaxamento e de pesquisa de movimento. Durante a década de 1920 e até meados da de 30, ela dava aulas para grupos de 20 a 30 pessoas. Sua sala de aulas em Berlim era imensa, com pé-direito alto, vestiário e toaletes. Os alunos faziam aula, em geral, uma ou duas vezes por semana. Os cursos não eram caros; uma pessoa da classe média podia freqüentá-los. Embora as mulheres fossem maioria, havia número significativo de homens em seus cursos; nenhum deles, porém, se formou nessa área. Na época, trabalhar com educação corporal não era considerado uma profissão masculina aceitável, ao menos pelo senso comum.

Os alunos eram de todas as profissões. Speads diz que não havia uma só profissão que não estivesse representada entre os alunos de

---

18. O método de Gindler havia se espalhado além de Berlim — em Munique e por outras cidades da Alemanha, chegando, em seguida, à Suíça e Suécia. Os professores formados por ela continuavam a manter contato com o trabalho nesses ateliês coletivos, que aconteciam sempre aos sábados.

Gindler. Muitos participavam das aulas durante anos seguidos, e a maioria, por no mínimo dois anos. Por vezes, interrompiam, depois voltavam, sempre interessados na continuidade do trabalho. Seus alunos, mesmo no início, vinham de diferentes países, e grande número de suas idéias e descobertas foi usado no domínio educativo, sem que nem sempre ficassem conhecidas suas origens.[19] Além dos cursos regulares, Gindler desenvolvia, no verão, os famosos seminários, que dividia com Heinrich Jacoby: em julho para os professores e em agosto para o público em geral.

Gindler iniciava as aulas propondo uma experimentação[20] e todos procuravam realizá-la a seu modo. Os alunos podiam exprimir o que sentiam antes de terminar; podiam fazer perguntas, e ela respondia; por vezes ajudava — tocando, estirando, sustentando, sugerindo, mas isso não era freqüente. Algumas vezes falava bastante; outras, não dizia nada. De modo geral, nos últimos anos, Gindler passou a falar mais. Um de seus recursos pedagógicos era solicitar que somente um dos alunos tentasse fazer a experimentação e exprimisse depois o que se passara com ele. Enquanto isso, os demais observavam e relatavam o que viam. Freqüentemente, a pessoa que havia praticado os movimentos não percebia em si mesma o que os outros podiam ver de fora. Speads ressalta que, principalmente no início do processo, os alunos não conseguiam perceber em si mesmos o que os outros viam; assim, Gindler propôs que fossem observados de fora e informados sobre os efeitos visíveis do que acontecia.

Vejamos um exemplo: os alunos fazem tapotagem[21] uns nas costas dos outros. Durante a experimentação, os iniciantes não reconhecem nenhuma modificação interna. Toda a classe os vê respirar mais profundamente, mas eles dizem que não sentem a menor diferença.

---

19. Um exemplo: quando de sua participação na Reforma Pedagógica (como vimos em sua biografia), Gindler introduziu na prática dos professores de alfabetização alguns procedimentos que havia desenvolvido em sua pesquisa de reeducadora corporal.

20. Experimentação (ou experiência: *Versuch*) era o termo usado por Gindler em substituição a *exercício* (*Übung*), querendo significar com isso que se tratava mais de um improviso, de uma criação individual de cada aluno, do que de uma repetição de movimentos preconcebidos. Exemplo: exploração dos movimentos que podiam ser feitos por uma articulação, ou pesquisa sobre a maneira de caminhar.

21. Manobra de massagem que consiste em percutir as costas com as palmas das mãos.

Depois, ao escutarem a descrição dos colegas sobre a maneira de eles mesmos respirarem, não acreditam e acham que estão inventando coisas. Um pouco mais tarde as pessoas começam a sentir coisas que os outros não podem mais ver. Isso acontece quando a sensação provém do interior e nada é visível no exterior, exceto para um olhar acostumado a ver o que se passa. Um olhar treinado, atento e sensível verá a diferença. "Se o professor não for capaz de discernir uma coisa da outra, será terrível! Os alunos conseguem reconhecer que algo aconteceu no final de um momento, mas o professor deverá poder discernir isso desde os primeiros instantes, ou então não deveria ser professor".[22] Carola Speads sabia muito bem do que estava falando, pois tornou-se especialista em perceber nuanças mínimas na respiração de seus alunos.

Gindler como formadora de profissionais

Gindler encarregou-se da formação integral de professores apenas durante certo tempo. Parece que, no final da década de 1920, época em que Speads trabalhou a seu lado, Gindler deixou de dar formação, no sentido legal do termo.[23] Participavam de seu ateliê especial, aos sábados, profissionais formados em outras escolas, que também integravam os grupos regulares. Eles a procuravam para continuar seus estudos da forma mais completa possível e em busca de desenvolvimento pessoal. Por volta da década de 1930, Gindler costumava dizer: "Aqui, eu disponho de um laboratório. Não quero formar outras pessoas; o que me interessa é continuar desenvolvendo minhas pesquisas. Os que desejarem participar, são bem-vindos".[24]

Nessa época, ela trabalhava um ano inteiro apenas sobre um problema, um dos que a interessava mais particularmente. Exemplos: a coordenação motora do andar; a flexibilidade da coluna vertebral; a respiração; o equilíbrio do tônus muscular, entre outros. Todos os grupos se ocupavam de um único problema, a cada dia útil, de setembro a junho. Ela não ensinava de outro modo. Quem não estivesse interessado, não era obrigado a vir. Sem dúvida, havia variações

---

22. *Cahier* 1, p. 26.
23. Essa informação está confirmada no depoimento de Alice Aginski.
24. *Cahier* 1, p. 33.

sobre o mesmo tema, mas não mais do que um para o ano todo. Carola Speads observa:

A diferença é notável quando se trabalha durante um ano inteiro sobre apenas um tema e nada mais. [...] Lembro-me de que um ano trabalhamos a mobilidade e terminamos a última aula do ano ouvindo um disco e dando cambalhotas uns sobre os outros, durante toda a duração da música. Estávamos absolutamente flexíveis, leves e soltos. Foi um momento fantástico.[25]

A educação física e a ginástica na Alemanha do início do século XX

Nas escolas de reeducação física da Alemanha, o período de aprendizagem era de três anos, oito horas por dia: seis horas na escola e duas em casa. Os alunos tinham aula de anatomia e de fisiologia como um estudante de medicina. No final do curso, precisavam prestar um exame aprovado pelo Ministério da Educação. Esse exame deveria ser apresentado primeiramente à organização profissional pela qual o aluno havia-se formado, que decidia, em seguida, a sua aprovação. O aluno recebia, então, uma licença de professor, sem a qual não era possível dar aulas. E a licença tinha uma cláusula limitativa: ou se ensinava aos leigos (ao público em geral), ou se criava uma escola para formar outros profissionais que, por sua vez, se tornariam professores. Essa regra era seguida à risca pela organização profissional.[26]

Carola Speads esteve encarregada pelas autoridades governamentais alemãs de reunir os documentos sobre os professores de ginástica e de educação física de todas as cidades, contendo informações sobre o lugar onde davam aulas, o que ensinavam e com quem haviam-se formado. A reunião de todos os profissionais formou uma importante organização oficial: a *Gymnastikbund*, que regulamentava a prática da reeducação física. Speads esclarece que denominavam o trabalho que faziam de *Gymnastik*, no sentido grego do termo. No

---

25. *Cahier* 1, p. 34.

26. Parece ter sido esta uma das razões por que Gindler optou por continuar trabalhando com seus grupos regulares, em vez de somente formar professores.

ginásio grego praticavam-se atletismo e outros exercícios, assim como se davam aulas de filosofia. A ginástica, ao contrário da educação física, visa à reeducação, integrando tanto o desenvolvimento psíquico quanto o físico. A educação física evoca somente exercícios, esportes e competições. Gindler utilizou-se também, durante certo tempo, do termo reeducação para denominar o trabalho que realizava.

A transformação do trabalho de Gindler

Gindler, depois de sua formação com Hede Kallmeyer, que denominou seu campo de investigação de *Harmonische Gymnastik*, em oposição à educação física e à sua rotina, desenvolveu um pouco mais essa idéia. Ela observou que as crianças pequenas, com boa saúde, portavam-se cada vez pior à medida que cresciam, e os exercícios habitualmente propostos tanto pelo sistema de educação física tradicional como pela ginástica harmônica revelavam-se inadequados para compensar os desequilíbrios posturais. Elsa Gindler concebeu, então, uma abordagem absolutamente nova e liberadora, que passou a chamar de *experimentações*, estudando as atitudes corporais adotadas em todos os tipos de situações da vida cotidiana.

A influência do método de Gindler estendeu-se sobre diferentes classes profissionais. Seus alunos, quer fossem professores, músicos, psicanalistas ou ligados a algum ministério, levavam a influência do trabalho aos seus domínios próprios. Eles se tornavam diferentes e viam as coisas de maneira diferente. Elsa Gindler não dirigia suas experimentações a uma profissão determinada, mas deixava totalmente livre o aproveitamento que cada um podia tirar de suas aulas. Speads comenta que, se algum aluno lhe perguntasse (o que jamais alguém ousou fazer): "O que devo fazer no meu próprio campo de trabalho?", Gindler julgaria a questão absolutamente sem sentido. As experimentações e seus resultados existiam unicamente a fim de que as pessoas as aplicassem. Ao praticá-las, cada um terminava por compreendê-las. Toda e qualquer explicação prévia não servia para nada.[27]

---

27. Fica evidente, assim, o fato de Gindler não querer transformar sua maneira de trabalhar numa técnica.

Como era Elsa Gindler

Carola Speads revela que Elsa Gindler tinha um problema hereditário de tireóide e não julgava útil tomar nenhum medicamento, que, a seu ver, colocaria em desordem todo o seu metabolismo hormonal. Por essa razão, a partir de uma certa idade, tornou-se obesa, sem, no entanto, sofrer qualquer limitação de movimentos. Deslocava-se com absoluta liberdade e mais facilmente que seus alunos. Por vezes, quando não eram capazes de fazer alguma de suas propostas, ela demonstrava pessoalmente, deixando-os boquiabertos, pois eram bem mais novos e bem menos pesados do que ela e nenhum era tão flexível e solto como ela. Pelas fotos disponíveis, pode-se ver que Gindler era uma mulher forte e bonita, com expressão franca e aberta, olhar penetrante e receptivo. Dedicando-se tantas horas seguidas ao trabalho, não sobrava muito tempo para sua vida pessoal. No entanto, tinha amigos, familiares e uma amizade profunda com Heinrich Jacoby, procurando sua companhia sempre que possível. Parece-nos que a vida de Gindler era consagrada ao trabalho, ou seja, não havia diferença entre eles: o trabalho era a sua vida.

Não era propriamente alegre durante as aulas, embora dispusesse de senso de humor e fosse absolutamente concentrada e disponível. Era generosa também. Speads relembra que, às vezes, após as aulas em que a substituía, Gindler dizia: "Oh, Carola, seu trabalho foi magnífico, os alunos progrediram muito". Poucos professores são capazes de fazer esse elogio às pessoas com quem trabalham. "Mas Elsa Gindler não era avara de si. Ela era de uma grande generosidade e de uma grande sabedoria."[28] Nos tempos difíceis do nazismo, permaneceu fiel à amizade que tinham, correndo o risco ao responder às cartas que Speads lhe mandava do exílio. Durante a guerra, fez o possível para ajudar alunos e amigos perseguidos por Hitler.

Segundo Speads, foi o sofrimento que presenciou, a angústia que sofreu e a energia que teve de despender para dar apoio afetivo e econômico a tanta gente, ao lado de uma alimentação escassa e empobrecida, que lhe deixaram como efeito colateral uma úlcera estomacal de que nunca se recuperou. Gindler era contra intervenções cirúrgicas e, durante muito tempo, negou-se a se submeter a esse tipo de tratamento, julgando ser possível curar-se sozinha. Quando final-

---

28. *Cahier* 1, p. 31.

mente concordou, era tarde demais, havia perdido muito sangue e suas forças estavam no fim.

Carola Speads termina seu depoimento sobre Gindler com as seguintes palavras:

> Uma peça de teatro de Maeterlinck, representada em Berlim nos anos 20, me vem freqüentemente à memória. Os mortos estão adormecidos e sentados sobre um banco encostado ao muro de uma casa de camponeses. Eles se mantêm com os olhos fechados, numa atitude estática. Entretanto, é suficiente que uma pessoa viva pense em algum deles, para que se anime, abra os olhos e se coloque em movimento durante todo o tempo em que alguém ficar pensando nele. Eu penso freqüentemente em Elsa Gindler.[29]

CLARE NATHANSOHN FENICHEL[30]

Clare Nathansohn, amiga e colega de Ehrenfried, foi também uma das primeiras alunas formadas por Elsa Gindler. Era uma mulher moderna para seu tempo, engajada politicamente e participante ativa do efervescente meio intelectual de Berlim. Seu depoimento acrescenta mais dados ao desenvolvimento do método de Gindler em seu contexto histórico, e esclarece, igualmente, os vínculos com o movimento psicanalítico, pelo menos do círculo de Otto Fenichel e de Wilhelm Reich, seu amigo. Também faziam parte desse círculo Edith Jacobson, Annie Reich e Barbara Lantos, analista de Ehrenfried.

Clare Nathansohn iniciou suas aulas com Gindler em 1915, na mesma época em que começava seus estudos de arquitetura. Havia sido criada, então, na Alemanha, a primeira classe em que uma mulher pudesse estudar, pois as mulheres não tinham acesso à universidade. Um ano e meio após ter iniciado o curso, durante a guerra, teve de interrompê-lo, tornando-se desenhista industrial numa fábrica de aviões. Esse emprego lhe deu independência financeira e lhe permitiu

---

29. *Cahier* 7/8, p. 54.

30. *Cahier* 2, pp. 12-26, Paris, AEDE, 1987. Tradução de entrevista dada à Sensory Awareness Foundation, publicada originalmente no Boletim nº 10, volumes 1 e 2, 1978.

sair da casa dos pais, que era o que mais desejava. Assim que pôde, deixou o emprego e fez formação com Gindler, tornando-se professora e não arquiteta. Em seguida, saiu de Berlim e foi morar em Munique, onde passou a dar aulas e a viver numa comunidade de orientação comunista. Um ano e meio depois, retornou a Berlim.

O movimento de jovens na Alemanha de Gindler

O movimento dos jovens, que começou no fim do século XIX, era dividido em diferentes tendências. Em 1910, já estava definido em duas direções: o movimento dos *Wandervögel*, que foi o primeiro grupo a se espalhar por toda a Alemanha, e uma segunda direção, formada por diversos pequenos grupos, basicamente de intelectuais, centrados nas grandes cidades. Clare participava do segundo, mas nos esclarece as características do primeiro. *Wandervögel* (pássaro migrador) foi um termo inventado pelos jovens alemães para descrever sua necessidade de liberdade.[31] Esse movimento era constituído por associações de jovens de todos os meios e idades. Havia, por exemplo, jovens de dezesseis ou dezoito anos de idade que levavam crianças de oito e nove anos aos bosques, nos fins de semana. Berlim já era uma cidade grande. Essas crianças saíam de seus apartamentos e do meio urbano e iam para o campo, onde vivenciavam o que é uma floresta, com suas árvores, seus pássaros, esquilos. Faziam um piquenique, tocavam violão, cantavam e depois voltavam para seus lares.

O movimento de jovens do qual Clare fazia parte fora iniciado por Gustav Wyneken, convidado a falar aos estudantes de seu círculo de relações pelo professor Franz Hilker, que mais tarde se tornou amigo e aluno de Elsa Gindler. Wyneken estimulava os jovens a reunir-se e a trocar idéias. Havia um desassossego na juventude, que não desejava repetir a vida que seus pais levavam. Desejavam outra coisa, não sabiam bem o que, mas estavam à procura. O importante no movimento dos jovens era o fato de ter sido criado por eles mesmos, sem a interferência dos adultos. Dessas discussões e reuniões nasceu o *Sprechsaal*, que significa "o lugar das palavras". Esse grupo era formado por cerca de trinta pessoas, sobretudo de intelectuais, na cidade de Berlim. Seus integrantes não eram como os

---

31. *Cahier* 2, p. 13.

Wandervögel, mas também gostavam de passear nos bosques e sair em grupo aos domingos.

"Retorno à natureza" e ginástica

A origem dos *Wandervögel* e de outros grupos de movimentos de jovens que desejavam ser mais engajados, assim como dos que faziam parte do novo mundo da música moderna, do teatro, da dança e das artes plásticas em plena evolução, tem suas raízes na Revolução Industrial, que conheceu seu apogeu no fim do século XIX. Nessa época, os operários reivindicavam condições de trabalho mais humanas nas fábricas e a possibilidade de uma vida mais completa. O surgimento de numerosas escolas de música e de ginástica representava, de certa maneira, uma resposta a essas demandas.

O trabalho de Elsa Gindler situava-se também nesse contexto, pois teve início sob a denominação de "ginástica", termo que deve ser compreendido no sentido de um desenvolvimento do corpo, tendendo ao movimento expressivo. Gindler, porém, mudou rapidamente a direção de suas pesquisas, que evoluiu da ênfase dada à aparência exterior para a valorização da autopercepção. Clare nos conta que ela "passou do *fazer* para o *ser*" (grifo meu).[32] Seus alunos eram pessoas que procuravam algo mais que simplesmente um trabalho corporal, quer fossem donas de casa, profissionais liberais, artistas ou intelectuais. Por não fazer propaganda de seu trabalho, quem chegava até ela já sabia que suas aulas não eram de ginástica convencional; ali não se tratava apenas de exercitar o corpo. A pessoa como um todo engajava-se no trabalho, diferentemente de um lugar em que se "leva o corpo para fazer exercícios", tal qual os ginásios da época de Gindler ou as modernas academias de ginástica.

Um episódio ocorrido no seminário de formação de professores ilustra bem o caráter do trabalho que realizavam. Certo dia, nesse seminário — do qual Ehrenfried também participava, ao lado de outras alunas que já haviam estudado (algumas formadas) em outras escolas de dança e ginástica — estavam improvisando sobre determinado tema, quando o grupo de alunas começou a realizar movimentos

---

32. *Cahier* 2, p. 15. Embora não haja nenhuma elaboração conceitual sobre esta noção, ela está implicitamente presente em todos os depoimentos dos alunos de Elsa Gindler e será retomada por mim no tópico 4, Capítulo I, Parte II.

de dança que imitavam as esculturas gregas. Gindler interrompeu-as, observando: "É um belo movimento esse que estão experimentando fazer, mas vocês não me parecem bem, recomecem novamente".[33] Com essas palavras, Gindler introduziu-as à percepção, que é a base de seus ensinamentos, ou seja, a diferença entre envolver-se ou não na realização dos gestos. Não basta fazer este ou aquele movimento de braços ou pernas, mesmo que seja complicado ou belo; o que importa é a intenção com a qual é realizado: com o corpo e o ser inteiro, como uma unidade.

Clare diz ser difícil descrever a maneira como Gindler ensinava, mas afirma que sua relação com o corpo mudou após trabalhar com ela. Recorda-se especialmente de seqüências de movimentos realizados com os olhos fechados e em locomoção pela sala.

Isso desencadeou uma tomada de consciência de mim mesma no espaço, do lugar que eu ocupava, do espaço que me era disponível, assim como da minha abertura para esse espaço.[34] Ao mesmo tempo, isso me colocava também em relação com o mundo em torno de mim, no qual eu podia avançar, quem sabe, de uma maneira equivalente àquela do capitão de um navio, que determina com precisão sua própria localização e está certo de seguir o bom caminho.[35]

"Interdisciplinaridade"

Gindler fazia intercâmbios com profissionais de áreas afins à sua. Convidou as irmãs Andersen, que trabalhavam a voz, para dar aulas no seu seminário de formação de professores. As primeiras experiências consistiam em cada aluno "dar o seu som", isto é, o primeiro som que viesse, não precisava ser um vocalise. Isso os

---

33. *Cahier* 2, p. 15.

34. A relação do corpo no espaço pode ser percebida de forma mais evidente durante o movimento do que na posição estática. Essa percepção leva a constatar evidências que estão presentes no depoimento de Clare Nathansohn Fenichel, no qual fica claro que o corpo se espacializa, isto é, não existe um corpo e o espaço, o espaço é percebido via o corpo que o ocupa. Essa questão filosófica é do maior interesse para a prática da ginástica holística e merece ser estudada mais a fundo.

35. *Cahier* 2, p. 15.

levava a perceber que a voz tinha sons diferentes em distintos momentos, fato que parece óbvio, mas que, quando experimentado ao som de uma nota de piano, com um professor de voz sinalizando em que oitava o som emitido se situava, evidencia a relação estreita da voz com a respiração e as emoções.[36] Essas vivências interessavam não somente ao grupo em formação, mas aos seus alunos em geral. Quando Gindler percebia que um aluno iria beneficiar-se com um trabalho específico sobre a voz, encaminhava-o a Jacoby ou a outro profissional que seguia a mesma linha de pesquisa, depois que aquele último se mudara para a Suíça. O desenho e a modelagem em argila também eram recursos que Gindler usava em suas aulas, com o objetivo de que seus alunos expressassem a percepção do próprio corpo.

Clare assinala que, no início, não havia troca de palavras entre os alunos, no que diz respeito aos comentários sobre as experiências. Eles se limitavam a fazê-las. Gindler também falava pouco. Mais tarde, isso mudou. Parece que sua convivência com alunos e amigos que estudavam e praticavam a psicanálise influenciou de certa forma sua maneira de dar aula, embora, segundo Clare, as falas de Gindler durante as aulas demonstrassem que ela levava em conta o quanto o modo de pensar e sentir do aluno influenciava sua maneira de se movimentar e suas dificuldades corporais, antes mesmo de entrar em contato com a psicanálise.

Gindler e o círculo de psicanalistas de Berlim

O *Sprechsaal* de Berlim havia inspirado outro grupo em Viena, do qual participava Otto Fenichel, psicanalista recém-formado. Foi por intermédio de amigos comuns que Clare conheceu Otto, que acabara de instalar-se em Berlim (1922). Logo que soube que ele se interessava pela psicanálise, pensou: "Ele não sabe que isso se passa no corpo?". E ele, por sua vez: "Ela não sabe que isso se passa na cabeça?".[37] Entre eles se desenvolveu uma sólida relação afetiva, que resultou em casamento. Instalaram-se num amplo apartamento, onde

---

36. A importância que Gindler dava à voz é confirmada pela sua participação nos concorridos seminários de verão, que compartilhava com Jacoby, um grande estudioso e brilhante professor de música, canto e voz.

37. *Cahier* 2, p. 18.

Clare podia dar suas aulas. Na mesma época, Otto Fenichel veio a ser aluno e amigo de Gindler.

Fazia parte do círculo de psicanalistas que se aproximaram de Gindler e de professores formados em seu método o casal Annie Reich e Wilhelm Reich, na época o melhor amigo de Otto Fenichel. Annie tinha aulas com Clare. Os dois casais tornaram-se muito amigos e, mais tarde, refugiaram-se em Oslo, fugindo do nazismo. A segunda mulher de Reich também se tornou aluna de Clare Nathansohn Fenichel. Por interesse próprio e por meio das relações do marido, Clare tornou conhecido aos psicanalistas próximos o seu trabalho corporal. Alguns tornaram-se seus alunos, outros lhe encaminharam seus pacientes para terem aula com ela.

Respondendo às questões que lhe foram feitas sobre a compreensão que Gindler tinha da relação estreita entre atividade mental e corporal e se ela havia sido influenciada diretamente pela psicanálise, Clare Nathansohn Fenichel observa: "A psicanálise estava se desenvolvendo naquela época e Gindler tinha alunos desse meio, entre eles o meu marido. Ela se interessava por tudo o que acontecia e aprendia com eles".[38] Clare confirma que, a partir de certo momento, Gindler passou a falar de coisas pouco habituais para uma dama, isto é, ela se permitia fazer referências a fenômenos até então interditos. Um exemplo: uma das atividades dos alunos era pular corda. Certo dia, ela fez a seguinte observação: "Prestem atenção ao períneo, não o mantenham muito contraído".[39] Jamais, até então, ela havia mencionado o períneo. Se o fazia agora, significava que havia ganho a capacidade de pensar e falar de coisas tradicionalmente proibidas. Na verdade, Gindler chamava a atenção de seus alunos por múltiplos meios: a maneira de pensar, de se manifestar, de se mover. Além disso, o trabalho sobre a voz, sobre o timbre de voz e por que se fala desta ou daquela maneira tinha grande importância em suas aulas.

Essas observações comprovam a presença das idéias psicanalíticas no imaginário de Gindler, mas seria difícil estabelecer, com rigor, como e de que maneira essas idéias influenciavam efetivamente seu trabalho.

---

38. *Cahier* 2, p. 18.
39. *Cahier* 2, p. 22.

Transformações nos seminários para profissionais

Clare Nathansohn Fenichel acredita que o cuidado de Gindler para com os seminários de formação lhe permitiu avançar em suas pesquisas; inclusive, diga-se de passagem, o tempo que dedicava aos profissionais em formação era maior: seus cursos regulares aconteciam uma ou duas vezes por semana, com a duração de uma hora e meia e, para os interessados na formação, a freqüência era de duas a três horas diárias. Segundo Clare, grande parte da nova compreensão que Gindler passou a ter sobre as fraquezas e o desamparo do ser humano está associada ao fato de ela tentar descobrir como deve ser alguém que deseja ser um professor.[40] A tarefa de formação exigia-lhe maior conhecimento de si mesma e uma integração psicossomática mais ampla, e isso se refletia tanto em sua prática quanto em termos pessoais.

No estúdio de Gindler levava-se em conta a qualidade das ações relacionada ao desejo de realizá-las. Por outro lado, a qualidade da respiração, que determinará a natureza desses atos, depende também da intensidade do desejo de efetuá-los, assim como da maneira como se é inspirado a fazê-los. Esses fenômenos precisam ser experienciados, e é necessário refletir sobre eles; e tudo isso era tomado como uma tarefa rigorosa nos seminários de Gindler. Clare Nathansohn Fenichel tece um comentário interessante sobre o intercâmbio de conhecimentos entre Gindler e seus alunos: "As pessoas que participavam dos grupos traziam, às vezes, novas maneiras de pensar, além de seus próprios problemas. Eu diria que tudo isso teve um papel importante no desenvolvimento de Gindler". E ela conclui suas considerações com um depoimento pessoal: "Minha evolução provém, em parte, das experiências que tenho com meus alunos".[41]

Elsa Gindler aos olhos de Clare

O teor de sua relação com Gindler fica evidente na seguinte citação: "Eu gostava muito dela. Nossa relação era calorosa, éramos

---

40. É preciosa essa informação sobre a responsabilidade de Elsa Gindler, além de ressaltar a importância que dava ao relacionamento professor-aluno.

41. *Cahier* 2, p. 23. Estou de pleno acordo com Clare Nathansohn Fenichel quanto a isso. A meu ver, a evolução do trabalho, o amadurecimento do professor e o progresso dos alunos caminham lado a lado.

muito próximas [...] Sem ser preciso falar. Tinha a imagem de uma mãe. Olhava-se seu semblante e via-se o calor. Sua mão também era quente. Era uma pessoa serena".[42] Essas declarações afetivas evidenciam a importância do contato humano nesse trabalho, para além de uma questão puramente técnica, e mostram também a importância atribuída à intuição, talvez em detrimento de um desenvolvimento conceitual mais rigoroso, que, a meu ver, talvez representasse naquele momento uma ameaça de aniquilamento tanto do contato pessoal quanto da intuição.

Clare continuando o trabalho de Elsa Gindler

Clare seguiu seu próprio caminho, chegando, nos últimos tempos, a preferir o trabalho individual, ao contrário de Gindler, que apenas esporadicamente atendia um aluno em separado. Vale a pena conhecer alguns de seus princípios, originários do método de Gindler, mas já submetidos a uma influência, ainda que pouco clara, da psicanálise.

Clare dá grande importância ao relaxamento, em seu duplo aspecto: o físico e o psíquico. O que ela busca é o bem-estar, termo que usa freqüentemente por conter duplo sentido: o mental e o corporal. Sua primeira preocupação é fazer com que o aluno tome consciência do mal-estar que sente em seu corpo, do papel que isso representa para ele, e de como ele próprio causa esse mal-estar. Não se trata de tarefa fácil, pois a maioria das pessoas pensa que o mal-estar se deve a circunstâncias exteriores, não se julgando responsável por ele.

A idéia de mal-estar corporal é considerada normal desde muito cedo na vida das pessoas. Vejamos um exemplo simples. Assim que a criança vai à escola e tem de permanecer sentada, ela tem vontade de se levantar. A professora lhe diz para sentar-se. Dali a pouco, ela se levanta novamente e lhe pedem mais uma vez que se sente. O que acontece a essa criança? Clare Nathansohn Fenichel responde:

Ela aprende a ignorar as experiências de suas pernas e esse é o primeiro passo em direção ao entorpecimento contínuo de sua capacidade de reconhecer e satisfazer as necessidades de seu

---

42. *Cahier* 2, p. 25.

corpo. Pouco a pouco, a espontaneidade do corpo é reprimida por uma maneira de agir desfavorável que se torna habitual.[43]

Logo no início, Clare Nathansohn Fenichel faz seu aluno compreender que, assim que começam a trabalhar juntos, ele deve encarregar-se de si. Ela diz, demonstrando sua radicalidade: "[...] *se desejamos aprender sobre nós mesmos, não devemos ter necessidade de escutar o professor*".[44] Segundo seu ponto de vista, toda pessoa que tem poder gera tensão sobre aquela que tem menos do que ela. A atenção do aluno que escuta o professor provoca-lhe tensões que o impedem de entrar em contato com o que se passa nele. Ela confessa que, às vezes, pensa em sugerir uma coisa ou outra ao aluno para ajudá-lo, mas reconhece que isso interfere na pessoa. Somente na primeira fase do trabalho, que consiste em colocar o indivíduo em relação com a habitualidade de suas tensões (mais ou menos um ano), é que Clare, por assim dizer, exerce o papel de professor, e mesmo assim com ressalvas.

Para Clare Nathansohn Fenichel há uma *relação entre o modo de agir do aluno e a sua história*. Ela salienta que a primeira coisa que os alunos descobrem em seu corpo, quando lhes é solicitado que prestem atenção em si, são as tensões. E sugere uma boa razão para isso. "Nossa educação nos predispõe a ser tensos. Isso significa que somos condicionados desde a infância a ter problemas corporais, a ter problemas para pensar, para falar, para agir."[45] Ela considera que as tensões são a nossa maneira habitual de reagir às dificuldades. Estamos tão acostumados a isso que é preciso fazer com freqüência um inventário das tensões que mantemos a cada momento no corpo, a fim de relaxar os ombros, por exemplo, e permitir-nos respirar.

Poderíamos resumir o trabalho de Clare dizendo que ele consiste em levar as pessoas a "permitir-se". "Eu os autorizo a bocejar, a respirar livremente, a mexer-se etc. Mas cabe a eles tomar a decisão

---

43. *Cahier* 2, p. 20. Observo com freqüência, entre meus alunos, a dificuldade que apresentam de ser espontâneos, de fazer os movimentos segundo um impulso pessoal. Mesmo autorizados a ficar à vontade, eles continuam adotando uma atitude de obediência passiva.

44. *Cahieir* 2, p. 20.

45. Idem, ibidem.

de fazer isso por si mesmos."[46] Ela pensa que não basta trabalhar o corpo como entidade separada dos outros aspectos da pessoa. A história do aluno, sua vida em família, sua maneira de pensar devem ser considerados para que ele compreenda certas maneiras de ser, que têm no corpo sua expressão. Ela considera importante, mais ainda do que Elsa Gindler, a idéia de que os alunos devem alcançar, durante o processo de educação corporal, uma compreensão histórica e intelectual de si mesmos e de seus corpos de maneira geral. Talvez isso justifique sua preferência em trabalhar individualmente e não em grupo, o que aumenta as oportunidades de diálogo e possibilita também acompanhar mais de perto a integração que o aluno faz entre suas ações e seu modo de pensar.

Quanto ao nome de seu trabalho, Clare Nathansohn Fenichel afirma que não há nenhum específico, ou chama-o de "Gindler". Certa vez, ela teve de dar uma palestra e escolheu o título "Como dar paz e bem-estar ao corpo".[47] Que os alunos experienciem uma sensação de bem-estar resume seu interesse, ainda que para isso muita coisa deva ser feita. E dizer "permitir-se" ou "ser receptivo" indica o horizonte desse trabalho.

CHARLOTTE SELVER[48]

O relato de Selver é importante num sentido diferente dos anteriores. Além de contar um pouco mais sobre o contexto histórico em que Gindler e seus alunos viviam, Charlotte Selver também se refere com agudeza às suas primeiras experiências com esse método de educação corporal, tão diferente dos que ela conhecera até então, com as mesmas surpresas, dificuldades e descobertas que o aluno de ginástica holística de hoje também se defronta no início do trabalho. Por meio de suas memórias, é possível conhecer de maneira viva

---

46. *Cahier* 2, p. 21. Tudo vai bem se o aluno toma essa decisão, mas e quando acontece o contrário? Pode ser que ele não esteja em condições de assumir o encargo de si. Aceito com reservas esse enunciado de Clare Nathansohn Fenichel e o comentarei no final dos depoimentos.

47. *Cahier* 2, p. 24.

48. *Cahier* 7/8, pp. 39-49. Texto original da Sensory Awareness Foundation, traduzido para o francês por Michèle Muller.

alguns dos recursos metodológicos que Gindler utilizava, o modo pelo qual se dirigia aos alunos e a relação com o tempo durante as aulas.

Selver fez sua formação em ginástica e, logo em seguida, tornou-se professora na escola do Movimento Expressivo, de Rodolf Bode, onde estudou improvisação e ritmo. Nessa escola, utilizavam a música e os ritmos para induzir os movimentos, em particular o *Schwung* (balanceio) em torno do centro de gravidade, a partir de onde consideravam que todo movimento natural deveria nascer. Apesar de gostar muito da música e dos ritmos, alguma coisa nesse tipo de abordagem a incomodava. Começou a colocar em questão a necessidade de ter de usar ritmos para provocar uma mudança pessoal. Perguntava-se se não seria possível que essa transformação se operasse a partir de uma calma interior, sem estímulo externo. Outra coisa lhe chamava a atenção: durante as aulas, pouco a pouco, via seus alunos perderem as tensões e descoordenações sob o efeito da música, que improvisava sobre um tambor ou gongo. No entanto, quando os via andando na rua ou quando os encontrava por acaso, socialmente, observava que eles haviam retomado suas antigas atitudes: a mudança havia desaparecido. Selver começou a duvidar do poder transformador da abordagem que utilizava.

O primeiro encontro

Foi nesse estado de espírito que Charlotte entrou em contato com o trabalho de Gindler. Buscava algo que não encontrara na sua formação de origem. "Assim que entrei pela primeira vez no estúdio de Elsa Gindler e a vi trabalhar com seus alunos, percebi imediatamente (e foi um choque) que tudo o que havia aprendido até então fora em vão. Tive o sentimento de ter sido enganada, de ter de começar tudo de novo."[49]

O que Charlotte Selver viu para ter ficado tão chocada? No estúdio de Gindler reinava a calma, uma atmosfera de interesse e de trabalho. Ela não dava nenhum desses conselhos, que Selver estava acostumada a ouvir sobre a maneira de realizar os movimentos. Nenhum "mais profundamente", "vá mais longe", "mais força" era enunciado. Não havia demonstração nem imitação de uma forma de

---

49. *Cahier* 7/8, p. 39.

fazer; ao contrário, era experimentando, com uma abordagem vivencial dos sentidos e uma exploração individual, que os alunos chegavam a descobrir o que lhes permitiria mudar.

No decorrer da primeira aula, quando um aluno se queixava de não conseguir fazer o que era proposto, alegando que não era dotado para aquilo, Gindler se aproximava e calmamente observava: "Não existe isso de ser ou não dotado. Você entrou em contato com um bloqueio, com uma dificuldade, que vai desaparecer pouco a pouco".[50] Essas palavras surpreenderam Selver e ressoaram dentro dela como um sopro de esperança: "Não me falta nada! É só uma passagem mais difícil que as outras e que poderá ser superada". Até então, habituara-se a ouvir o contrário de seus antigos professores. Ela conta:

> Eu pertenço à categoria das pessoas não-dotadas. Constantemente, durante meus cursos de formação precedentes, não se cansavam de repetir: "O que você faz não vale nada"; ou então "Com tantas outras profissões no mundo, por que você escolheu justo essa? Você é totalmente destituída de talento". Decidida a vencer a qualquer custo, insisti e consegui realizar o que me era exigido, mas ao preço de muitas dores e humilhações. Terei, porém, realmente vencido? Posso me considerar livre, agora?[51]

Não é de admirar o apelo que sentia pelo tipo de trabalho desenvolvido por Gindler, no qual não havia críticas nem correções, mas a oportunidade de descobrir-se.

A decepção de Selver

Selver não foi aceita imediatamente como aluna de Gindler. Somente alguns meses mais tarde, e já na terceira tentativa, é que conseguiu convencer Gindler a aceitá-la. Quando fez seu primeiro contato com Gindler, esta interrogou-a sobre suas atividades profissionais e aconselhou-a a continuar com seu trabalho, já que estava tendo sucesso. Foi assim também pela segunda vez, quando acrescentou que seria muito difícil para Selver, condicionada que estava

---

50. *Cahier* 7/8, p. 41.
51. Idem, ibidem.

pela sua formação, acompanhar o tipo de trabalho desenvolvido em seu estúdio. Para Gindler, nesse momento, Selver deveria continuar fazendo o que já sabia por tanto tempo quanto pudesse. E quando finalmente conseguiu ser aceita, foi alertada sobre as dificuldades que enfrentaria.[52]

As aulas eram diárias e começavam habitualmente por atividades às quais se está acostumado desde tenra infância e, por isso, eram consideradas banais. O que é estar sentado? Deitado? Em pé ou andando? Estamos tão acostumados a isso que nem nos observamos. Charlotte Selver percebeu, pela primeira vez em sua vida, quantas coisas tinha como adquiridas, sem jamais tê-las experimentado. "Mais tarde, soube que os antigos chineses chamavam essas atividades de 'as quatro dignidades do homem', porém estamos muito longe dessa visão interior."[53] O que surpreendia Selver era o fato de os alunos aparentemente não fazerem nada, em comparação aos seus cursos anteriores, tão movimentados. Desde sua primeira aula, quando ficou impressionada pelo ar de liberdade, de independência e de experimentação que reinava no ambiente, ela se deu conta de que as pessoas ali se apoiavam em algo totalmente diferente do que estava acostumada: tinham como referência suas próprias sensações. E como adquirir essa atitude?

Logo de início, ao observar-se, Selver não conseguia discernir o que provinha de imagens visuais, de seus pensamentos e de suas sensações; na maior parte do tempo tratava-se de uma mistura das três coisas. Sua mente (no sentido de intelecto) interferia nas experimentações, isto é, as imagens e os pensamentos substituíam as sensações. Ela relembra um episódio marcante com relação a essa dificuldade. Durante uma de suas primeiras aulas, Gindler solicitou que cada um desenhasse numa folha de papel o que percebia de si, de seu corpo.

Curiosa, sem saber a que levaria aquele procedimento, Selver fez um desenho do corpo inteiro. Tudo estava lá: cinco dedos em cada mão, cinco artelhos em cada pé. Os desenhos foram expostos ao longo da

---

52. Durante meu curso de formação em ginástica holística, também passei por crises. Na verdade, cada uma das pessoas que fizeram o curso teve seu dia de desespero ao constatar que sua maneira anterior de trabalhar não fazia mais sentido, diante da experiência diametralmente oposta que vivenciava no momento. Foi preciso Guichard nos acalmar, afirmando que aos poucos iríamos conseguir integrar os novos conhecimentos.

53. *Cahier* 7/8, p. 42.

parede para que todos pudessem olhá-los. Observando os desenhos dos colegas, Selver perguntava-se: "Que estranho, isso é tudo o que puderam fazer?". Num desenho não havia nem pé nem mão; em outro, no lugar da cabeça havia uma grande zona densa, escura e informe; num outro, uma faixa negra na região dos ombros, entre a cabeça e o tronco. O que mais a surpreendeu foi o desenho de um aluno muito avançado, que havia traçado apenas a forma de um campo de linhas harmoniosas, em vez de desenhar seu corpo. Havia também uma folha totalmente em branco; em outra, apenas uma mancha escura em determinado lugar. "Você sente uma tensão no lado direito do quadril?", perguntou Elsa Gindler, o que deixou Selver ainda mais surpresa: "Como ela poderia ter adivinhado?". Gindler continuou, assim, a observar e a comentar cada desenho. Selver aguardava ansiosa o parecer sobre o seu. Gindler, porém, passou pelo dela sem falar nada, o que a levou a compará-lo aos desenhos realizados pelos colegas. Teve de reconhecer que, ao fazer aquele desenho, estava se olhando e não se sentindo: desenhou de memória.

Imagem corporal ou autopercepção?

Charlotte Selver reconheceu com aguda lucidez que, enquanto continuasse a se apoiar nas representações que tinha do corpo, da maneira como sua antiga formação lhe ensinara, não poderia entrar em contato *de fato* com o que estava acontecendo naquelas aulas. Mas como abandonar suas idéias, seus conceitos, suas imagens e seus pensamentos, que até então tinham sido seu suporte e haviam favorecido seu desenvolvimento? Como confiar nas sensações, em vez de seguir um projeto comandado de fora? Para conseguir isso, era necessário "acalmar" os pensamentos. Nas aulas de Gindler, Selver experimentava, numa primeira fase, certa liberdade para a imaginação, pois era solicitado aos alunos que se deitassem ou se sentassem confortavelmente e deixassem a imaginação e os pensamentos seguirem seu curso.[54] A partir dessa experiência, foi possível perceber, gradati-

---

54. A eficácia desse procedimento apóia-se no seu caráter insólito. A expectativa, ao entrar numa sala de aula de ginástica, é que se comece imediatamente a exercitar o corpo, sem deixar a mente divagar. Essa solicitação inicial de Gindler servia para quebrar o padrão habitual de se fazer ginástica automaticamente, sem engajar-se por inteiro na tarefa.

vamente, que não era necessário "comandar-se" para que a percepção de si mesma pudesse ocorrer; ao contrário, ao abandonar-se nesses exercícios, Selver aprendeu que era possível uma percepção mais direta de seu corpo, sem as intermediações estereotipadas de seus pensamentos preconcebidos; bastava, então, "deixar as coisas acontecerem". Embora essa formulação possa parecer vaga e até certo ponto pueril, ela indica um caminho importante no processo.

Uma experimentação

Propõe-se aos alunos que cubram os olhos fechados com as palmas das mãos, deixando que a influência dessa obscuridade se faça sentir pouco a pouco.[55] Para sua surpresa, Selver percebe que suas pálpebras param de estremecer e que a dança das cores e formas se dissipa pouco a pouco, dando lugar a uma suave escuridão. Começa a perceber mais claramente sua respiração que, de início, se acelera e depois se amplifica. Sua cabeça parece tornar-se mais pesada e solta. Calor e bem-estar espalham-se pelo seu corpo inteiro. Assim que fica em pé, sente-se restaurada, acordada e ativa como se tivesse acordado de um longo sono. E, no entanto, todo o processo não demorou mais do que alguns minutos. Selver pergunta-se: Como isso é possível? O que na verdade se passou? Pela primeira vez esteve à escuta de si, sem olhar-se. E isso ocorreu sem que ao menos ela *desejasse*, simplesmente aconteceu uma percepção de si.

Ao cobrir seus olhos, as modificações aconteceram não só no nível dos olhos e da cabeça, mas no seu ser inteiro. Deixar-se levar desse modo colocou-a em contato com processos internos que ela desconhecia e que lhe proporcionaram um novo bem-estar. Foi uma experiência que a motivou a explorar suas próprias possibilidades e que a fez sentir-se à vontade consigo mesma. Além disso, deu-lhe autoconfiança, pois também era capaz de experimentar, confiante em suas sensações. Isso a impulsionava para um saber cuidar de si mesma.

Charlotte Selver faz uma ressalva, confessando que nem sempre esse estado de sentir-se plena e inteira repetiu-se com facilidade. Com freqüência, ela voltava a refletir ou a ausentar-se; a fazer volun-

---

55. Trata-se do *palming* (método Bates), experimentação que vivenciei também pela primeira vez no curso de formação em ginástica holística e cujos efeitos globais relatados por Charlotte Selver confirmo.

tariamente, em vez de deixar acontecer; a corrigir-se, acreditando ser isso necessário, ao invés de confiar em seu guia interior. Selver comenta que, a esse respeito, Gindler dizia: "Às vezes, o que deixamos aflorar na fascinação de uma primeira experiência pode precisar de anos de prática para acontecer de maneira consciente".[56] E Selver confirma, apoiada em sua experiência pessoal como aluna e professora, a necessidade de um trabalho ininterrupto, com tentativas continuamente renovadas, para que as novas atitudes se tornem integradas.[57]

Um recurso: tapotagem

Grande parte do trabalho de grupo era dedicada ao que chamavam de mobilização. À medida que as sensações dos alunos se afinavam, eles descobriam numerosos estados diferentes nos tecidos: aqui e ali estava muito tenso, muito flácido ou contraído; em outro lugar, faltava um pouco mais de vivacidade, não estavam suficientemente flexíveis; lá, faltava um pouco mais de espaço etc. Um dia, quando iniciavam um trabalho sobre a marcha, perceberam que faltava tônus nas pernas e nos pés. Começaram, então, a facilitar a circulação, usando como recurso uma prática que consistia em tapotar com as palmas das mãos as pernas e os pés.

Deixemos Selver relatar sua experiência:

Comecei pelo meu pé, como os outros. Me senti revigorada. Depois subimos ao longo da perna e do joelho em direção à

---

56. *Cahier* 7/8, p. 46. Os termos *consciente* e *consciência corporal* vão ser mantidos nesses relatos por se tratar de expressões utilizadas no depoimento original dos autores. Não têm, porém, o meu aval.

57. Um breve comentário sobre o relato de Selver: O que parece aqui um pouco mágico, é muito simples. Ela teve tempo de estar consigo mesma. O que o corpo precisa não é de consciência, é de tempo. Essa idéia ainda será repetida muitas vezes durante o presente trabalho, pois ela é tão candidamente simples, que pode ser tomada como uma frase banal, sem compreendermos seu real sentido. *O corpo não precisa de consciência, ele precisa de tempo.* De nada adianta o comando do professor: "Tomem consciência de seu corpo agora" se não se dá tempo ao aluno. Esse tema será desenvolvido com mais detalhes no tópico 4, Capítulo 1, Parte II.

coxa. Chegando ao meio da coxa, parei e olhei em torno de mim. Ir mais alto? Seria possível? Os outros tapotavam a parte superior de suas coxas, a virilha e as nádegas, chegando até o quadril. Meu coração batia acelerado. Cerrei meus dentes e me coloquei, também, a tapotar mais alto; parecia-me que uma porta após a outra se entreabria. Ao voltar para casa, não peguei o trem. Eu andei e andei muito, como se flutuasse no ar. Agora tudo em meu interior tem valor! Cada parte de meu corpo merece minha atenção! Experimentei, pela primeira vez, respeito e amor pela natureza que se exprimia em mim.[58]

Apesar de parecerem um pouco exageradas, vamos seguir essas considerações em busca de uma visão fidedigna do método e da maneira como ele era vivenciado, ainda que saibamos, atualmente, que as coisas são muito mais difíceis e menos mágicas do que esses relatos pretendem. Ela comenta, então, que todas as lembranças de esconder-se, os sentimentos de vergonha e de culpa desapareceram. Charlotte Selver teria percebido a vastidão de desordens causadas por tabus irracionais, que lhe haviam deixado sem jeito e fechada em si mesma durante toda a sua juventude e além dela. Compreendeu as razões de sua incapacidade de saltar e de se "balançar" (técnica de sua anterior escola de dança) e por que tudo isso havia sido penoso para ela. Prometeu a si mesma que não iria mais ser apanhada nessa armadilha.

No entanto, ela teve de se confrontar muitas vezes com as mesmas inibições. Antes de iniciar as aulas com Gindler, chamava-as de "tensões", mas após as vivências sabia que era ela mesma quem travava as coisas. Segundo uma visão mais atual, a causa de seus impedimentos não era simplesmente sua maneira de mover-se, mas também sua relação com os outros, assim como seu modo de pensar, o que nos leva para um quadro muito mais complexo.

O trabalho em duplas

Para sentir o jogo das articulações e dos tecidos musculares e saber até que ponto podiam explorar a amplitude dos movimentos,

---

58. *Cahier* 7/8, p. 47.

os alunos realizavam a seguinte experimentação: um deles deitava-se no chão, enquanto outro elevava e abaixava devagarinho sua perna ou sua cabeça, dando tempo suficiente para deixá-las repousar. Ou, então, mobilizava uma articulação com pequenos movimentos precisos e lentos. Charlotte Selver conta: "Meu parceiro não podia fazer simplesmente nada comigo: minhas articulações estavam como que bloqueadas".[59] Aos poucos, descobriu que ela mesma impedia o movimento, prendendo sua perna ou sua cabeça. Não conseguia abandonar-se à sustentação que seu parceiro lhe oferecia: ou ela mesma mexia a cabeça ou a perna ou impedia as tentativas de ser mobilizada passivamente, contraindo-se de forma intensa.

Charlotte percebeu que isso tinha a ver com o medo de perder o controle, de dizer *sim*, de perder a cabeça, o que, de algum modo, a fazia sentir-se culpada. Naquele momento, essa resistência[60] tomava outra forma, como por reflexo: "Eu dizia *não*, como quando era criança e me forçavam a fazer coisas que me aborreciam, coisas que não desejava e que me afastavam da atividade com a qual estava envolvida naquele momento preciso".[61] Na sua infância experimentara o dizer *não* como uma expressão completa e verdadeira de si mesma; seu corpo dizia *não*. Compreendeu, assim, que esse bloqueio não era negativo, como havia pensado, mas tratava-se de uma expressão em que ela se reconhecia completamente verdadeira.

Graças às tentativas renovadas das mãos que procuravam ajudá-la, sua resistência diminuiu gradualmente, até o momento em que, ao deixar-se levar, uma torrente de lágrimas eclodiu: todas as lágrimas que havia reprimido por tanto tempo e que não precisava mais reter. Eram lágrimas de alívio, de gratidão pela gentileza de seu parceiro. Ao mesmo tempo que sua resistência se dissipou, sua tensão também desapareceu. Sua respiração regularizou-se e por o todo seu corpo, da cabeça aos pés, sentiu-se invadida por uma sensação de leveza e de vivacidade. Compreendeu, por meio dessa vivência, que as defesas que havia precisado erigir durante sua infância e que a haviam tornado insensível e bloqueada não eram mais necessárias. Podia soltar-se no "aqui-e-agora", abrindo cada vez mais seus antolhos.

---

59. *Cahier* 7/8, pp. 46-7.

60. Termo que aqui nada tem a ver com o conceito psicanalítico e é usado em seu sentido comum.

61. *Cahier* 7/8, p. 48.

As transformações tiveram efeitos sobre todos os domínios. As pessoas que participavam de seu curso, a partir desse dia, pareciam mais humanas; cada semblante lhe falava. Desejava dizer a cada um que era grata por eles existirem, que estavam ali para aprender e trabalhar juntos as suas dificuldades e deveriam ter tolerância e afeto uns para com os outros. Depois desse dia, muitos princípios e valores com os quais se havia acostumado desde a infância e que haviam dirigido o curso da maioria de suas ações começaram a ser questionados. Entre eles, as noções de certo e errado, atração e repulsão, prazer e desprazer, bem e mal. Pôde aprofundar o nível de suas experiências e entrar em contato mais estreito com a realidade das coisas. Sabia, agora, que existia no fundo de si uma autoridade sutil, que poderia lhe dar uma orientação. Podia confiar em suas sensações.

Ressalto, mais uma vez, o tom afetivo um pouco exagerado e mágico das transformações ocorridas. Não duvido da veracidade do relato, mas das dimensões e da estabilidade dos resultados obtidos, visto que, em minha prática, tais estados de ânimo parecem sempre estar acompanhados de um imaginário que suplanta e ultrapassa o passo real dado na direção de um si mesmo integrado.

HANNA SALOMON[62]

Salomon deu este depoimento quando já estava com 86 anos, e ainda dava aulas, respondendo a um pedido de Alice Aginski (sua colega no curso de formação da escola Gertrud von Hollander), que lhe havia solicitado que escrevesse algo sobre seu itinerário após sua saída da Alemanha, em 1933, e sobre a influência de Elsa Gindler em sua vida pessoal e profissional.

A formação inicial de Hanna Salomon se deu na escola de arte decorativa Duchesse Bismark, Sybelstrasse, em Berlim, onde foi colega de Lotte Katz-Kristeller e de Sophie Ludwig, as quais, logo depois desse curso, fizeram formação com Elsa Gindler. Salomon preferiu seguir um curso de tecelagem, que lhe foi muito útil quando precisou deixar a Alemanha, pois com ele conseguiu um certificado de operária tecelã, que lhe permitiu emigrar para a Palestina. O primeiro

---

62. *Cahier* 2, pp. 38-41. Texto traduzido do alemão para o francês por Alice Aginski.

contato de Hanna Salomon com o trabalho de Gindler se deu nas aulas regulares de Lotte Kristeller.

Os cursos de formação de profissionais

Em 1926, Salomon quis inscrever-se num seminário de formação de Gindler, mas foi informada de que ela não estava mais oferecendo cursos de formação de professores. Segundo Gindler, era necessário seguir um curso diário de dois anos de duração para que se obtivesse um certificado. Ela entendia que o desenvolvimento da personalidade do aluno e de sua capacidade de trabalhar com outras pessoas não poderia ser limitado por um período preciso.[63] Gindler encaminhou-a à escola de Gertrud von Hollander, com quem Hanna Salomon terminou fazendo sua formação. Por isso, só teve aulas diretamente com Gindler nos seminários de verão.

Assim como Gindler havia associado seus cursos de formação aos ensinamentos das professoras de voz (Clara Schlaffhorst e Hedwig Andersen), também os seminários de Gertrud von Hollander eram associados às aulas de Johannes Itten,[64] pintor e pedagogo. A concepção de desenho de Itten era completamente diferente daquela que Salomon havia conhecido com seus antigos professores. Ele afirmava que não havia ninguém que não pudesse desenhar. Exatamente como

---

63. Mais uma vez vêem-se confirmados o cuidado e a exigência de Gindler para com a formação de professores.

64. Johannes Itten (1888-1967), pintor e pedagogo nascido na Suíça, foi o criador do curso preparatório para a Bauhaus, em Weimar, onde ensinou entre 1919-23. Os princípios de seus cursos estão expostos nos livros *Mon cours préliminaire au Bauhaus, le Dessin et la Forme* e *L'Art de la Couleur* (ed. Dessain & Tolra). Tanto em Bauhaus, como mais tarde na sua escola em Berlim, onde deu aulas de 1926-34, Itten aplicava seus próprios métodos de ensino, rompendo com os preconceitos das antigas academias. Em Bauhaus, ele já começava seus cursos com exercícios de descontração e de respiração, pois, segundo seu ponto de vista, não se pode criar estando contraído. Ele não se contentava com um ensino manual e técnico, mas interessava-se por cada um de seus alunos como um ser, no qual o corpo e o espírito formavam um todo. Assim que o regime nazista tornou impossível seu trabalho, ele foi a Amsterdã e depois a Zurique, onde assumiu a direção da Escola e do Museu de Arte Decorativa, assim como da Escola Têxtil (*Cahier* 2, p. 27).

Jacoby dizia que não havia ninguém que não pudesse compreender música, tocar um instrumento ou cantar.

Desenho e anatomia

Assim que o gosto pelo desenho havia sido despertado, os alunos faziam algumas experimentações, que envolviam criação artística e percepção corporal. Um exemplo. Eram apresentados aos alunos diferentes materiais, que deveriam conhecer pelo tato: retalhos de tecido, pedras, pedaços de madeira, bolas de vidro. A tarefa consistia em desenhar o que haviam tateado, e não representar o objeto assim como o concebiam antes de tocá-lo. Mais tarde, passaram a desenhar os pés e as mãos. O desenho deveria ser bem composto do ponto de vista anatômico e da posição ortopédica. Tocando e tateando as diferentes partes do corpo, os alunos apreendiam as funções dos músculos e das articulações. Havia uma passagem, portanto, da percepção para o desenho e daí para a realização dos movimentos de ginástica, o que tornava viva a anatomia.

A relação estreita entre música, ginástica e pintura se fez notar também no decorrer da vida profissional de Hanna Salomon. Assim que deixou a Alemanha, ela não pôde trabalhar imediatamente com o que havia aprendido nesses seminários. Somente algum tempo depois, reiniciou suas atividades de professora, dando aulas de desenho para crianças. Foi quando teve a oportunidade de confirmar a importância da não-interferência e do não-julgamento do professor sobre o trabalho dos alunos: eles eram plenamente criativos.

Muito mais tarde, recomeçou a desenhar e a pintar e, paralelamente, a dar aulas de educação corporal. De seu ponto de vista, a música, a ginástica, o desenho e a pintura tinham uma base comum, fazendo parte do ser humano criativo. Para todas essas atividades, era necessário deixar vir as coisas e permitir que se desenvolvessem, no mesmo sentido que Gindler entendia que deveria ser, não só o movimento corporal, mas toda e qualquer atividade empreendida por alguém. De certa forma, tratava-se de uma improvisação do momento.

Salomon continuando Gindler

Ela trabalhava com pequenos grupos de quatro ou cinco pessoas. Não importava por onde começassem as aulas, mas que o aluno estivesse concentrado e atento ao que acontecia. Era importante que ele sentisse o que fazia e como o fazia. Com isso, as tensões diminuíam e o aluno podia entrar mais em contato com seu corpo, o que Salomon associava a uma tomada de consciência. Em suas aulas, ela trabalhava primeiro um lado do corpo e fazia uma pequena pausa de repouso. Depois comparava os dois lados por meio de uma atenção consciente (exemplo: como você percebe seu lado esquerdo em relação ao direito? Quais as diferenças entre um e outro? etc.). Às vezes, algum aluno levava o segundo lado ao mesmo relaxamento, imaginando só o movimento.

Assim que os alunos começavam, de seu ponto de vista, a ter maior consciência do corpo, ela os estimulava a desenvolver mais amplamente os movimentos. Iniciavam por um leve impulso, que continuava, e se a respiração não estivesse bloqueada, evoluíam para movimentos contínuos e espontâneos, que traziam bem-estar. As proposições de movimentos em comum eram geralmente feitas pelos próprios alunos e estabeleciam um contato entre os membros do grupo. "Habitualmente eles terminam a aula relaxados e bem-dispostos. Se desejam integrar, em sua vida cotidiana, o que foi vivido durante as aulas, basta que tomem cinco minutos cada manhã para tornar o corpo apto ao trabalho, da mesma maneira que aquecemos o motor do carro antes de partir."[65]

Alice Aginski[66]

Por volta de 1919, quando tinha 12 anos de idade, Alice Aginski entrou em contato com o método de Gindler por intermédio de suas alunas Elfriede Hengstenberg e Sophie Ludwig, que haviam recém-iniciado sua prática pedagógica. Elas ministravam cursos de férias aos colegiais que não haviam viajado. O que marcou Aginski, nessas aulas, é que havia uma orientação distinta daquela a que estava acos-

---

65. *Cahier* 2, p. 40. Uma observação importante sobre a máquina e o homem: A analogia entre o corpo e uma máquina não implica uma identidade. Se hoje em dia os carros já não precisam ser esquentados pela manhã, isso não pode ser tomado como uma modificação aplicável ao homem contemporâneo. A comparação de Salomon indica apenas que o ser humano tem determinada relação com o tempo, que precisa ser respeitada, e não que devemos funcionar como uma máquina.

66. *Cahier*, pp. 26-37. Entrevista feita por Christine Salomon-Leon.

tumada: não se julgava nem se corrigia o aluno. Ela não teve medo de parecer ridícula. As improvisações eram estimuladas e todo gesto era bem recebido. Mais tarde, entre os 16 e 17 anos, ela participou regularmente, duas vezes por semana, das aulas de Sophie Ludwig.

Caçula de quatro irmãos, Alice Aginski foi influenciada por eles e seus amigos, principalmente pela irmã, que estudava medicina na Universidade de Friburgo, onde seguia também um curso de filosofia com Martin Heidegger. Durante os anos difíceis de 1923-24, época de inflação elevada, Alice Aginski não pôde iniciar os estudos em uma universidade. Fez um curso de estenodatilografia para poder trabalhar como secretária e continuou estudando, sobretudo grego, pois desejava estudar filologia clássica.

O encontro

Em 1925, quando estava com 18 anos e iniciou seus estudos universitários, Alice Aginski conheceu Elsa Gindler. Era um curso de férias de outono, num ambiente calmo e relaxado. Aginski lembra-se de estarem deitados no jardim de Gindler, sentindo a respiração, observando seu ritmo em repouso e em movimento. Jamais tinha imaginado tal reencontro consigo mesma pelas sensações corporais. A educação recebida em casa fazia jus a todos os tabus da época e as aulas de educação física na escola consistiam em imitar os movimentos demonstrados. Nas aulas de Gindler, teve a oportunidade de comprovar que, se deixamos funcionar o corpo sem interferências, sem contrações inúteis, tudo caminha bem melhor do que se impomos exercícios ou algum tipo de treinamento. Após esse seminário inicial, Alice Aginski continuou a participar das aulas uma ou duas vezes por semana. Como quase todos os alunos de Gindler, ela também achava difícil dizer exatamente o que faziam. Conta que, nessa época, Gindler falava bastante, sempre referindo-se ao funcionamento do organismo e, segundo o tema, os alunos praticavam as experiências correspondentes.

Alice Aginski confirma que Gertrud von Hollander era amiga e colaboradora de Gindler e se encarregava dos cursos de formação,[67]

---

67. Conforme havíamos sugerido no depoimento de Carola Speads, Gindler parece ter optado por aprofundar suas pesquisas, deixando a formação de professores, num sentido mais oficial, a cargo de Gertrud von Hollander.

nos quais o trabalho corporal e a educação artística se completavam. Na escola Hollander, os alunos aprendiam anatomia e fisiologia com Richard Samson; uma vez por semana faziam aula de desenho no ateliê de Johannes Itten. Nessas aulas, segundo Aginski, procurava-se despertar a sensibilidade e o dom. A primeira coisa que Itten propunha era que desenhassem (utilizando um "pincel" feito com algodão e uma pedra) um gesto que exprimisse leve ou suave, e um outro que exprimisse duro. Apesar de não ter um dom especial para desenho e de o professor Itten ser um homem austero, Aginski não tinha medo de experimentar as suas propostas. Suas aulas eram muito ecléticas: desenhavam, mas poderiam dançar ou tocar música.

Itten estimulava os alunos a assistir a todas as representações artísticas importantes que aconteciam em Berlim. Foi assim que viram o malabarista Rastelli e a bailarina Mary Wigman; ouviram os discos de Caruso, de Marian Anderson e de Lucienne Boyer, e assistiram à orquestra de Furtwängler, observando atentamente a direção e a movimentação corporal do maestro.

A sociedade

O período que antecedeu à guerra foi de grandes mudanças e de violência na Alemanha. Por volta de 1925, época em que a inflação subiu muito, todos passaram a exprimir-se ainda mais livremente. Pessoas de todas as classes sociais se interessavam pelas descobertas de Freud, Adler e Montessori, entre outros. Havia um impulso de liberdade e humanismo e, entre os jovens alemães, uma liberação do estilo de vida. Nos movimentos juvenis, manifestava-se o desejo de redescobrir a natureza, de melhor sentir o corpo, de conhecê-lo melhor e de exprimir-se por ele. Uma nova concepção, mais funcional, surgia também na arquitetura, no mobiliário e na moda. Criaram-se muitas escolas de ginástica e de dança rítmica, reunidas na associação Deutscher Gymnastikbund, entre as quais Elsa Gindler ocupava um lugar à parte pela singularidade de seu modo de ensinar e de sua personalidade.[68]

Tudo o que era feito no estúdio de Gindler ultrapassava de longe o quadro de uma simples ginástica. Aprendiam a reeducar os sentidos:

---

68. Como comenta Alice Aginski, sob esse aspecto: "O mais extraordinário em seu trabalho e absolutamente surpreendente era sua personalidade" (*Cahier* 2, p. 29).

como olhar, escutar, sentir, tocar e comer; redescobriam seus instintos e despertavam a intuição, que desde a mais tenra idade tinham sido reprimidos pela educação. Ao mesmo tempo que reconheciam a influência da respiração sobre a voz, os alunos modificavam-na e alteravam sua maneira de escutar. Alice Aginski relata: "Esse trabalho me abriu para uma compreensão mais profunda da arte plástica e da música. O trabalho com a visão finalmente me permitiu abandonar os óculos que usava há quase vinte anos, ainda que durante toda a minha infância tenha precisado usá-los para ler".[69]

Elsa Gindler não se dirigia apenas ao corpo. Quando falava durante as aulas, dirigia-se à personalidade inteira, trazendo como conseqüência um engajamento ético. Segundo Aginski, para Gindler o desenvolvimento da personalidade deveria ser perpétuo, e a vida deveria apagar-se como uma vela ou cair como uma fruta madura (eram os dois exemplos que usava com freqüência).

A influência de Gindler

Aginski relacionava o que acontecia durante as aulas a uma ética transmitida pelas religiões e pelos seus estudos clássicos. O que Gindler desejava simplesmente, a partir do trabalho corporal, era ajudar cada um a tornar-se o que era no fundo; a encontrar a sua própria personalidade e a viver.[70] Aginski acreditava tratar-se da mesma maiêutica socrática, e esse estado de espírito a influenciou. O que lhe parecia abstrato na universidade, onde estudava filologia clássica, arqueologia e filosofia, encontrava sua prova viva nos cursos de Elsa Gindler.

Pouco a pouco, Aginski percebeu que seu desejo de um ensino vivo, de um contato pleno com seus alunos, seria mais bem satisfeito pela transmissão de toda uma concepção de vida, muito mais do que pelo simples aprendizado de línguas. Foi assim que iniciou o seminário de formação que Elsa Gindler havia confiado a Gertrud von Hollander. Durante um ano, ainda, continuou seus estudos na univer-

---

69. *Cahier* 2, p. 29.

70. É esse o ponto fundamental que pretendo enfatizar no trabalho de Gindler e que gostaria de ver retomado na prática atual da ginástica holística. Ao menos ao que me diz respeito, procuro não transformá-la numa simples técnica de ajuda fisioterápica, como querem certos fisioterapeutas formados no método de Ehrenfried.

sidade, mas finalmente abandonou-os para dedicar-se inteiramente ao seminário.

Em 1928, ao terminar a formação no método Gindler, Aginski tinha 22 anos. Começou a trabalhar em grupo com crianças, e individualmente com gestantes, pois no seminário de Hollander haviam sido abordados temas como gravidez, parto natural e um pouco de embriologia. Achava difícil transmitir o que aprendera no seminário e, também, como explicar aquele gênero de trabalho. Os tempos eram difíceis e ela precisava ganhar a vida; por isso, fez um curso de massagem ortopédica (assim como Carola Speads), a fim de obter um diploma de massagista e ampliar seu campo de trabalho. Recorda que em termos materiais era muito difícil, mas sentia prazer em realizar esse trabalho, já que tinha gosto pelo movimento. Depois de formada e já dando aulas, Alice Aginski seguiu durante algum tempo as aulas de Frida Goralewski.

A fuga de Berlim para Paris

Aginski casou-se em 1932, em Berlim, com um físico de origem húngara, e foram juntos para a França. Embora não fosse engajada politicamente, sendo até ingênua a esse respeito, não escapou à atmosfera sufocante da época. O mais triste da saída forçada dos emigrantes era não poder se despedir dos amigos: tratava-se de uma ruptura total. Era um mundo que desabava. Não era somente uma partida, mas uma separação definitiva de todos os laços afetivos. Três semanas depois de ter chegado à França, Aginski já começou a trabalhar. Ao se instalarem em Paris, entraram em contato com um círculo de cientistas que os recebeu de maneira muito amigável. Por meio desses contatos, dentro de pouco tempo, ela começou a ter alunos. Aginski preferia não ir aos lugares freqüentados por imigrantes, dizia ter pisado com os dois pés na França.

Tendo cursado oito anos de francês no liceu, não sofreu a barreira da língua e, apesar de um ligeiro sotaque, desde o início dava aulas em francês para alunos franceses.[71] Deu cursos no Boulevard Saint-Michel, ponto de estudantes universitários; ministrou também aulas para crianças e atendeu em sessões individuais. Precisou partir

---

71. Ao contrário de Ehrenfried, cujos primeiros alunos eram imigrantes alemães e depois americanos.

para a Hungria em 1935, em razão de mudanças no trabalho do marido, e foi aí que confiou seus alunos a Ehrenfried. Em Budapeste continuou a trabalhar, mas somente em sessões individuais. Retornou à França em 1940, e retomou suas aulas. Aos 46 anos, ingressou num curso de fisioterapia e continua dando aulas em Paris até hoje (1999). Entre seus alunos há muitos fisioterapeutas, porém ela prefere dar aulas regulares a cursos de formação.

Assim que a guerra terminou, Aginski ficou sabendo que Gindler estava subalimentada a ponto de desmaiar na rua. Um amigo de seu marido pertencia ao exército de ocupação e, por meio dele, pôde enviar algumas encomendas a Gindler. Depois disso, encontraram-se em 1951, na Suíça, onde Gindler foi dar um seminário, ao lado de Jacoby e Sophie Ludwig.

Conversaram apenas durante uma hora, na estação de trem de Lucerna. Gindler falou da vergonha pela qual ela e grande parte do povo alemão tiveram de passar por ocasião do holocausto. Contou que nunca tivera alunos nazistas e como havia conseguido ajudar pessoas a fugir dos campos de concentração. Esse reencontro motivou Aginski a participar, em outubro de 1976, de um colóquio em comemoração ao 15º aniversário da morte de Gindler. Teve, então, oportunidade de dar aulas novamente em alemão, depois de tê-lo feito por tantos anos em francês.

Falar alemão, falar francês

Indagada sobre as diferenças entre dar aulas em alemão e em francês e se havia encontrado dificuldade em adaptar do alemão para o francês a terminologia utilizada, Alice Aginski respondeu que a maneira de se expressar e a escolha dos termos empregados para dar aulas eram temas considerados importantes no estúdio de Gindler. Desde o início, quando ainda estudava línguas, o grego entre elas, e participava do seminário de Gertrud von Hollander, Aginski percebeu como a sensibilidade ao funcionamento orgânico terminava criando expressões que correspondiam igualmente a um estado psíquico.

Alguns exemplos: no grego antigo existe a expressão "ser triste no diafragma". Em francês, encontrou também expressões parecidas: "se fazer bile"; "se fazer do sangue ruim" (mal oxigenado) e sobretudo o termo mais simples para significar o relaxamento e o repouso:

s'allonger. Em alemão, alongar-se é simplesmente tornar-se mais longo,[72] sugerindo, segundo Aginski, que tanto numa língua como noutra há termos que sintetizam o sentido ou facilitam a expressão do que acontece no corpo.

Gindler e a psicanálise

Aginski confirma que Gindler teve contato com a psicanálise por intermédio de Jacoby e de sua aluna Clara Nathansohn Fenichel, mas não acredita que tenha feito análise. Para Alice, parece que esses novos conhecimentos tornaram Gindler mais circunspecta e menos invasiva, quando precisava corrigir um aluno. Porém, mais do que os conhecimentos intelectuais, o que caracterizava sua personalidade era o olhar profundo sobre os outros, a compreensão instintiva e imediata, além do afeto que tinha pelos alunos. Aginski ressalta que só isso justificava a dedicação de Gindler ao trabalho, que exercia das 8 às 22 horas.

Alice Aginski faz referências à sua experiência pessoal com a psicanálise (iniciada antes de sair de Berlim e retomada em 1936, quando se divorciou) e à relação da psicanálise com seu trabalho:

A vivência de uma psicanálise transforma a personalidade e pode levar a uma melhor compreensão dos outros. Porém, a motivação para fazer análise diz respeito, em primeiro lugar, à vida pessoal de quem a empreende. Em meu trabalho, não utilizo os conceitos da psicanálise, pois não é esse meu objetivo. Entretanto, no contato com as pessoas, posso reconhecer melhor a origem das dificuldades e tornei-me muito mais objetiva quanto aos fracassos, que anteriormente atribuía sempre a mim.[73]

---

72. Em português, o significado é o mesmo do alemão. É interessante notar como certos termos conseguem descrever estados de ânimo. Há um que ressoa agradavelmente em minha memória, quando de minha formação em ginástica holística: *prennez le temps* ou *prennez son temps*. A tradução literal é: *tome o tempo* ou *tome seu tempo*; porém, significa mais do que isso, quer dizer: *fique à vontade, não se apresse, você tem todo o tempo de que precisa*. Aliás, algumas expressões coloquiais em francês facilitam uma atitude de disponibilidade que a ginástica holística requer. Ver "Voz e linguagem", tópico 3, Capítulo II, Parte II.

73. *Cahier* 2, p. 34.

Pedagoga ou terapeuta?

Para Aginski, Gindler era antes de tudo uma pedagoga, mesmo que não tivesse desejado educar as pessoas segundo um modelo abstrato, fixo e imutável. Seu trabalho consistia em encaminhá-las a elas mesmas e em fazê-las desenvolver suas qualidades pessoais. Aginski insiste na semelhança entre o modo de trabalho de Gindler e o método maiêutico, que faz com que a pessoa entre em contato com um conhecimento que já se encontra nela e que só falta vir à luz: "Em grego como em alemão, existe um termo que exprime isso: tornar-se aquele que somos no fundo."[74] No entanto, sem sombra de dúvida, há algo nessa pedagogia que é terapêutico. Alice Aginski procede de maneira idêntica quando trabalha a reeducação em suas sessões de fisioterapia, e acredita conseguir resultado mais rapidamente com esse método do que se agisse de outra forma. Assim como Gindler, Aginski prefere trabalhar em grupo, uma vez que na sessão individual a relação é direta entre professor e aluno, e este se torna o centro. Num trabalho em grupo, entretanto, há também um olhar sobre os outros, o que permite ao aluno ter maior objetividade sobre suas próprias dificuldades. Nos casos especialmente difíceis, prefere dar uma aula em particular e propor, ao mesmo tempo, que a pessoa participe uma vez por semana de um trabalho em grupo. As reações constumam ser positivas, além de fazer com que o aluno abandone a atitude pessimista de pensar que só ele sofre.

Brincar e fazer ginástica

As experiências motoras pelas quais Elsa Gindler substituiu os exercícios têm todas um caráter lúdico. Seu número é ilimitado e, apesar de sua diversidade, conservam certos pontos em comum: 1) suscitam movimentos instintivos; 2) pela própria característica da proposta, um ritmo lento se impõe, o que determina uma respiração regular; 3) elas fazem apelo ao senso de equilíbrio (para realizá-las, deve-se encontrar a tensão muscular adequada e, por isso, tornam-se reguladoras do tônus); 4) o comportamento de cada um, durante essas experiências, exprime certos traços de seu caráter e o informa a respeito de sua motricidade. Por outro lado, não devemos esquecer

---

74. *Cahier* 2, p. 34.

que é brincando que a criança aprende a desenvolver espontaneamente sua motricidade. Se tem boas condições afetivas, ela se envolve de corpo e alma, séria e concentrada. E quando falamos de uma criança, não falamos de uma criança abstrata, mas daquela que todos nós já fomos e que continua em nós. Para ter o gosto pelo brincar, não se exige mais que estar acordado.

RELATOS DE ALUNOS QUE TIVERAM AULA COM GINDLER DURANTE A GUERRA

MIEKE MONJAU[75]

Mieke Monjau era professora de ginástica tradicional e estava insatisfeita com o trabalho que fazia. Conheceu Elsa Gindler no ano de 1926, em Berlim, na grande exposição de Gesolei, que significa *GEsundheit* (saúde); *SOziale einrichtungen* (serviço social) e *LEIbesübungen* (exercícios corporais). Tudo o que tinha relação com esses três campos de atividade foi apresentado. *Leibesuebungen* compreendia a ginástica e a dança, e as apresentações aconteciam de manhã até a noite. Gindler mostrou seu trabalho e Monjau foi cativada desde o primeiro momento. Como nessa época morava em Düsseldorf, só pôde procurar Gindler em 1941, quando foi a Berlim. Queria muito estudar com Gindler, porém não foi aceita imediatamente.

Nessa época, Gindler preferia dar aulas a pessoas formadas em outras áreas a trabalhar com aquelas já formadas em alguma escola de ginástica. Não desejava confundi-las nem fazê-las perder o pé, pois fazer aulas com ela significava recomeçar do zero, desde o princípio. Sugeriu que Mieke Monjau procurasse Elfriede Hengstenberg (uma de suas alunas) para ver se seria capaz de acompanhar esse modo diferente de educação corporal. Após um curso preparatório de três meses, Monjau começou com Elsa Gindler e trabalhou com ela durante três anos.

---

75. *Cahier* 7/8, pp. 55-61. Tradução para o francês de Martine Mirabel e Diane Murez.

Mieke Monjau descreve o ambiente em que Gindler dava aulas durante a guerra, pois foi sua aluna nos tempos mais sombrios e desoladores da Alemanha (abril de 1942-45). Trabalhavam nas piores condições imagináveis, não só sob as ameaças e as perseguições dos nazistas, mas também debaixo de bombardeios e de ameaças constantes de ataques a Berlim. Entretanto, jamais suspenderam uma aula.

Freqüentemente, na maior parte do tempo na verdade, não tinham outra escolha senão trabalhar dentro dos abrigos antiaéreos. Não era necessário inventar "exercícios" simulando o pânico, tinham de trabalhar *de fato* sob o controle do pânico, como quando uma parede vizinha desabou dentro do subterrâneo onde estavam. Supõe-se que o comportamento de Elsa Gindler e seu trabalho, que naquele momento estava inteiramente orientado para essas situações-limite e suas demandas excepcionais, deram força aos alunos para continuarem de pé e sobreviverem aos horrores que os rodeavam.

Bem cedo, Elsa Gindler e Mieke Monjau (ambas não-judias) perceberam que partilhavam do mesmo ponto de vista, isto é, que se opunham a Hitler, à sua política e à sua brutalidade. Elas passaram a ajudar os amigos judeus da melhor maneira que podiam. Com freqüência, Monjau chegava mais cedo para as aulas ou ficava após o seu término, e trocavam informações sobre as novidades veiculadas pela BBC ou pela Voz da América (estações de rádio estritamente proibidas, sob ameaça de prisão e até de morte) ou se reconfortavam mutuamente, tentando manter aceso um clarão de esperança. Durante as aulas, Gindler deveria manter-se extremamente vigilante, pois seus cursos eram abertos ao público e havia sempre o risco da presença de espiões da polícia. Politicamente, Elsa Gindler tinha suas idéias, mas ela precisava manter a aparência de "um interesse puramente pedagógico" em seus ensinamentos.

Por intermédio de Mieke Monjau é possível conhecer quais eram os temas e os objetivos das aulas nessa época. Segundo ela, o trabalho visava cada vez mais ajudar as pessoas a se desenredar dos pesados fardos sob os quais viviam, a encontrar a fonte de novas energias e a sobreviver pura e simplesmente. Quantas vezes, após as aulas, tinham de correr pelas ruas em chamas, no coração da noite, esperar o dia seguinte dentro de abrigos desconhecidos e, em seguida, ir trabalhar, sem ter visto um leito. Poderiam abater-se com tais exigências ou crescer com elas.

Nessa atmosfera sombria, os alunos podiam dar corpo aos ensinamentos de Gindler, isto é, podiam carregar suas sacolas antibombardeio e não arrastá-las; podiam suportar um frio glacial; podiam evitar incomodar-se com o fedor nos abrigos superlotados, nos trens e nos metrôs. Ela lhes recomendava analisar tais odores e diferenciá-los, visto que essa seria uma experiência interessante! Não faltava ocasião para cada um colocar em prática sua capacidade de resistência e de conservar a tranqüilidade.

Alguns dados sobre a vida profissional e privada de Mieke Monjau nos esclarecerão sobre o verdadeiro contexto em que vivia e a importância das aulas de Gindler em ambos os setores de sua vida. Durante a guerra, passou a trabalhar como professora de ginástica para soldados feridos e mutilados num hospital militar. Elsa Gindler interessava-se por acompanhar como seu trabalho podia ajudar os feridos, especialmente os que tinham amputado uma perna ou um braço. Ela ficava radiante quando um dentre eles se assenhorava do sentido do trabalho.

A vida pessoal de Monjau era extremamente arriscada. Seu marido estava num campo de concentração, onde acabou morrendo, e seus amigos judeus foram deportados um após outro para Auschwitz. Ela havia sido presa por ajudar os judeus e partilhar com eles suas derradeiras horas antes de serem deportados. Foi submetida a interrogatórios pela Gestapo e SS. Nessas situações, deveria manter a calma, a autoconfiança e o autocontrole. Precisava, também, demonstrar absoluta imparcialidade no hospital militar onde trabalhava, pois ninguém deveria desconfiar de nada. Mieke Monjau pensa que talvez não tivesse sido possível sobreviver a tudo isso sem se desesperar se não tivesse a ajuda, o encorajamento e a sustentação dos ensinamentos de Gindler. Ela foi um modelo para Monjau e para todos de sua convivência.

Mieke Monjau conta sobre o fim da guerra e dá um depoimento sobre a coragem de Gindler. Após a batalha de Berlim e a capitulação de 8 de maio de 1945, três alunos partiram à procura de Elsa Gindler: seu estúdio havia sido destruído pelos bombardeios. Andaram onze horas seguidas por entre escombros, tanques e canhões, entre soldados russos, cadáveres de cavalos e homens. Finalmente, encontraram Gindler. Ela estava feliz pelo fato de o horror nazista ter terminado e, ao mesmo tempo, triste por ter perdido os documentos de trabalho.

Monjau comenta que muito foi dito no colóquio de Rothenfels sobre a *professora Elsa Gindler*, porém um aspecto distinto de sua personalidade e um importante período de sua vida não foi abordado. Mieke Monjau diz:

De minha parte, tenho necessidade de falar de Elsa Gindler, personagem política e ser humano, nos tempos arriscados do nacional-socialismo. Naquele tempo, havia estreitíssima diferença entre só falar ingenuamente ou manter-se de pé e ajudar seus amigos e ser denunciado, preso ou até pior que isso. Memórias e narrações das mais diversas pessoas da Alemanha escorregam no silêncio entre os anos de 1933-45. Com Elsa Gindler, devemos falar dessa época. Só poderá entender o risco, a coragem, a compaixão e a honestidade irrepreensível com que essa mulher de aparência passiva arriscou sua vida para ajudar os que precisavam de auxílio quem viveu os perigos daquela época.[76]

HEINRICH GOLD[77]

O relato do dr. Heinrich Gold também é restrito ao que significou para ele e para os demais colegas o trabalho realizado com Gindler durante a Segunda Guerra Mundial. Conheceu-a quando tinha 21 anos e fez aulas nos períodos de 1939-44 e, depois, de 1946-60. Gold conta que Elsa Gindler sabia muito bem quem detinha o poder na Alemanha naqueles tempos e que corria perigo, como também os numerosos participantes de seus cursos. A guerra havia começado longe de Berlim, porém pouco a pouco se aproximava, obrigando-os a enfrentá-la com todos os seus horrores.

A atmosfera reinante no estúdio de Gindler e o estado de concentração mantido pelos alunos chamavam a atenção de Heinrich Gold. Durante todo o período da guerra, faziam aulas em Kurfürstenstrasse, num estúdio que dava para um jardim aprazível. Eram cerca de dez alunos no grupo de Heinrich Gold; faziam suas experimentações no período noturno ou aos domingos, e grande parte deles,

---

76. *Cahier* 7/8, p. 60.
77. Cahier 7/8, pp. 62-4. Tradução para o francês de Martine Mirabel e Diane Murez.

após um duro trabalho físico. Encontravam no estúdio de Gindler um lugar de quietude, reflexão e segurança, que contrastava de maneira surpreendente com o barulho e a brutalidade que reinavam lá fora. A partir de 1943, os bombardeios sobre Berlim aumentaram em escala crescente. Situado num bairro duramente atingido, o estúdio de Gindler precisava muitas vezes ser consertado antes que retomassem as aulas.

Embora plenamente conscientes do perigo, os alunos continuavam a estudar com grande concentração. Gindler trabalhava com eles principalmente as possibilidades de regeneração de suas forças e o confronto com o medo. Em meio a numerosos acontecimentos terríveis, os alunos mantinham contato uns com os outros, continuando a fazer suas experimentações com regularidade, até os últimos dias da guerra.

Dezenas de anos mais tarde, ainda permanecia vivo e presente para Heinrich Gold tudo o que as aulas com Gindler o haviam ajudado a suportar, principalmente, e, apesar de tudo, mantendo-o desperto, sensível e não anestesiado. Gold acredita que aqueles anos não desapareceram da memória de cada um dos alunos que conseguiram sobreviver. Para cada um deles o trabalho com Gindler fez aparecer novas perspectivas, até então inimagináveis. Experimentavam durante suas aulas, e por vezes com extraordinária intensidade, estados de ânimo que os tocavam profundamente, trazendo-lhes a possibilidade de motivação e de encorajamento para continuar vivendo.

Sem dúvida, tinham ocorrido acontecimentos dramáticos, e Gold relata um. Após um ataque aéreo, uma aluna do seu grupo (sobre a qual Gindler depositava grandes esperanças) caminhava na água em direção a eles, numa rua completamente inundada, quando tocou um fio que pendia das linhas de um bonde elétrico, vindo a morrer instantaneamente.

Após a guerra, as aulas com Gindler continuaram lhe proporcionando numerosas experiências de grande significação, em geral de maior liberdade e alegria em seu desenvolvimento pessoal. Conquistou, por meio desse trabalho, presença de espírito para poder fazer escolhas mais rigorosas e conscientes em seus compromissos; maior concentração em suas ocupações profissionais; maior tranqüilidade e, mais importante que tudo, alegria de viver. As indagações despertadas pelas aulas com Gindler continuam fazendo sentido para Heinrich Gold ainda hoje. "Eles me habitam e me tocam ainda. São retomados e com freqüência surge uma revelação: Ah! então é isso (So that's the way it is!)".[78]

LILY PINCUS[79]

Entre 1925-39, Elsa Gindler foi presença assídua na casa de Lily e Fritz Pincus, onde morava também o casal Loewenfelds. Em 1939, as duas famílias, de origem judaica, tiveram de deixar a Alemanha. A casa situava-se em Der Küssel, quase uma ilha perto de Potsdam, acessível por terra e por água. A mansão era espaçosa, e seus habitantes eram hospitaleiros. Os amigos, dentre os quais faziam parte muitas pessoas eminentes, pertenciam a vários grupos sociais, religiosos e políticos. Muitos perseguidos encontraram ali refúgio e suporte moral.

Lily Pincus conheceu Elsa Gindler por intermédio de suas aulas de ginástica, que freqüentou entre 1928-39. Ela nos conta alguns recursos que Gindler passou a utilizar em suas aulas, que não aparecem em nenhum outro depoimento. Ela concorda que o modo de Gindler ensinar era único:

> Com o objetivo de ajudar seus alunos a harmonizar suas capacidades físicas, intelectuais e sensoriais, mediante uma tomada de consciência, ela utilizava fotografias, filmes e registros que fazia de seus movimentos e palavras, que eram, em seguida, mostrados aos grupos de alunos, para que pudessem observar-se, permitindo-lhes ver o que estavam fazendo.[80]

São compreensíveis o desalento de Gindler ao perder esses documentos e sua recusa em empreender novos registros, a fim de poder publicar os resultados obtidos.

A ajuda explícita de Gindler aos amigos perseguidos pelo nazismo é comprovada por este depoimento. Lily conta que Fritz Pincus e seu amigo Saul gostavam de implicar, em tom de brincadeira, com

---

78. *Cahier* 7/8, p. 64.

79. Idem, pp. 65-6. Tradução para o francês de Martine Mirabel e Diane Murez.

80. *Cahier* 7/8, p. 65.

Elsa Gindler a propósito de seus grupos de ginástica. Ao longo do tempo, tornaram-se amigos fiéis e, em 1938, quando Pincus precisou esconder-se, Gindler lhe ofereceu asilo imediatamente. Arrumou um jeito para que ele passasse a noite no estúdio e o dia em seu apartamento, onde ela ficava a maior parte do tempo que podia, cuidando dele e cozinhando (o que fazia muito bem).

Após a partida dos Pincus, Gindler assumiu os cuidados de Saul, que se havia recusado a partir, julgando que, ao ficar, poderia ajudar os que haviam sido obrigados a permanecer em Berlim. Apesar de saber dos riscos que corria, Gindler apoiou-o no que pôde, até os últimos instantes, quando, em 1943, ele foi recolhido a um campo de concentração, de onde não conseguiu sobreviver. Depois de sua morte, ela foi uma fonte de ajuda financeira e moral para a mãe e para a irmã de Saul, até que elas fossem deportadas. Quando a guerra acabou e se reencontraram, Gindler mostrou a Lily Pincus a última carta que Saul lhe enviara do campo, que terminava com as seguintes palavras: "Eu posso somente aguardar com calma o que vai acontecer e ajudar meus camaradas aqui a fazer o mesmo. Você não esperaria outra coisa de minha parte."[81]

RELATO DE UM ALUNO QUE INICIOU AULAS COM GINDLER APÓS A SEGUNDA GUERRA MUNDIAL

RODOLF WILHELM[82]

Nascido em 1917, Rodolf Wilhelm, médico naturalista, conheceu Elsa Gindler em 1951, de quem foi aluno por quatro anos, juntamente com sua esposa. Seu depoimento faz parte de um texto maior que escreveu em homenagem a Gindler, publicado em 1961 numa revista do meio terapêutico alemão.[83] Embora Wilhelm não aplicasse diretamente o trabalho de Gindler em suas atividades de clínico geral, a convivência com ela influenciou sua visão global do ser humano.

---

81. *Cahier* 7/8, p. 66.
82. *Cahier* 7/8, pp. 107-21. Traduzido para o francês por Barbara Guillard.
83. Revista *Heilkunbund, Heilwege*, Heft 5, 1961.

Entendia que, se alguém deseja ter uma boa saúde ou alcançá-la, deve conhecer e seguir uma higiene elementar do corpo e da alma, que consiste num comportamento adaptado ao cotidiano, e o trabalho de Gindler representa grande ajuda nesse sentido. E é dessa maneira que esse trabalho deveria ser encarado, isto é, na sua relação com a vida e não como um fim em si mesmo, o que poderia resultar em algo narcisista. Segundo ele, "Elsa Gindler não desejava de forma alguma isso; ao contrário, oferecer ao ser humano auxílio para as numerosas dificuldades da vida era o desejo profundo dessa grande dama de coração caloroso".[84]

Qual era o tipo de trabalho desenvolvido por Gindler, afinal? Wilhelm reconhece não ser fácil descrever o trabalho que realizavam juntos, recordando que muitos alunos ficavam embaraçados com a pergunta: "O que vocês fazem no estúdio de Elsa Gindler?", por não poderem dar uma resposta clara. Durante toda a sua vida, Gindler recusou-se a dar nome às atividades que realizava com seus alunos; essa era uma característica essencial de sua personalidade e de seu trabalho. Acreditava que todo rótulo traz em si o perigo de fixar, de colocar limites, e detestava profundamente tudo o que fosse estático. Estar vivo, acordado em todo o seu corpo, desde os dedos das mãos e dos pés, até no coração e no espírito; estar desperto com toda a sua alma e pronto a reagir era para Gindler um comportamento natural e o ensinamento que desejava transmitir.

Wilhelm x Ehrenfried

Wilhelm faz uma crítica a Ehrenfried (cujo livro, na sua primeira edição em alemão, é dedicado a Elsa Gindler, que o aprovou) na sua tentativa de designar tal metodologia pelo título: *Da educação do corpo ao equilíbrio do espírito*. Segundo Wilhelm, Ehrenfried descreve muito bem, e de maneira excessivamente clara e otimista, as mudanças que podem ocorrer na unidade corpo-espírito pelo trabalho proposto, o que levaria o leitor a imaginar uma certa facilidade em alcançar os objetivos, algo que Gindler sempre procurou evitar. Cabe aqui uma ressalva, pois Ehrenfried expõe em seu livro sua própria maneira de trabalhar, sem dúvida inspirada na sua formação com

---

84. *Cahier* 7/8, p. 108.

Elsa Gindler, mas não pretende, de modo algum, descrever o trabalho original desta última.

Wilhelm ressalta o cuidado de Gindler em não nomear e enquadrar o seu trabalho, ao mesmo tempo que aceitava os seus limites. Segundo ele, conhecedora da fraqueza da natureza humana, Gindler não fazia promessas quanto a uma melhora definitiva. O ponto de vista de Rodolf Wilhelm a respeito é que "ninguém escapa às leis humanas, e o fato de despertar e deixar-se tocar não é uma questão de fatalidade, de método, mas sim uma questão de destino interior, de realização pessoal".[85] Se colocado a serviço dessa realização interior e do amadurecimento da personalidade, o trabalho de Gindler pode, quando aplicado adequadamente, realizar qualquer coisa magnífica, criando condições preliminares para que uma mudança seja possível.

Saúde do corpo e da alma

Apoiado nos seus conhecimentos médicos, Wilhelm afirma que, se não há uma neurose grave barrando o caminho, pelo método de Gindler o indivíduo pode progredir de forma determinante. Principalmente se já chegou a ponto de sentir ou mesmo de compreender intelectualmente que seu comportamento como um todo não vai por um bom caminho; que deveria tornar-se diferente, mais relaxado ou mais rigoroso, mais firme ou mais suave, mais aberto, mais ereto ou mais seguro, e não sabe por onde começar. Para Wilhelm, há questões que não encontram respostas por meio de uma reflexão puramente intelectual e só podem ser resolvidas pela experiência sobre si mesmo.

Um exemplo disso é a realidade psicossomática e a questão de como influenciar conscientemente a relação corpo-espírito, a fim de suprimir os obstáculos que impedem seu desenvolvimento natural. O trabalho de Gindler se estabelecia nesse campo. Embora reconheça a aparente semelhança que essa maneira de trabalhar o corpo guarda com a ioga, a via que os hindus conhecem em direção à maturidade, Wilhelm se apressa em afirmar que não se trata da mesma coisa. Ao homem ocidental não cabe tornar-se budista ou hinduísta. Dedicando-se à prática da ioga, poderá, no máximo, aprender certas coisas,

---

85. *Cahier* 7/8, p. 110.

mas a totalidade lhe escapará, por não ser esse seu caminho natural ocidental para o autoconhecimento.

O intuito de Wilhelm é mostrar a singularidade do trabalho realizado por Gindler, que também tinha como objetivo ensinar o caminho da maturidade. As diferenças capitais entre a metodologia de Gindler e todos os outros métodos de relaxamento e de meditação são descritas com muita propriedade por Wilhelm, que principia por afirmar que Gindler não conhecia nenhum "exercício".

Por exercício entende-se qualquer proposta de movimento claramente descritível, que pode ser transmitida verbalmente ou por escrito a qualquer momento a alguém. Nisso reside a vantagem do exercício, e também seu inconveniente.[86] Aquele que o pratica freqüentemente o executa sem uma relação viva, condição que o faria progredir, antes de tudo, como ser humano. Quando os efeitos se operam do exterior, vemos que quem pratica um exercício é capaz de fazer qualquer coisa, mas não necessariamente progride em seu interior. É diferente de um verdadeiro desempenho, que não é só exercitado e bem dominado, mas total. Produz-se no homem inteiro, alimentado do interior.

Interesse e motivação à experimentação

Como poderemos nos exercitar sem fazer exercícios?, perguntava-se Wilhelm e, ao responder desvendava o segredo, ou melhor dizendo, a inteligência do trabalho de Gindler, que consistia em guiar e interessar seus alunos de maneira tal que eles pudessem fazer as coisas mais banais (por exemplo: sentar, deitar, estar em pé, carregar um objeto, executar uma tarefa cotidiana) de maneira *total*, não somente em plena consciência, mas com a presença inteira da pessoa. É esse estado de presença que faz a maior diferença.

Uma das dificuldades, ressalta Wilhelm, reside no fato de que o indivíduo, movido por sua própria vontade, avança muito pouco. Sua

---

86. No método da ginástica holística, como estruturado atualmente, se não estivermos atentos, poderemos de forma muito rápida transformar as propostas de movimentos em "exercícios". Ehrenfried foi aprimorando os movimentos a tal ponto de eles poderem ser descritos verbalmente e propostos a qualquer momento a outra pessoa.

vontade cruza seu caminho, fazendo pressão sobre ele para ir mais longe, e é justamente essa pressão que o impede de desabrochar. Não sabemos estar calmos dinâmica e energeticamente. Não da forma como nós, ocidentais, compreendemos esse termo. É necessária outra energia, a energia da paciência, a energia do "saber esperar".

Há uma fala de Gindler que ecoa na memória de Rodolf Wilhelm: "Tornem-se receptivos à experiência". Era essa uma das fórmulas mais importantes de Elsa Gindler: *ser receptivo à experiência*. Por que é tão difícil o estado de atenção à ação que realizamos? Wilhelm relembra algumas das razões apontadas por Gindler. Ela dizia que perdemos essa capacidade em nosso desenvolvimento da infância à idade adulta, deixando-nos tomar pela rotina. Consideramos nosso crescimento terminado logo que adquirimos um número suficiente de hábitos e atitudes que permitem que nos relacionemos uns com os outros com relativa segurança externa. Entretanto, parece fazer parte das potencialidades humanas "ser como uma criança", o que significa poder encontrar em cada ação, pequena ou grande, uma atividade criativa e uma nova experiência, alimentada do interior e realizada pelo ser inteiro. Gindler explorava essas coisas, de um lado, por meio de sua intuição e, de outro, por uma reflexão racional fundada sobre a experiência.

Wilhelm mostra a importância do intercâmbio entre Elsa Gindler e Heinrich Jacoby, que havia chegado, por uma outra via — na qualidade de músico e professor de música —, à mesma conclusão que ela, ou seja: cada ser humano dispõe biologicamente de condições prévias para fazer um trabalho produtivo em todos os domínios culturais, sendo a música, simplesmente, uma faculdade humana de expressão, da mesma forma que andar, falar, dançar, desenhar. A partir dos anos 20, Heinrich Jacoby e Elsa Gindler, por meio de uma estreita colaboração, puderam obter a comprovação de suas hipóteses, apoiando-se sobre uma grande quantidade de casos de alunos[87] que participavam de suas aulas, em seus estúdios particulares ou nos seminários de verão que desenvolviam juntos.

---

87. Rodolf Wilhelm refere-se aqui aos documentos destruídos durante a guerra. Depois disso, Gindler não teve tempo nem meios para reunir número suficiente de dados e publicá-los.

Os objetos

Rodolf Wilhelm é o primeiro aluno de Gindler a referir-se a objetos usados em sala de aula. Ele cita especialmente um bastão de madeira sobre o qual o aluno se deitava, apoiando todas as vértebras da coluna e também o crânio. O processo é simples de descrever, porém é necessário um trabalho inicial de tomada de consciência do peso do corpo para que a experiência seja adequada ao objetivo procurado. Wilhelm descreve o experimento com tamanha riqueza de detalhes, que demonstra *ter tido o tempo necessário* para vivenciar tudo o que acontecia. Fala da presença da ação da gravidade e da diferença entre a fadiga (ou moleza) e o repouso: a primeira é uma entrega estéril à gravidade e o repouso é um abandono consciente. Reportando-se à experiência vivida, Wilhelm comenta:

O repouso vigilante revigora, e é essa a atitude a ser mantida quando deitado sobre o bastão de madeira. Dessa forma, ele não será um instrumento de tortura, muito ao contrário, pode-se experimentar como a coluna aproveita o contato com a madeira e consegue passar de um estado contraído e torto a uma posição mais direita e relaxada. A sensação torna-se agradável.[88]

Nesse tipo de experimentação, segundo minha prática, o sentido das palavras com que o professor orienta o trabalho é fator fundamental para que os alunos tirem proveito dela. São igualmente importantes também seu tom de voz e o tempo que oferece para os alunos e permanece com eles. Tempo que, de certa forma, é controlado pelo professor: o aluno pode permanecer na posição e relaxar porque sabe que o professor está lá, para chamá-lo de volta em algum momento. São detalhes importantes que, certamente, mereceram a atenção e a consideração de Gindler.

3. COMENTÁRIOS SOBRE OS DEPOIMENTOS

Farei comentários específicos sobre os relatos de Charlotte Selver e Clare Nathansohn Fenichel porque dizem respeito mais diretamente

---

88. *Cahier* 7/8, p. 116.

aos itens desenvolvidos na Parte II e concluirei com uma análise sobre os depoimentos em geral.

Retomemos o percurso realizado por Charlotte Selver. Ela inicia seu relato destacando a diferença entre as aulas de dança expressiva e de ginástica rítmica e o trabalho realizado no estúdio de Elsa Gindler. Fala-nos sobre a atmosfera de concentração e silêncio reinante nas aulas e como os alunos seguiam um ritmo próprio de movimentos, confiando em si mesmos, em vez de se guiarem por uma autoridade externa. Faz um breve roteiro de algumas das muitas experimentações que realizou, verdadeiros marcos sinalizadores de mudanças profundas, que nos dão uma idéia dos potentes estímulos transformadores presentes nesse tipo de trabalho corporal. E conclui seu depoimento assegurando que conseguiu chegar ao ponto de confiar em suas sensações, capacidade que tanto lhe chamou a atenção quando assistiu pela primeira vez a uma aula de Gindler.

Optei por registrar as vivências de Charlotte Selver por julgá-las reais e parecidas com inúmeros depoimentos de alunos da ginástica holística nos dias de hoje. Com isso, espero ter evidenciado também a substância não-verbal do trabalho extremamente sutil e profundo a que se dedicavam Elsa Gindler e suas seguidoras mais próximas.

As reservas que tenho em relação a algumas idéias de Clare Nathansohn Fenichel, rapidamente abordadas neste capítulo, serão retomadas e mais bem desenvolvidas na Parte II. Discordo da insistência com que remete seu aluno a si mesmo logo no início do trabalho. Penso que, para que alguém possa ser capaz de cuidar-se, é preciso, em primeiro lugar, que tenha sido cuidado. Impor a responsabilidade do cuidado precocemente a alguém que nos procura para um trabalho de educação corporal é atitude pouco frutífera — para não dizer traumática — para o aluno, que se veria obrigado a realizar algo para o que não está preparado. Da mesma forma que a permissão de liberdade pode constituir um peso, a consciência de ter de responsabilizar-se pelo próprio bem-estar pode ser ameaçadora e não levar ao amadurecimento.

Para que o aluno seja capaz de cuidar de si, corporalmente falando, são necessários, inclusive, alguns conhecimentos práticos, que cabe ao professor propiciar. Urge que o aluno passe por um aprendizado, que tenha um repertório de movimentos e posturas, que conheça sua biomecânica própria, isto é, o corpo que herdou, com as características que o tornam hábil para esta atividade, e não para aquela etc.

Há que se considerar também as limitações impostas pela genética. Um exemplo: a pessoa já nasce velocista ou fundista. Com treinamento adequado, poderá melhorar sua performance, porém jamais um atleta fundista será velocista e vice-versa. Há pessoas com menor flexibilidade que outras. Não adianta insistir que não serão tão flexíveis como quem já nasceu com essa tendência. Isso parece óbvio, mas não é. O aluno precisa ser informado a esse respeito para que não se imponha objetivos inatingíveis e, de qualquer maneira, inúteis, já que não se adequam à sua natureza.

Reconheço, no entanto, que não basta o aluno obter conhecimentos sobre seu biótipo e ter uma lista de movimentos eficientes para que alcance a autonomia. É na relação de ser cuidado e acompanhado pelo professor que ele poderá vivenciar experiências significativas, as quais lhe darão autoconfiança suficiente para continuar o processo sozinho, visto que, sendo saudável, terá uma independência relativa, ainda que uma vez ou outra precise dos cuidados do professor. Será reconfortante para o aluno poder realizar uma seqüência de gestos sem que precise pensar no próximo movimento que irá fazer, pois sabe que há alguém que o observa, intuindo, adivinhando e propondo-lhe experimentações às quais ele poderá entregar-se.

Por outro lado, faz parte da tarefa do professor *cuidar do cuidado* que cada aluno terá de assumir consigo mesmo, com as coisas, com sua vida. Durante o tempo pelo qual o aluno tem de passar para conhecer os movimentos, para entrar em contato com o modo como os realiza, e para experimentar — talvez pela primeira vez — momentos de bem-estar e relaxamento, ele pode, com o auxílio do professor, conquistar paulatinamente uma relativa independência.

O processo pode ser descrito assim: o aluno caminha da dependência para uma progressiva independência, com uma atitude suficientemente adaptativa de nossa parte. É levando em conta esse ponto de vista que não posso concordar com o fato de o aluno ser confrontado logo no início do trabalho, não importa qual seja seu estado, com o objetivo de ser responsável por si mesmo. O relato de Clare Nathansohn Fenichel sugere que não é depois de ter as informações e as vivências que se fará um convite ao aluno, mas que *desde o primeiro momento* ele irá trabalhar com essa responsabilidade. No entanto, sua radicalidade dá o que pensar, principalmente quando diz que cada vez mais percebe que *"grande parte de nossas dificuldades provém do professor*".[89] Suas palavras ecoam como um alerta. Mantenho-me atenta para não ser invasiva ou autoritária e não decidir pelo aluno.

Quanto aos demais relatos aqui transcritos, fazem parte, como já foi citado, de publicações especiais em memória de Elsa Gindler, quer sejam os boletins de números 7/8, da AEDE, quer as publicações da Sensory Awareness Foundation. Em virtude do tema geral dos textos, era de se esperar que apresentassem um tom de exaltação ao trabalho de Gindler, fato que procurei minimizar, sem interferir nas informações objetivas neles contidas. Elsa Gindler foi, sem dúvida, uma figura excepcional: intuitiva, observadora, sempre aberta e disponível a continuar aprendendo com seus alunos e colaboradores. Construiu, ao longo dos anos, *uma escola de vida* em seu estúdio de trabalhos corporais. Não teorizou a respeito. Quando conseguiu material suficiente para ser organizado, fruto de muitos anos de trabalho e de experiências, tudo destruiu a guerra e ela jamais teve fôlego para refazer os registros, visando a uma elaboração teórica mais aprofundada. Por isso mesmo, a memória e os relatos de seus alunos são tão importantes para documentar seu trabalho, possibilitando, assim, a produção e o registro da história do desenvolvimento da ginástica holística.

Desde o primeiro contato com a bibliografia disponível sobre as origens da ginástica holística e, sobretudo, com as fontes que dizem respeito diretamente ao trabalho realizado por Elsa Gindler, ficou-me evidente que seu modo de trabalho guarda ainda grande atualidade, e é nesse sentido que foi recuperado por meio dos depoimentos, ainda que nem todas as informações fossem claras, objetivas e precisas. À medida que fui inventariando os depoimentos, percebi a dificuldade da tarefa de tecer o histórico e os desdobramentos do método de trabalho iniciado com Elsa Gindler na Alemanha.

A multiplicidade e o intricamento dos caminhos seguidos, as complexas relações entre seus seguidores e as pesquisas por eles desenvolvidas tornavam cada vez mais ampla e difícil a organização dos dados. Reconhecendo os limites a que toda e qualquer pesquisa deve submeter-se para poder operar com os seus dados, procurei focar a atenção apenas nas informações, mais ou menos diretas, que diziam respeito ao *relacionamento professor-aluno*. Os desenvolvi-

---

89. *Cahier* 1, p. 20.

mentos e os debates que se distanciavam desse foco foram considerados secundários para objeto deste estudo, o que não significa, evidentemente, serem secundários em si mesmos.

Em seguida serão expostas as idéias básicas que continuam norteando a prática atual da ginástica holística e que estão no livro *Da educação do corpo ao equilíbrio do espírito*, escrito por Lily Ehrenfried em 1956.[90] Tendo continuado suas pesquisas até 1986, muitos pontos foram acrescentados ou modificados, porém as bases continuaram as mesmas, razão pela qual seu livro será utilizado como apresentação dos princípios gerais da ginástica holística.

---

90. *De l'éducation du corps a l'équilibre de l'espri*. Paris, Éditions Montaigne, 1956. Publicado no Brasil sob o título: *Da educação do corpo ao equilíbrio do espírito*. São Paulo, Summus, 1991.

CAPÍTULO III

O MÉTODO SEGUNDO LILY EHRENFRIED

Neste capítulo será apresentado o método da doutora Ehrenfried, tendo como fio condutor seu livro, até o presente momento a única obra sobre ginástica holística disponível ao público em geral. Apesar de ter sofrido a ação do tempo, muitos dos conceitos utilizados permaneceram. Agrupei-os em três categorias: quanto à pedagogia, à biomecânica e à relação entre comportamento e respiração.

Na pedagogia, as atitudes da não-demonstração dos movimentos pelo professor e da não-correção continuam válidas. O não-uso do espelho também. Na biomecânica, continua valendo a idéia da respiração ideal realizada em três tempos (inspiração, expiração e pausa). Outro aspecto a ser ressaltado, ponto central, mas também de desenvolvimento sempre em aberto, é a relação direta entre comportamento e respiração, aspecto do método que ainda hoje é fonte de pesquisa e trabalho.

Algumas alterações ocorreram: a) o alto grau de sofisticação por que passaram os movimentos, evoluindo de uma simples exploração espontânea feita pelo aluno, para uma descrição detalhada e complexa feita pelo professor;[1] b) a gradual elaboração dos estágios de uma aula de ginástica holística, chegando aos princípios de: primeiro, relaxar; segundo, encaixar corretamente as articulações; e, por último, tonificar; c) não interferência específica sobre a respiração.

Na exposição que segue, o texto será pontuado por comentários que ora sinalizarão a atualidade e a eficácia dos conceitos, ora apre-

---

1. Tal evolução pode ser vista também como uma perda, já que o aluno perde a oportunidade de descobrir, pela exploração pessoal, as diferentes maneiras de, por exemplo, mobilizar uma articulação quando apenas segue as determinações vindas do professor.

sentarão os desenvolvimentos que ocorreram desde a publicação do livro de Ehrenfried até os dias de hoje.

O LIVRO *DA EDUCAÇÃO DO CORPO AO EQUILÍBRIO DO ESPÍRITO*

Ao descrever seu trabalho, Ehrenfried não segue um plano linear. Por vezes ela se detém sobre os aspectos didáticos, isto é, sobre a maneira como age para conseguir os resultados; outras, descreve em minúcias os efeitos, pouco dizendo sobre como alcançá-los; em outros momentos desenvolve um ou outro aspecto da teoria de algum ponto específico. As informações assim apresentadas são instrutivas e de fácil entendimento, mas carecem de uma organização temática mais homogênea. Seu livro apresenta-se muito mais como um instrumento de trabalho do que como um tratado completo de psicomotricidade. Trata-se, antes, de uma exposição sintética de idéias originais sobre reeducação corporal.

A título de descrição, os temas serão tratados separadamente, mas na prática devem ser considerados indissociados, já que estão condicionados uns aos outros e não podem evoluir isoladamente. São eles: *o comportamento e a respiração; o equilíbrio; e o tônus (distonia, relaxamento)*. Dois tipos de tratamento teórico foram dados aos tópicos citados: um que diz respeito à cinesiologia e à biomecânica, e outro relacionado com o psiquismo, incluindo aí a pedagogia utilizada para alcançar os resultados. A maioria dos conceitos introduzidos pretende expor de maneira não-formal a complexa tarefa de reeducação corporal.

Dos três temas referidos, a respiração ligada ao comportamento parece perpassar todos os outros, confirmando dois princípios importantes da ginástica holística. Primeiro: nenhum exercício de ginástica pode atingir o fundo da personalidade, lá onde residem os comandos irracionais que decidem sobre o estabelecimento de nossos comandos nervosos e nosso comportamento. E segundo: uma pessoa é o que é a sua maneira de respirar. Nessa perspectiva, a tese principal é a de que só podemos alcançar uma mudança significativa em nosso comportamento trabalhando com a respiração. Não se alcança esse objetivo, no entanto, com exercícios respiratórios forçados, mas, sim, por meio de experimentações.

A questão central é quebrar o círculo vicioso de maus hábitos corporais e o conseqüente mau funcionamento do organismo tomado como um todo, proporcionando, assim, um conforto físico crescente. O resultado seria um estado de calma, que permitiria enfrentar melhor as dificuldades cotidianas. Nesse ponto, Ehrenfried não se afastou dos princípios fundamentais do trabalho de Gindler, para quem o principal objetivo era tornar possível ao aluno empregar no cotidiano o que aprendeu em sala de aula. Fica claro que o trabalho implica um aprendizado lento, durante o qual se encontram muitos obstáculos pelo caminho, e que resultados rápidos e simples são raros ou inexistentes. De modo geral, eu diria, apesar de não ser essa a maneira de Ehrenfried formular seu trabalho, que se trata de orientar o aluno para que ele possa "habitar seu corpo" de maneira mais adequada e confortável.

Educação física e educação do corpo

Há uma diferença sutil mas notável entre o trabalho de Ehrenfried e as técnicas tradicionais de ginástica. Ela não trata da *educação física*, mas visa principalmente à *educação do corpo*. Tal diferença se faz notar pelos meios que emprega para conseguir os resultados: *não impondo modelos vindos de fora.*

Outra distinção é que, por intermédio da educação física ou da ginástica convencional, consegue-se uma hipertrofia muscular à custa de um árduo trabalho, privilegiando alguns grupos musculares em detrimento de outros. Essa rede de músculos potentes, cultivados isoladamente, não modifica o ser físico como um todo e não proporciona um desenvolvimento harmônico do corpo. Sem falar que tal resultado desaparece quando se interrompem os esforços que o produziram. A reeducação integral do comportamento físico só é possível quando o pensamento consciente não é solicitado e os movimentos não são executados voluntariamente.[2]

O objetivo é tornar perceptível à sensação o que há de defeituoso nos movimentos e nas atitudes executadas involuntariamente, já que um movimento ou uma atitude desajeitados causam uma sensação

---

2. Percebe-se o papel paradoxal que Ehrenfried dá à consciência, ora como instrumento, ora como resistência a ser ultrapassada.

desagradável, quase de incômodo. Se o aluno conseguir encontrar uma solução — tanto quanto possível — por si próprio para essa sensação desagradável, ele modificará o funcionamento defeituoso e aperfeiçoará seu gesto. O essencial é obter-se a aquisição repentina de um rendimento melhor, sem a interferência da vontade motora consciente.[3]

Essa nova forma de funcionamento apresenta para o aluno algumas vantagens. Uma delas é a utilização adequada dos músculos e a irrigação dos órgãos internos, que são mais bem servidos pela circulação e, portanto, menos expostos à fadiga e ao desgaste. Com esse procedimento, grande número de doenças parece já não encontrar ocasião de surgir, e o declínio final é adiado para um futuro longínquo. "O ser humano deveria apagar-se suavemente sem sofrimento, como uma vela se apaga quando sua matéria se consome."[4] O caráter preventivo, além de terapêutico, presente neste método, tem sido comprovado por anos de prática bem-sucedida em melhorar o equilíbrio do corpo, cuja insuficiência cria um terreno propício aos problemas de saúde, passando de um simples mal-estar até uma doença crônica.

Supõe-se que o corpo é constituído para funcionar com um máximo de rendimento, desde ossos, músculos e articulações até órgãos internos: intestinos, pulmões, rins, fígado, glândulas endócrinas etc. Seria o seu mau uso que provocaria desgastes prematuros, como por exemplo a continuidade de uma vida sedentária impedindo o fornecimento da quantidade e da qualidade de trabalho necessárias para que o conjunto funcionasse bem. Com a prática da ginástica holística, esses dois fatores — mau uso e vida sedentária — seriam combatidos. O indivíduo aprende a conhecer melhor seu corpo e a cuidar de si.

---

3. Didaticamente, isso é conseguido por meio de testes feitos antes e depois do movimento proposto para comprovar os resultados. Outra tática consiste em sugestões e facilitações indicadas pelo professor apenas verbalmente, sem demonstração explícita.

4. Ehrenfried, L. *Da educação do corpo...*, *op. cit.*, p. 14. Trata-se da mesma analogia usada por Elsa Gindler.

A pessoa

Um pressuposto básico no pensamento de Ehrenfried é o de que, no comportamento geral de um indivíduo, há um paralelismo rigoroso entre seu físico e seu psiquismo. A correlação entre *psique* e *soma* torna inútil qualquer tentativa de corrigir deficiências pela vontade ou ato consciente. A compreensão do caráter psicossomático do trabalho que empreendia a levou a afirmar que todos os fatores considerados importantes para o bom funcionamento do corpo, ou seja, o comportamento, a respiração, os problemas de tonicidade e a tendência para o equilíbrio devem ser abordados ao mesmo tempo. Sem essa visão de conjunto não haverá progressos, pois o objetivo é melhorar todas as funções corporais. Parece existir uma tendência ordenadora no corpo humano, que age no sentido de recolocar imediatamente tudo em seu lugar quando lhe damos oportunidade para isso. Ehrenfried se pergunta se essa tendência seria idêntica ao "princípio formador" presente na célula inicial. Acredita que sim, embora não se possa prová-lo.[5]

O reconhecimento da presença dessa força ordenadora interna definirá, a meu ver, toda a sua pedagogia. É o princípio básico que lhe permitirá afirmar que durante as aulas não se deve demonstrar a atitude correta ao aluno. O trabalho consiste em *"torná-lo capaz de encontrar por si próprio sua melhor atitude possível, aquela que corresponde à sua estrutura individual"*,[6] para que ele, a partir daí, possa adotá-la definitivamente. Fica claro que o problema não é de adestramento, mas sim de autocompreensão e de auto-educação assistidas.

Movimentar-se ou fazer ginástica

A ginástica que exija demasiado esforço muscular deve ser absolutamente evitada, pois o extremo cansaço ou a sobrecarga que pro-

---

5. Ehrenfried, L., 1991, *op. cit.*, p. 16. Tal conceito é enfatizado por ela em diferentes momentos. No texto de Winnicott, quando este fala do amadurecimento humano, encontramos uma formulação que também nos faz pensar nessa dinâmica que tende para uma organização adequada, desde que sejam dadas as condições ambientais para isso.

6. Idem, p. 16.

voca desgastariam a resistência do indivíduo. Para levar o corpo a colaborar na tarefa de reeducação e obter transformações duradouras, deve-se agir de outra forma. Qual? Encontra-se aqui uma das chaves do sucesso do método: *gestos não-habituais*.

Um novo esforço de um braço ou de uma perna exige a utilização de comandos nervosos até então não utilizados. Em razão dessa ativação de grupos musculares até então inativos e do relaxamento de outros grupos, em geral antagonistas dos primeiros, o trabalho requer extrema sutileza. Quando este é realizado e o novo modo de funcionamento acionado, o dinamismo se libera e pode utilizar novos comandos nervosos. Estes, por sua vez, desenvolverão reflexos condicionados.[7]

Deduz-se daí que o aluno, ao realizar movimentos inesperados, inabituais, que não foram demonstrados e, portanto, não copiados, mas criados individualmente, consegue uma melhora da sua coordenação motora.

Como resultados observam-se três mudanças significativas. A primeira é que o corpo torna-se um conjunto mais harmonioso, com cada uma das partes encontrando seu lugar. Os movimentos, antes desajeitados, tornam-se flexíveis e sinuosos; tornam-se gestos expressivos, enfim. Os alunos espontaneamente notam as transformações que sentem ocorrer em si mesmos. A segunda mudança é que certas doenças crônicas, como a constipação intestinal, por exemplo, antes resistentes a vários tratamentos, têm a oportunidade de curar-se; também a tendência a resfriados, anginas, sinusites, bronquites deixa de se manifestar graças à reeducação respiratória. A terceira e importante mudança observada é sobre o psiquismo. É enfatizada a tendência inata e reguladora que leva todo ser vivo para um meio-termo mais exato, para um funcionamento harmônico de todas as partes. Ressalto tais resultados com prudência, visto que também não se trata de um tratamento mágico para todos os males, o que nunca é demais lembrar.

---

7. Ehrenfried, L., *op. cit.*, 1991, p. 16.

Reconhecendo-se incapaz de distinguir entre causa e efeito,[8] Ehrenfried afirma, no entanto, ter adquirido a certeza de que não devemos nos ocupar do corpo ignorando o psiquismo e vice-versa; deve-se procurar atingir a entidade psicossomática para não fracionar o todo humano. A sua prática mostrou que o ser humano, ao modificar seus hábitos, modifica profunda e definitivamente seu psiquismo, exceto nos casos de neuroses graves, que necessitam de tratamento psíquico apropriado, realizado paralelamente. Assim como para Elsa Gindler valia mais a atitude de quem realiza os movimentos do que os movimentos em si mesmos, também para Ehrenfried em nenhum momento tratava-se de uma simples ginástica de repetição, mas de experimentações.

Experimentação não é uma expressão usada originalmente por Ehrenfried. Foi um termo cunhado por Elsa Gindler para designar a maior parte das vivências de movimentos que aconteciam em suas aulas. Ela realmente se utilizava muito pouco de exercícios formais de ginástica. Quanto a Ehrenfried, foi gradativamente formalizando uma grande variedade de movimentos. Em 1989-90, no meu curso de formação, havia um dossiê com mais de mil movimentos devidamente descritos com suas numerosas variações.

Na atual pedagogia da ginástica holística, a descrição verbal e a não-demonstração garantem, a meu ver, a permanência do caráter de experimentação, embora diferente do original, porque a motivação inicial dos alunos também é diferente. Entretanto, no texto que estamos acompanhando, que corresponde aos primórdios do método, a experimentação descrita por Ehrenfried tem grande proximidade com a de Elsa Gindler.

Convém explicitar um pouco mais o que é chamado na ginástica holística de experimentações. Trata-se de propor movimentos que o aluno procura realizar de diversas maneiras e em diferentes ritmos, adequando-os à sua capacidade e à motivação do momento, sem se preocupar imediatamente com a amplitude do gesto, se está "certo" ou "errado". Fica claro que a proposta de quem dirige o grupo deve ser pertinente e sensível às singularidades dos alunos e dos seus problemas. Mediante um longo trabalho sobre os outros e sobre si mesmo, o professor sabe aonde quer chegar com as suas sugestões.

---

8. A doutora Ehrenfried parecia intuir que a explicação causal não dá conta da existência humana.

Ele propõe, observa a execução feita pelos alunos, sugere alterações, combinações, porém não demonstra nem corrige.

Corrigir? Eis a questão

Sobre a importância da não-demonstração dos movimentos e da não-correção vinda de fora, Ehrenfried é enfática: "Repetimos que não podemos mudar a própria natureza ou melhorar sua constituição, por meio de uma atitude voluntária consciente, uma coisa é tão impossível quanto a outra".[9] O que pode ser feito é um trabalho prudente, quer sobre a respiração, quer sobre o relaxamento ou o equilíbrio, levando o aluno a realizar certas experiências aparentemente banais, mas que podem transformar-se em vivências significativas, a partir das quais ele poderá começar uma transformação em si mesmo e na sua maneira de estar no mundo. O que fica claro é que os atos reflexos, devidos a hábitos inveterados e condicionados, já inconscientes, dificilmente serão alterados por meio de uma atitude voluntária consciente.

Outro ponto-chave do método é a compreensão de que o comportamento é inconsciente e deve continuar sendo, uma vez realizada a modificação e instalados os novos reflexos. No entanto, devemos passar por um período de conscientização de certos reflexos, para que sejam acessíveis à vontade. Como devemos proceder a fim de aprender a modificar o comportamento físico? Ehrenfried responde: "Só podemos mudar aquilo que conhecemos. Primeiro, devemos aprender a conhecê-lo (o comportamento) e sobretudo senti-lo tal qual é".[10] Porém, o que propõe com candura é uma tarefa árdua e difícil. Para que um indivíduo entre em contato com seu jeito de ser, sem querer imediatamente mudá-lo, é necessário longo aprendizado. O procedimento sugerido é iniciar com qualquer gesto simples, para não mobilizar as resistências subconscientes do aluno.

Comportamento e respiração

Como já foi enfatizado, o ponto de partida para o trabalho pouco importa, pois o comportamento de uma pessoa se manifesta em todos

---

9. Ehrenfried L., *op. cit.*, 1991, p. 17.
10. Idem, ibidem, p. 19.

os detalhes de seu aspecto motor. Mesmo por meio de movimentos fáceis pode-se observar como o aluno executa a ação proposta: usa muita força, está ansioso, tem alguma dificuldade especial? Quanto à respiração: Como respira em repouso? E durante o esforço físico? E enquanto fala? Além do diagnóstico do observador, é essencial que o próprio aluno se conscientize de seus gestos, de sua respiração, a fim de que os fatos que de alguma forma impedem a utilização eficiente do seu corpo saiam da esfera "hábito", "inconsciente" ou "ato reflexo" e passem para o nível da percepção consciente, evitando qualquer esforço desnecessário.

No decorrer do processo, o que se nota é que o círculo vicioso dos maus hábitos corporais do aluno é quebrado; o comportamento começa a mudar, espontaneamente, quase à sua revelia, sem nenhum esforço de vontade de sua parte.

Primeiro o aluno deverá observar seu ritmo respiratório, e só depois as relações da respiração com o trabalho muscular. Se for permitido ao pulmão assumir sua verdadeira forma ("a forma é efeito da função"), deixando-o funcionar integralmente, então ele "constrói sua casa". Por meio de seu movimento suave e contínuo, que age como uma massagem permanente, muito leve, esse "escultor escondido" pode transformar até a forma da caixa óssea. O pulmão age como o mais eficiente colaborador em toda transformação estética que se deseja empreender no corpo. Com sua ajuda, os indivíduos poderão se transformar em seres tão sadios e — dentro dos limites fixados pelas proporções ósseas — tão belos quanto sua imaginação permita conceber, basta que as pessoas parem de se impedir de viver.

Em síntese, uma respiração que se torna natural proporciona melhora da forma da caixa torácica e, com isso, facilidade no trabalho cardíaco. Graças à massagem contínua exercida pelo diafragma, todos os órgãos situados no ventre funcionarão melhor e muitas doenças poderão ser evitadas. No nível do psiquismo, essa respiração que se tornou natural ajudará na dissolução dos estados de angústia.

É possível identificar, ainda, alguns dos pressupostos teóricos sobre a respiração (incluindo aspectos biomecânicos e didáticos) em que se baseia o método de Ehrenfried e que são muito próximos dos conceitos de Gindler:

- O ritmo respiratório ocorre em três tempos: inspiração, expiração e pausa.

- O momento da inspiração nunca deve ser fixado consciente e voluntariamente.
- A respiração dita profunda, realizada voluntariamente, só consegue provocar tensão em numerosos músculos do pescoço e também a elevação dos ombros.
- Por outro lado, a retenção de ar em qualquer momento do movimento respiratório pode causar uma perturbação no ritmo cardíaco, difícil de se restabelecer. É por essas razões que deve ser evitada tanto a inspiração como a expiração forçadas.

De modo geral, a reeducação respiratória proposta por Ehrenfried baseia-se em dar tempo aos pulmões para se esvaziarem completamente, podendo em seguida se encherem profundamente. Essa é a respiração "integral" ou "total" preconizada por Léo Kofler em 1903 e depois dele pela Escola Schlaffhorst-Andersen. Esses ensinamentos, vale assinalar, foram a base do trabalho de Elsa Gindler. Outra aluna de Elsa Gindler, Carola Speads, radicada nos Estados Unidos por volta dos anos 40, desenvolveu uma metodologia de trabalho corporal baseada exclusivamente na respiração.[11]

O equilíbrio

Este é outro aspecto tratado de forma diferenciada por Ehrenfried. O correto posicionamento da cabeça, o bom apoio dos pés e uma bacia dinâmica eram, em síntese, para ela, os fatores necessários para o bom equilíbrio do corpo. Para entender melhor o enfoque que Ehrenfried dá ao tema, é preciso conhecer um pouco mais o que se sabia na época sobre a biomecânica do ser humano. Entre os principais pesquisadores da questão da posição vertical do ser humano conhecidos até a década de 1950, um, em especial, forneceu uma contribuição prática logo percebida como importante por Ehrenfried. Trata-se de Matias Alexander, um dos primeiros a descobrir a importância do aparelho de sustentação do crânio. Essa base é constituída pelas duas primeiras vértebras — atlas e áxis — e pelos quatro grupos de pequenos músculos profundos que condicionam a posição da

---

11. Speads, Carola. *ABC de la respiration*. Aubier, 1989. Traduzido para o francês por Gabrielle Mechez.

cabeça em cima das primeiras vértebras. Sobre essa teoria, Alexander baseou todo um sistema de reeducação postural. Sem ser tão radical quanto ele, Ehrenfried acreditava que a postura da cabeça é *um* dos fatores essenciais da postura geral do ser humano.

A dificuldade técnica a se resolver aqui é puramente mecânica: a cabeça, corpo redondo de peso relativamente elevado, cerca de cinco quilos, é mantida sobre dois pontos de apoio móveis muito pequenos; além disso, todo o conjunto está muito longe do chão, que é a base estável. A cabeça encontra-se, assim, em equilíbrio instável permanente. Esse mecanismo, que poderia permitir um uso racional das possibilidades motoras, é bloqueado por uma utilização inadequada, que contribui fortemente para destruir o equilíbrio humano por completo, dos pés à cabeça. É a antiga luta contra a gravidade: o ser humano procura endireitar-se e a terra o atrai, sem que ele saiba apoiar-se sobre ela.

De fato, o corpo humano como um todo está em equilíbrio instável. O quadrilátero de sustentação é ínfimo em relação à altura, e o centro de gravidade encontra-se longe da base. Esse problema complica-se ainda mais por tratar-se de um corpo cujas partes são móveis umas em relação às outras por meio das articulações. Seria mais simples se o corpo fosse rígido como um bastão, por exemplo. O ser humano, não conseguindo encontrar o equilíbrio correspondente à sua estrutura, procura resolver o problema enrijecendo-se, diminuindo, dessa forma, as possibilidades de desvio e, em conseqüência, de mobilidade. Trata-se de acomodações feitas inconscientemente por meio de atos reflexos. É fator importante conhecer a complexa organização postural para poder atuar corretamente nas aulas. Ehrenfried refere-se aqui a toda a problemática que envolve o bom posicionamento corporal.

A "base"

Os pés, base de todo o nosso edifício, são quase sempre deformados, o que dá ao corpo uma base defeituosa.[12] As conseqüências

---

12. É preciso lembrar que Ehrenfried está falando de seus alunos franceses. Constatei, por meio de observação pessoal dos alunos de Guichard, grande porcentagem de anomalias nos pés, como joanetes, pés planos, calosidades, entre outras. Nos brasileiros, não encontrei os mesmos problemas com tanta freqüência.

imediatas dessas particularidades (arcos plantares achatados) são bem conhecidas: dores, fadiga, falta de prazer em andar, causando ainda dores em articulações mais distantes, como joelhos e quadris. Efeitos distantes tanto no espaço quanto no tempo podem ser provocados por algo aparentemente tão "insignificante" quanto o achatamento dos pés. Isso mostra que nada é indiferente para o equilíbrio físico; *tudo* tem sua importância e está interligado.

O sistema de regulagem e de compensação do equilíbrio corporal é de extrema sutileza, funcionando ao menor alerta. Se persistir durante um tempo suficientemente longo, um leve distúrbio pode fazer aparecer, com o tempo, uma doença crônica, que o médico dificilmente conseguirá curar. Por exemplo: uma criança míope rapidamente se habituará a avançar a cabeça ao começar o aprendizado da leitura. Os efeitos serão cifose dorsal com saliência das escápulas, peito afundado, que origina uma respiração insuficiente, ventre protraído, digestão cada vez mais preguiçosa, circulação cada vez pior etc.

"Crescer"

Ehrenfried opunha-se à prática de exercícios corretivos. Reconhecia, também, a inutilidade de propor ao indivíduo portador de um desvio que se endireitasse ou se mantivesse reto, já que ele havia perdido seu sentido de equilíbrio por estar com a sensibilidade alterada. Como resolver o impasse? Pedindo para o aluno crescer, sem elevar-se nas pontas dos pés. Constatava-se, então, que o aluno realmente se alongava, às vezes vários centímetros. O aluno percebe que pode melhorar sua postura e passa a colaborar de forma ativa. Está positivamente motivado e procura realizar diferentes experimentações, tais como tentar aproximar a cabeça do teto da melhor forma que puder, andar equilibrando um livro de capa dura sobre a cabeça, realizar pequenos malabarismos etc. Enfim, são propostas novas tarefas, inabituais, que exigirão imediata adaptação de todo o seu sistema neuromuscular.

Durante todas essas atividades é importante estar atento à respiração, que não deve ser bloqueada, o que provocaria rigidez e impediria o jogo das compensações musculares. Não são solicitados grandes esforços aos alunos. Trata-se, antes, de uma busca de equilíbrio a ser encontrada por meio de movimentos mínimos. Ao equilibrar um objeto sobre a cabeça, por exemplo, é acionado um jogo sutilíssimo de todas as fibras musculares no nível dorsal, cervical, em torno da cintura e em todo o resto do corpo para que se mantenha o equilíbrio instável. Até os movimentos respiratórios mudam as condições estáticas, exigindo uma correspondente adaptação do conjunto músculo-esquelético. Com essas vivências, o aluno se habituará a reagir de modo espontâneo aos novos estímulos, mantendo o bom posicionamento da cabeça e, conseqüentemente, da coluna como um todo.

Há uma progressão nas propostas dirigidas ao aluno, que não são feitas necessariamente uma em seguida da outra, na mesma aula. Depois de ele conseguir equilibrar o livro sobre a cabeça sem o deixar cair, pede-se que ele se desloque no espaço, ande lenta e depois rapidamente; em seguida, deverá sentar-se numa cadeira e levantar-se; sentar-se no chão e erguer-se sem deixar o livro cair. O passo seguinte seria repetir a experiência com os olhos fechados (ou até mesmo vendados), o que é mais difícil.

Alguns efeitos relatados pelos alunos após o trabalho: sentem-se mais altos, permanecem altos sem esforço, têm a sensação agradável de leveza e de desaparecimento da fadiga, com aumento da disposição. Mas será que essas transformações foram definitivamente adquiridas ou desaparecerão com a mesma rapidez com que foram obtidas? Quanto tempo duram os efeitos? Pede-se ao aluno que se observe durante a semana seguinte à aula para verificar tudo isso por si próprio. Pode ocorrer que, para um, os efeitos desapareçam logo ao trocar de roupa após a aula, enquanto o outro ainda tem a sensação de ter crescido ao sair à rua e ao caminhar. Às vezes os efeitos permanecem por dias.

Quanto à constatação dos resultados obtidos com o trabalho, há uma afirmação retomada freqüentemente por Ehrenfried, quase como um refrão. Ela diz: "É sempre surpreendente observar com que rapidez o corpo se adapta às condições de melhora motora que lhe são oferecidas. Ele se restabelece muito mais rapidamente do que se deteriora".[13]

Tônus, distonia e relaxamento

O estado médio de tensão é o terceiro ponto considerado importante por Ehrenfried. A importância que dá aos conceitos da psicaná-

---

13. Ehrenfried, L., *op. cit.*, pp. 28-9.

lise para entender os estados alterados de tônus muscular me levou a comentar em separado este tema. Na presente seção, serão apresentados outros comentários seus. As observações que concernem à influência da teoria psicanalítica serão desenvolvidas em seguida.

Sabe-se que o tecido muscular vivo possui em repouso um certo tônus residual, que persiste mesmo no sono profundo. Essa tonicidade residual só desaparece com a própria vida e ela indica que o músculo está sempre pronto para o trabalho. O que ocorre em numerosos indivíduos é que, mesmo sem qualquer intenção de atividade muscular, certas regiões musculares encontram-se em contração permanente, consumindo energia em pura perda. Essa contração muscular permanente vai além de ser somente um excesso de tônus naquele local, é uma necessidade de compensar uma deficiência no equilíbrio físico. Uma observação mais profunda demonstra que os antagonistas dos músculos crispados apresentam uma hipotonicidade complementar, um "estado de fadiga", uma queda de tônus.

Se as tensões excessivas são numerosas, o aluno deve aprender a senti-las e a soltá-las. Quando a hipotonicidade é evidente, ele deve aprender a tonificar-se para sair de um estado de inércia contínua. São empregados procedimentos diferentes de acordo com o efeito procurado.

Observa-se que, na pessoa habitualmente crispada que alcança um estado completo de relaxamento, os músculos também ficam relaxados. Chega a um estado em que seu sistema muscular não é mais capaz de responder com presteza a um comando. Esse estado apresenta algumas vantagens: a circulação sangüínea se faz mais ativa, e, num tempo bastante curto, todo o cansaço acumulado, tanto físico quanto psíquico, desaparece. Mas antes de deixar esse estado de descanso completo, o aluno deverá recuperar seu tônus muscular normal: deverá tensionar-se, realizar alguns alongamentos, antes de levantar-se. Tal cuidado não deve ser esquecido jamais pelo professor de ginástica holística.

Ehrenfried observava entre seus alunos diferentes reações quanto à constatação de um excesso de tônus ou falta deste.

Quando dizemos ao aluno que ele está muito crispado, ou que tal grupo muscular está muito tenso, ele nos responde sorrindo: "é possível". Sua reação será completamente diferente se chamarmos sua atenção para uma musculatura "caída". Nesse caso, é freqüente que ele se zangue e proteste. É como se sentisse uma censura, talvez por não ser suficientemente ativo.[14]

Essa constatação permanece atual. Encontro com freqüência certa reserva entre alguns de meus alunos quanto ao estado de relaxamento, como se fossem ficar impedidos de voltar à ação, ou como não se reconhecessem quando inativos. É por essa razão que nas aulas utilizo *movimentos* como recursos de relaxamento e não apenas *posturas de permanência*, das quais o aluno poderá esquivar-se. Envolvendo-se globalmente na realização de um gesto, o aluno poderá relaxar mais facilmente, pois não estará preocupado em "proteger-se" do relaxamento.

Na descrição que faz em seu livro dos procedimentos para relaxar, Ehrenfried enfatiza o soltar o peso do corpo no chão, a percepção da entrega desse peso etc. Mais tarde, esse aspecto da ginástica holística evoluirá para a compreensão de que é possível chegar ao estado de relaxamento em movimento. Atualmente, sabe-se que, para chegar ao equilíbrio da tonicidade muscular, já que o relaxamento puro e simples não é o foco central, é necessário trabalhar sucessivamente o relaxamento ativo, o correto encaixe das articulações e, finalmente, para ser possível manter por mais tempo o que foi conseguido nas fases anteriores, é fundamental terminar com uma tonificação geral e em profundidade. Isso durante o desenvolvimento de cada aula. Em síntese, é esse o modo atual de trabalho da ginástica holística.

Efeitos sobre o aparelho locomotor

Os efeitos do trabalho de reeducação motora empreendido por Ehrenfried merecem ser apresentados, mesmo que resumidamente, pois a descrição que faz deles permanece clara e atual. Podem parecer um pouco mágicas as transformações descritas, mas dou meu testemunho de que elas ocorrem de fato. Vejo as mesmas mudanças acontecerem entre meus alunos atualmente. Vale ressaltar, por outro lado, que a seqüência pedagógica utilizada no curso de formação com Guichard, ocorrido mais de quarenta anos depois de Ehrenfried

---

14. Ehrenfried, L., *op. cit.*, 1991, p. 37.

ter escrito seu livro, respeitou a mesma ordem: de baixo para cima. Fizemos primeiro um trabalho com os pés, depois com as pernas e coxas; bacia, coluna vertebral, abdome; cintura escapular, pescoço, cabeça; mandíbula, língua e olhos.

Os pés

As fundações do edifício humano são os pés, que raramente são perfeitos. Com freqüência, esse edifício se desvia da vertical, ou mesmo não consegue atingi-la ao longo de seu crescimento, e, no entanto, é essa posição que permite o uso mais adequado do corpo humano. Ter os pés com curvas bem formadas é indispensável para o funcionamento "normal" da estática humana, só que a maioria dos pés parece algo esquecido e distante do corpo, com funções bem reduzidas com relação àquelas que a sua estrutura é capaz de desempenhar. O pé tem amortecedores para os choques causados pelo andar e pelo saltar, mas esses amortecedores só podem funcionar quando bem localizados. Pés que apontam para fora tendem a achatar o arco plantar; aí o peso do corpo não é sustentado pelo ápice do arco, que vai do calcanhar até o segundo dedo, e sim pela borda interna do pé, que não se presta para isso.

O osso calcâneo sofre uma torção para o exterior; o osso que o une à perna, o talo, repousa sobre um plano oblíquo, escorrega para o interior e aproxima-se cada vez mais do chão. Por tudo isso é que o pé se achata. Porém, quando os numerosos músculos dos pés são postos em ação, vemos que procuram, por meio de uma ação conjunta, trazer os ossos deslocados para a sua posição inicial. Com o passar do tempo, esse uso mais adequado produz uma transformação na funcionalidade dos pés, na marcha e em todo o conjunto corporal.

Vale ressaltar que meus atuais alunos não se cansam de se surpreender com a grande diversidade de movimentos para os pés que são feitos nas aulas de ginástica holística. É impressionante constatar a criatividade de Ehrenfried na elaboração dessas atividades, ficando evidente o quanto era importante para ela o trabalho sobre os pés.

A posição dos joelhos e a forma das pernas

De acordo com a anatomia, a mulher tem tendência a pernas em "X", e o homem, a pernas arqueadas. A razão seria o ângulo formado entre o corpo e o colo do fêmur, menos aberto na mulher do que no homem. Pernas com ossos perfeitos podem parecer em "X" quando os músculos adutores estiverem muito desenvolvidos, os glúteos hipotônicos e o músculo tibial atrofiado. É esse o caso quando os pés apontam para fora, causando, assim, o achatamento do arco plantar. Vêem-se, ainda, as patelas giradas para dentro; elas "se olham". O exterior da coxa será invadido por celulite, o que acentua o peso das formas.

Uma vez endireitado o arco plantar, os dois ossos que formam o calcanhar (calcâneo e talo) retomam sua posição normal, os ossos da perna (tíbia e fíbula) terão uma base melhor e girarão levemente para fora. O músculo tibial anterior põe-se a trabalhar, as patelas retornam à posição paralela, dirigindo-se direto para a frente. O fêmur deve acompanhar o movimento, pois a epífise superior da tíbia, que lhe serve de apoio, não se coloca mais da mesma forma: os adutores relaxam, enquanto os glúteos se fortalecem sucessivamente, desde as camadas superiores até as mais profundas (piriformes etc.).

O espaço entre as coxas desaparece, os joelhos não mais batem um no outro e o acúmulo de gordura situado acima do joelho tende a desaparecer. Os glúteos diminuirão e se tornarão mais firmes. Se o aluno conseguir assimilar, introduzir em sua vida diária a nova forma de utilizar suas pernas, a mudança iniciada se acentuará, a forma das pernas como um todo se tornará cada vez mais normal, funcional e, conseqüentemente, mais bonita.

Todos esses efeitos relatados por Ehrenfried ocorrem de fato. Minhas alunas chegam a chamar de "lipoaspiração" o conjunto de movimentos da ginástica holística que resultam na modelagem da silhueta.

A articulação coxofemoral e a cintura pélvica

Várias alterações ocorrem nos músculos da coxa quando o joelho se endireita e obriga o fêmur a um leve movimento de rotação externa. Essa rotação, por mínima que seja, faz girar o trocânter maior para baixo. Os glúteos, que unem diferentes locais do fêmur à pelve, tonificam-se, pois são obrigados a sair de sua inércia para manter a nova posição da perna. Os glúteos tornam-se mais firmes, os adutores dos fêmures, com freqüência muito contraídos, relaxam-se até um tônus normal. Essa nova condição influencia as inserções desses grandes grupos musculares na pelve, que com isso modifica seu grau de inclinação, centralizando-se. O púbis sobe, a espinha ilíaca anterior recua; por outro lado, o sacro endireita-se, o cóccix aproxima-se do ânus. Com isso, toda a musculatura que compreende o assoalho pélvico (períneo) é tonificada.

Há também uma interdependência entre a forma dos pés e a posição do fêmur em relação à bacia. Essa relação é reversível: não apenas a posição do fêmur é influenciada pela elevação do arco plantar, mas o inverso também pode ocorrer, isto é, pés achatados elevam-se automaticamente quando o fêmur se altera. Em quase todos os casos de achatamento dos pés, os joelhos estão voltados para dentro. Deve-se trabalhar, portanto, tanto os pés como a articulação coxofemoral.

O alívio e o bem-estar que todos esses encaixes e posicionamentos ósseos e musculares irão proporcionar tornarão o aluno atento ao seu novo aprendizado. Tentará conservá-lo, e, no caso de perdê-lo, procurará reencontrá-lo. Com o passar do tempo, os novos hábitos tornam-se naturais e, então, não é preciso mais ocupar-se deles racionalmente.

A coluna vertebral lombar e o ventre

Ao elevar-se o eixo de inclinação da bacia, novos grupos musculares são atingidos e devem modificar seus reflexos. São os abdominais e todo o conjunto dos músculos dorsais, que se inserem no sacro e na borda da bacia. Os músculos abdominais são obrigados a firmar-se, pois seus dois pontos de inserção, o bordo anterior da bacia e as costelas flutuantes, se aproximam. Mais "acordados" e fortes, trarão influência benéfica sobre o conteúdo do ventre, que receberá automaticamente uma massagem ininterrupta.

Toda a porção inferior dorsal também é colocada em movimento. A cintura pélvica endireita-se e o sacro readquire uma posição mais próxima da vertical. A base em que se apóia a coluna vertebral modifica sua posição; a quinta vértebra lombar será obrigada a acompanhar o movimento, iniciando uma rotação em torno de um eixo frontal, e as vértebras sobrepostas devem segui-la.

Haverá diminuição da lordose excessiva e descontração da região inferior das costas, o que fará desaparecer progressivamente as dores lombares que acompanham esses casos. A coluna lombar alonga-se por meio de movimentos de estiramento e extensão, fazendo com que as vértebras se distanciem umas das outras, deixando mais espaço entre si. Com isso, a pressão que exercem sobre os discos intervertebrais diminuirá e eles poderão recuperar a elasticidade e reparar os danos sofridos. Alcançarão sua altura real e, em sua nova posição, ajudarão na manutenção da coluna vertebral.

A reeducação do trabalho da musculatura abdominal afinará a cintura e fará desaparecer a barriga excessiva. Isso se dá em duas fases: inicialmente, o ventre é aspirado pelo alongamento da cintura e, depois, a ação combinada dos músculos abdominais fortalecidos manterá as vísceras bem acomodadas na cavidade abdominal. Além do componente estético e postural, todo esse ajustamento produz efeitos na digestão, eliminação renal, função das glândulas supra-renais e ovários.

Quando a coluna lombar se alonga e atinge seu comprimento real, os desvios laterais (atitudes escolióticas) leves desaparecem, oferecendo às verdadeiras escolioses melhor terreno de ação para tratamento específico. O alongamento, no entanto, não será suficiente para influenciar as gibosidades das costelas; a técnica da "respiração local" é mais adequada nesses casos. É de se notar, nesse detalhe, o cuidado com que a dra. Ehrenfried apresenta os limites de seu trabalho.

A circulação melhora em toda a região inferior do corpo a partir do momento em que a coluna lombar cessa de pressionar, por sua curva excessiva, a aorta e a veia cava inferior, no local preciso de sua bifurcação.

A coluna vertebral dorsal e a caixa torácica

Os efeitos dos alongamentos obtidos até aqui ganham importância e amplitude, propagando-se ao longo da coluna dorsal. Ao alongar-se, a coluna dorsal obtém maior mobilidade, os discos intervertebrais ganham em altura e com isso modificam a função das articulações costo-vertebrais, que também recuperam um movimento mais amplo. Com o aumento da flexibilidade da caixa torácica, as costelas poderão elevar-se mais na inspiração e abaixar-se mais na expiração. Os movimentos respiratórios tornar-se-ão mais potentes. *Com muita precaução* (grifo meu), a função respiratória será estimulada para que a pessoa possa aproveitar as vantagens que lhe são oferecidas pelas melhores condições biomecânicas.

Finalmente, a pessoa passa a respirar melhor. Toma o tempo necessário para respirar e sente-se bem. A sensação de alívio produzida é suficientemente forte para atrair a atenção consciente. A expressão do rosto muda, torna-se mais aberta. Os traços relaxam-se, as rugas esticam-se e o cansaço desaparece. A experiência de reencontrar sua respiração é certamente a que melhor demonstra a estreita interdependência entre o físico e o psíquico, provocando mudanças de comportamento.

Como já foi dito, os reajustes efetuam-se habitualmente de baixo para cima. Assim, com a coluna dorsal e as costelas mais flexíveis, é o momento de o esterno ser beneficiado. Ele se eleva, principalmente em sua parte superior. A região da primeira dorsal e sétima cervical sai de sua imobilidade e a clavícula é elevada. Os ombros caem para trás. Os braços, que pelo peso impediam até então a elevação do peito, agem em sentido inverso. Seu peso agora ajuda a levar os ombros para trás e alargar o peito. A pessoa experimenta um grande alívio, como se lhe tivessem tirado um grande peso.

Os grandes músculos profundos do dorso, situados ao longo da coluna vertebral, são tonificados. A respiração passa a ser mais completa, atingindo o ápice dos pulmões e diminuindo "as saboneteiras", pequenas reentrâncias acima das clavículas.[15]

A coluna cervical, o pescoço e a postura da cabeça

Tendo endireitado a coluna vertebral até a base do pescoço, a cervical deve continuar esse processo e a cabeça encontrar o seu lugar. Geralmente, a cifose dorsal é compensada por uma lordose cervical, que se torna incômoda quando o dorso se endireita. Os músculos da nuca estão freqüentemente tensos e encurtam o pescoço, reduzindo sua mobilidade. Para sair desse impasse, o aluno precisa entrar em contato com o peso de sua cabeça.

Um procedimento inicial é perceber o peso elevando a cabeça de um outro aluno deitado. Em seguida ele deixa sua cabeça cair para a frente, sentindo-a ficar cada vez mais pesada. Sentirá uma tração forte de vários quilos sobre a nuca, o que pode ser dolorido caso a

---

15. Pude experimentar pessoalmente essas transformações. Tenho fotos que comprovam as mudanças ocorridas entre o primeiro e o segundo ano de formação em ginástica holística. Antes tinha saboneteiras salientes, que desapareceram, dado lugar a um colo macio, preenchido por músculos desenvolvidos a partir da mudança de meu padrão respiratório.

musculatura esteja muito contraída. Pouco a pouco os músculos da nuca começam a ceder e o pescoço alonga-se. O endireitamento é feito o mais lento possível, começando pela base do pescoço, recolocando as vértebras cervicais, uma a uma, na vertical. A cabeça se elevará em último lugar para que possa agir como contrapeso.

O trabalho de alinhamento da cabeça envolve o alongamento de todos os músculos da coluna cervical que trabalham na extensão, flexão, rotação e inclinação lateral. Além de alongar, é preciso observar os músculos fracos, que devem ser tonificados. O trabalho na língua é essencial para uma boa colocação do osso hióide, o que refletirá nos músculos da nuca e na articulação têmporo-mandibular.

Encontrando seu lugar, a cabeça não pesa mais sobre a laringe, e com isso até a voz fica mais sonora. A tiróide é mais alimentada pela circulação, suas veias e artérias não são mais estranguladas pelo peso da cabeça; congestões podem desaparecer e o pescoço se afina. Pode-se até observar uma melhora na memória por um melhor fluxo de sangue para o cérebro, em decorrência do alinhamento vertebral, posto que a artéria cerebral passa por um orifício localizado nos processos transversos cervicais. A respiração torna-se mais fluente, já que a traquéia faz parte desse conjunto.

Seguindo o jogo do mecanismo de baixo para cima, nota-se que todas as partes do corpo são interdependentes e que as transformações realmente ocorrem quando aprendemos a ver, a pensar e a agir com o corpo como um todo. Por tudo isso, vê-se que o nome escolhido por Marie-Josèphe Guichard para o método de Ehrenfried é plenamente justificado.

2. A PSICANÁLISE E A GINÁSTICA HOLÍSTICA

Ehrenfried e a psicanálise

Pioneira da conscientização corporal por intermédio do movimento, Ehrenfried foi também uma das primeiras a reconhecer que não se pode separar corpo e psique no processo de educação corporal. Buscando entender o que ocorre no processo de reeducação corporal, encontrou no campo psicanalítico algumas indicações teóricas, assim como observou relações estreitas entre os dois tipos de trabalho. Chega a tecer em seu livro algumas analogias e diferenças entre o trabalho de educação corporal e o tratamento psicanalítico. Diz textualmente:

a) A duração do tratamento não pode ser antecipadamente fixada. Não podemos, de início, dizer que tempo será necessário para obter o efeito desejado.

b) O indivíduo se transforma: não permanecerá como era antes, ou como no início do trabalho.

c) Professor e aluno devem colaborar voluntária e honestamente. O professor sozinho, ou contra o aluno, não poderá realizar nada.

d) O trabalho não é acessível a todos. Certo nível intelectual é necessário para entender os procedimentos.

e) Algumas atitudes habituais simbolizam algumas atitudes psíquicas; transformando-as, tornamos flexível o mecanismo psíquico correspondente. Se a atitude for apenas o resultado de um estado psíquico passado, ela evoluirá rapidamente.

f) Podemos conservar a flexibilidade e a disponibilidade das forças vitais do indivíduo bem além da idade habitual; podemos recuar ou até mesmo evitar a alienação dos velhos.

g) Os fenômenos de transferência e resistência que em geral se produzem são análogos aos que se manifestam durante a análise; reduzi-los e dissolvê-los é indispensável ao sucesso. É sobretudo por esta última razão que preferimos o trabalho em pequenos grupos ao trabalho individual.[16]

Tendo realizado uma análise pessoal e empreendido o início de uma formação psicanalítica, Ehrenfried estava em condições de reconhecer o alcance e os limites da reeducação e da psicomotricidade em alguns casos. Segundo ela, "nas neuroses constituídas esse método só pode ser utilizado como coadjuvante, ou às vezes como algo destinado a abreviar a análise indispensável".[17] No entanto, a abordagem dos espasmos e da respiração bloqueada dos neuróticos facilita o relaxamento, assim como melhora o estado físico geral, sobretudo os sistemas gastrointestinal, circulatório e endócrino, ajudando a

---

16. Ehrenfried, L., *op. cit.*, 1991, pp. 79-80.
17. Idem, ibidem, p. 79.

reduzir as síndromes fisiológicas e suas dificuldades. Em diferentes momentos de seu livro, ela insiste sobre o fato de não se mencionar ao aluno a correlação entre as distonias musculares e seu equivalente psíquico. Ela era cuidadosa e procurava não *interpretar* as sensações ou as reações ocorridas durante as aulas. Não obstante, alertava o profissional que pretendesse lidar com sutilezas nos meandros da educação corporal para a necessidade de munir-se de sólidos conhecimentos da dinâmica psíquica. Ele precisa saber que pisa em terreno delicado e deve ser muito cuidadoso para não provocar reações fortes e inesperadas.

A contribuição de Otto Fenichel

Ehrenfried sugere a obra de Otto Fenichel, e não diretamente a de Freud, para maiores esclarecimentos sobre a questão psicossomática. Creio que essa escolha não foi aleatória, e Ehrenfried tinha boas razões para isso. Embora não comente a respeito em seu livro, Fenichel lhe foi muito próximo durante os últimos anos em que permaneceu em Berlim. Abordarei brevemente alguns dados biográficos de Otto Fenichel, que mostrarão também o contexto da psicanálise na Alemanha, na época em que Ehrenfried entrou em contato com ela.

Fenichel fez parte, junto com seus colegas Annie Reich, Edith Jacobson, Kate Friedländer, Georg Gerö e Barbara Lantos (analista de Ehrenfried), entre outros, da chamada "esquerda freudiana". Outra característica desse grupo é pertencer à segunda geração psicanalítica mundial, marcada pela Revolução de Outubro, o advento do nazismo, o exílio e a necessidade de se integrar a uma nova cultura.

Ao mesmo tempo dissidente e anti-autoritário, hostil a todos os dogmatismos e aberto à questão social, Fenichel se opunha tanto à política conservadora das instituições que regiam a psicanálise quanto criticava o biologismo reichiano. Em nome da defesa humanista do indivíduo, ele defendia os princípios de um universalismo moderado, respeitador das diferenças culturais.

Nascido em Vilna, em 1897, numa família da burguesia judaica, militou ativamente na sua adolescência no Movimento da Juventude Austríaca e também da Juventude Judaica, a fim de fazer convergir a revolução política e a liberação sexual. Começa sua formação em psicanálise em 1918 e, em 1922, se instala em Berlim, ocasião em que conhece sua futura esposa, Clare Nathansohn, aluna de Elsa Gindler e colega de Ehrenfried.

Mesmo sendo fiel à legitimidade freudiana em se tratando de formação didática, Fenichel tomou rapidamente distância do formalismo burocrático da International Psychoanalytical Association (IPA). Ele forma, em Berlim, um grupo de estudo independente, chamado Seminário de Crianças (do qual Ehrenfried participou), onde alternava, até 1933, as discussões políticas e os ensinamentos sobre a técnica psicanalítica. Em 1930, Wilhelm Reich e sua mulher Annie se juntam ao grupo, julgando os analistas berlinenses mais avançados que os vienenses sobre as questões sociais. Nasce, assim, o movimento dos freudianos políticos, que conhece seu apogeu em 1932, quando Fenichel foi nomeado vice-presidente da Deutsche Pschoanalytische Gesellschaft (DPG). Apesar de ter feito muitas viagens à Rússia e de sua simpatia pelo socialismo e pelo marxismo, ele não aderiu ao partido comunista alemão, que julgava muito sectário.

Inicialmente, Fenichel teve com Reich um diálogo fecundo, partilhando sua interpretação da psicologia de massa do fascismo e sua abordagem da análise das resistências (um detalhe da técnica psicanalítica). Entretanto, a partir de 1933, a relação entre os dois tornou-se difícil. Intelectual sutil e culto, amante das sínteses e das pesquisas bem-ordenadas, Fenichel não apreciava muito as descargas emocionais de Reich, muito menos sua mania de perseguição e megalomania dogmática. Por outro lado, desaprovava seu método terapêutico, sua maneira de colocar em jogo a couraça defensiva do paciente e sua teoria biológica da sexualidade.

Com o advento do nazismo, esse círculo foi obrigado a se dispersar e seus membros tiveram de abandonar a Alemanha. Procurando conservar a unidade de seu grupo, Fenichel inventa um sistema de comunicação clandestina, as *Rundbriefe* (cartas-circulares), que permitem a todos os membros da sociedade secreta ter informações de suas respectivas atividades. Entre 1934-45, 119 *Rundbriefe* foram trocadas sobre todos os assuntos possíveis.

Exilado em Oslo, Fenichel tenta, sem sucesso, dar certa unidade ao movimento psicanalítico dos países escandinavos. Ele reencontra Reich muitas vezes, emigrado também, mas termina por votar sua exclusão da IPA no Congresso de Lucerna, em 1934. No plano político, a oposição entre os dois homens dizia respeito ao melhor meio de lutar contra o nazismo, para salvar ao mesmo tempo a psicanálise e o

126

marxismo: Reich preconizava o combate aberto, Fenichel, a luta clandestina. Apesar das suas divergências, eles conservaram laços de amizade.

Depois de curtas permanências em Viena e em Praga, Fenichel termina por exilar-se nos Estados Unidos, a convite de seu amigo Ernst Simmel. Após ter passado por Chicago e Topeka, no Kansas, instala-se em Los Angeles. No continente americano teve de enfrentar uma situação delicada para si mesmo e seus próximos. Favorável à análise leiga, num país onde ela era inteiramente medicalizada, ele foi obrigado a legalizar seu diploma de médico, não-reconhecido, tendo de se submeter, aos 47 anos de idade, à fase obrigatória de internato e aos plantões noturnos que isso exigia. Além disso, teve ainda de renunciar oficialmente às suas opiniões marxistas. Desgastado pelo triste espetáculo de eliminação progressiva dos não-médicos no seio da Sociedade de Psicanálise de Los Angeles (LAPS), fundada em 1946, além de assistir à degradação da psicanálise em técnica psiquiátrica, ele morreu prematuramente aos 48 anos de idade. Ironicamente, suas obras tornaram-se uma verdadeira bíblia para os técnicos americanos em cura freudiana.

Fenichel não foi um teórico que acrescentou ou discutiu polemicamente os conceitos da metapsicologia; seu trabalho — segundo suas próprias palavras no prefácio do livro *Teoria psicanalítica das neuroses*[18] — consistiu em sumariar as teorias psicanalíticas de maneira sistemática e abrangente, particularmente a da neurose. Nos Capítulos 2, 4, 10 e 13 desse livro, encontram-se pontos relevantes para conhecer o embasamento teórico de Ehrenfried: os pontos de vista dinâmico, econômico e estrutural (Cap. 2); o desenvolvimento psíquico inicial: o ego arcaico (Cap. 4); sintomas clínicos do conflito neurótico (Cap. 10); e distúrbios psicossomáticos (Cap. 13).

Nesses capítulos, Fenichel explicita: a) a dinâmica psíquica; b) a economia psíquica; c) o consciente e o inconsciente; d) a estrutura psíquica; e) o ensaio inicial de definição de neurose; f) os estágios primitivos; g) a descoberta de objetos e a constituição do ego; h) a dinâmica psicossomática.[19] Esses foram os temas abordados direta ou indiretamente por Ehrenfried em seu livro. Com eles ela refletia sobre

---

18. Fenichel, O. *Teoria psicanalítica das neuroses*. Atheneu.
19. Ehrenfried, L., *op. cit.*, 1991, p. 41.

os fenômenos psicofísicos, agia e tentava compreendê-los de acordo com o contexto de seu trabalho.[20]

O uso dos conceitos psicanalíticos

Nota-se a preocupação de Ehrenfried com a complexidade do trabalho que realizava nas seguintes palavras: *"Nenhum exercício de ginástica pode atingir o mais profundo da personalidade, onde habitam as causas irracionais que decidem sobre o estabelecimento de nossos comandos nervosos e de nosso comportamento"*.[21] Essa afirmação mostra que a compreensão que tinha do ser humano em sua totalidade implicava muito mais do que a visão biomecânica e fisiológica vigentes na década de 1950 no campo da fisioterapia e da reeducação motora.

Ao discorrer, no Capítulo 3 da Parte I (*Tônus, distonia e relaxamento*), sobre um ponto de importância geral de seu trabalho, o do estado médio de tensão muscular, Ehrenfried observa que em indivíduos ditos "normais" não se encontra um tônus igual em toda a musculatura. Ao lado de grupos musculares de tonicidade normal, tanto em ação como em repouso, encontram-se grupos fortemente crispados, que nem em repouso sabem relaxar, enquanto outros, mal desenvolvidos, têm uma tonicidade abaixo do normal, mesmo quando solicitados. Ao nomear esses estados, Ehrenfried não usa mais a palavra hiper ou hipotonicidade, termos comumente usados na fisioterapia tradicional, mas emprega o vocábulo *distonia*, para indicar que se trata de um distúrbio de tonicidade de fundo psicossomático.

Para Ehrenfried, a distonia muscular pode advir de duas fontes muito diversas. Às vezes ela é indispensável para manter em função uma estática defeituosa, e a outra fonte liga-se a profundidades tais que não podem ser atingidas diretamente. Está relacionada a fatores psíquicos. Para entender o que acontece nesses casos, Ehrenfried

---

20. Desenvolvi e comentei em detalhes esses conceitos em minha dissertação de mestrado *Modos de trabalho e problemas atuais da ginástica holística: uma contribuição à educação corporal*. São Paulo, PUC, 1999. O objetivo foi fazer um contraponto entre esses conceitos e os avanços teóricos de Winnicott sobre o processo de amadurecimento da natureza humana, com o objetivo de aprofundar as questões da ginástica holística.

21. Ehrenfried, L., *op. cit.*, 1991, p. 41.

lança mão da teoria psicanalítica, indicando que: "No trabalho de Sigmund Freud encontramos esclarecimentos importantes sobre esse problema. Para não alongar excessivamente esse estudo, citaremos apenas a obra de Otto Fenichel, onde o leitor interessado encontrará detalhes mais amplos".[22] Tal citação é que sugeriu ser Fenichel, um dos expositores de Freud, e não Freud diretamente, seu *background* teórico da psicanálise.

A contribuição desse autor para a compreensão das questões do corpo, segundo o modo de ver de Ehrenfried, se deu principalmente nos casos de distonia. Fica claro que ela faz uso dos conceitos metapsicológicos, pois, sem se aprofundar na etiologia psicossomática, afirma que todo espasmo muscular pode ser um equivalente de ansiedade, e toda frouxidão muscular pode ser uma recusa de entrar em ação, por múltiplas razões.[23]

Tendo essas idéias gerais como pano de fundo, Ehrenfried constatou ser possível tratar a distonia muscular tocando também seu equivalente psíquico. Para tanto, utilizava movimentos que alternam contração e relaxamento, associados a um trabalho sutil sobre a respiração. O aluno sente, como resultado, uma sensação de maior bem-estar e um alívio de suas tensões, sejam elas físicas ou psíquicas. Ela ressalta, no entanto, que nos casos de neuroses graves não se obterá alívio somente com um trabalho corporal, sendo necessário um acompanhamento psicanalítico ou psicoterápico.

Conhecedora das implicações que podem advir do fato de lidar, durante as aulas de educação corporal, com tensões que não são meramente físicas, Ehrenfried é muito cuidadosa ao dosar o trabalho sobre a respiração e o relaxamento, os dois fatores mais propensos a desencadear reações do sistema neurovegetativo de fundo emocional. Ela se mostra discreta quanto ao uso que faz dos conhecimentos da teoria psicanalítica, insistindo que nunca se devem mencionar essas correlações aos alunos, pois serviriam apenas para preocupá-los inutilmente. Por outro lado, recomenda que todo profissional deve inteirar-se desses fatos se quiser evitar os piores desastres.

Explica-se: pode ocorrer que, praticando o relaxamento, o aluno que não estiver consciente das verdadeiras causas de sua rigidez chegue até elas pelo equivalente muscular, com manifestações de

---

22. Ehrenfried, L., *op. cit.*, 1991, p. 41.
23. Idem, ibidem.

angústia, provocando, por vezes, uma verdadeira catarse, com crise de choro, seguida de cansaço e de uma sensação de alívio até então desconhecida. Poderão também ocorrer lembranças de algo que se julgava esquecido ou reprimido, ou, então, a pessoa simplesmente não sabe "de onde" veio a onda de emoções.

Em minha prática, constato também em alguns alunos essas descargas, embora não sejam sempre óbvias e violentas. Manifestam-se por meio de reações de frio repentino durante a aula, ou de uma sensação indefinida de fragilidade e tristeza. A presença atenta do profissional, garantindo uma segurança e uma "volta à calma" que com certeza virá, é vital nesses casos. É por essa razão que Ehrenfried enfatiza a importância de se saber mais sobre as reações psíquicas que podem ocorrer durante o trabalho corporal.

Ela chama a atenção de quem deseja trabalhar com técnicas corporais de relaxamento para a necessidade de "munir-se de uma bagagem psicanalítica substancial". A meu ver, trata-se, antes, de aceitar o desamparo de uma nova disciplina, de uma nova prática, em vez de apoiar-se nos pressupostos teóricos de uma outra disciplina. Reconheço, por outro lado, a necessidade de buscar pontos de apoio, por meio de conceitos e paradigmas que ajudem a aprofundar a questão psicossomática. Ainda que seja obscuro, o que significa e qual é o conteúdo de uma *bagagem psicanalítica substancial*, é importante ressaltar que Ehrenfried foi uma das primeiras a fazer uso de uma compreensão metapsicológica no campo da educação corporal.

Unidade corpo-psique

Admitir que um distúrbio emocional possa ser causa de disfunções, situadas quer no sistema neuromuscular voluntário, quer no sistema sensório-perceptivo (como no modelo da "histeria de conversão", no qual sintomas como paralisia e parestesia são descritos como expressão simbólica de um conteúdo psicológico e têm por objetivo descarregar as tensões emocionais), quer nos sistemas neurovegetativos internos (como no modelo da "neurose orgânica", quando certos distúrbios gastrointestinais, respiratórios, cardiovasculares traduzem também perturbações de fundo psíquico), é idéia familiar a todos nós atualmente, embora na época essa fosse uma concepção avançada. É difícil sublinhar com precisão a dimensão de seu aspecto revolucionário para a educação corporal e a fisioterapia francesas dos anos 50, mas podemos ter uma idéia.

A descoberta do corpo pulsional como substrato e revestimento do corpo funcional mudou o estatuto do corpo. A valorização do estudo da sexualidade infantil, apresentado por Freud, alterou os conceitos nos quais se apoiavam algumas escolas psicomotricistas, já que o corpo da criança não é apenas a sede das reações emocionais que unem a criança a seu grupo (idéia de Wallon[24]), nem o instrumento graças ao qual a inteligência é construída (idéia de Piaget[25]), mas passa a ser lugar de prazer, sendo precisamente a prevalência desta ou daquela zona erógena que assinala a evolução libidinal (fase oral, fase anal, fase fálica). E quer concordemos ou não com tais terminologias, elas entraram nas concepções educativas e terapêuticas modernas. Urge avançar nesse estudo, trazendo para o campo da educação corporal a contribuição de autores que podem auxiliar na elucidação e, mais importante que isso, no manejo adequado de situações que se apresentam no contexto das aulas de ginástica holística.

Novas pesquisas

Como fonte disponível para entender os processos psíquicos e seu equivalente corporal, a obra de Fenichel tem um grande mérito, pois representava, na época, um tipo de manual ou de organização geral de um saber vasto e complexo em formação. Ao consultá-lo, no entanto, não encontrei desenvolvidas algumas questões que se apresentam durante o processo de reeducação corporal, entre elas, a de uma melhor compreensão do alojamento da psique no corpo, expressão cunhada por D. W. Winnicott, que uso aqui em seu sentido descritivo, e que encontrou ressonância em minha experiência, levando-me a utilizá-la em meu campo de trabalho e de pesquisa. As afinidades com o quadro teórico de Winnicott serão brevemente apontadas nos tópicos dos Capítulos I, II e III e mais bem desenvolvidas no Capítulo IV da Parte II.

---

24. Principalmente na sua obra *As origens do caráter na criança*. São Paulo, Nova Alexandria, 1995.

25. *La naissance de l'intelligence chez l'enfant*. Paris, Delachaux et Niestlé, 1936.

Por não se tratar de um trabalho acadêmico, Ehrenfried não toma nenhum cuidado epistemológico rigoroso em sua obra. Quanto a mim, procurei não aplicar diretamente os conceitos de uma disciplina na outra, mas tomá-los como paradigmas conceituais para fazer avançar as reflexões sobre minha prática atual da ginástica holística. A apresentação dos conceitos de outra disciplina (psicanálise em geral e Winnicott em especial) se faz no sentido de reconstruí-los dentro do quadro da ginástica holística. Quando me reportar aos conceitos winnicottianos, portanto, será sempre a partir da interioridade de meu campo e de minha experiência.

PARTE II

A GINÁSTICA HOLÍSTICA ATUAL

INTRODUÇÃO

A apresentação e a análise do panorama histórico e conceitual das origens da ginástica holística me possibilitam avaliar o material que lhe serve de ponto de partida, emitindo alguns juízos a respeito e mesmo avançando hipóteses sobre as condições necessárias para um bom relacionamento professor-aluno no contexto da educação corporal.

Num mundo invadido pela tecnologia e caracterizado pela escassez de tempo, ausência de silêncio e falta de concentração, as pessoas precisam, mais do que nunca, de um refúgio onde possam recompor suas forças e seu equilíbrio. O lar deixou de cumprir esse papel, entulhado de parafernálias eletrônicas que acabam transformando o silêncio (fundamental para combater a fadiga tanto física como psíquica e restaurar a vitalidade) num artigo de luxo. Guardadas as devidas proporções, meu estúdio também é um refúgio para muitos alunos, que nele encontram um ambiente de calma e silêncio, no qual, entre outras coisas, podem ficar consigo mesmos sem serem excessivamente solicitados. Alguns deles, desde o início, não estão buscando melhor desempenho corporal, querem *apenas* obter alívio das dores, relaxar um pouco e viver melhor. Depois de terem passado pelo aprendizado de como relaxar, como tonificar-se, isto é, de como cuidar-se em um ambiente adequado para tal, poderão repetir a experiência, não importa onde estejam.

Como não se dispõe de originais escritos por Elsa Gindler, desconhece-se o que ela utilizava como fonte de energia, o que a alimentava e a ajudava a sustentar seus alunos e próximos. Por meio dos relatos, alguns dados são esclarecidos, mas muito da essência de seu trabalho continua obscuro. Mesmo o método, conforme foi apresentado por Ehrenfried em seu livro, omite pontos fundamentais para a compreensão da eficácia e da riqueza dessa metodologia de cuidados corporais. Nessas condições, meu intuito é apresentar alguns pressupostos teóricos (esboçados nos Capítulos I, II e III e desenvolvidos no IV) que, por um lado, contribuam para elucidar o teor do método e, por outro, dêem a sustentação necessária para o desenvolvimento de minha prática atual de ginástica holística, que encontra muitos pontos de contato e semelhança com o trabalho realizado por Gindler e Ehrenfried.

Considerando a postura a ser adotada pelo professor de ginástica holística nos dias de hoje, mas já presente nas antecessoras, principalmente em Gindler, penso que o primeiro ponto a ser observado se refere às condições necessárias ao professor que se propõe a tal atividade. Ele precisa, como condição, receber os alunos com tempo e disponibilidade interna para bem acompanhá-los durante o processo gradual de reeducação corporal, que não diz respeito, como já se sabe, somente ao corpo. A fim de poder acolhê-los e proporcionar-lhes um ambiente bom para o contínuo amadurecimento de sua personalidade, é preciso que ele próprio tenha vivenciado uma sólida experiência pessoal de cuidados corporais. Esses cuidados não significam exatamente ter sido pego no colo, mas representam um processo no qual uma integração psicossomática gradual pôde ser realizada.

Além disso, acredito ser imprescindível que o professor conheça uma teoria do funcionamento psíquico, principalmente dos estágios iniciais do desenvolvimento emocional, fase em que começa o processo do alojamento da psique no corpo. Esses conhecimentos não pertencem à área da educação corporal e, sim, à psicanálise, mais especificamente de um determinado autor. Seguindo a trilha aberta por Ehrenfried, realizei pesquisas nesse campo, tendo encontrado em D. W. Winnicott instrumentos para explicar o que é o desenvolvimento humano numa linguagem, ao mesmo tempo, singular e compreensível.

Estudando a obra de Winnicott, pude entender que a integração psicossomática não é dada, mas é uma conquista do amadurecimento. A existência psicossomática é, portanto, uma conquista. Se a existência é psicossomática, o corpo, tanto quanto a psique, é *relacional*: dirige-se a, espera algo, se apressa, se modifica diante de etc. Considerar esses aspectos é fundamental para compreender a importância do ambiente e dos cuidados ambientais no relacionamento professor-aluno.

Em síntese, o que será demonstrado nos diferentes tópicos da Parte II é que a relação terapêutica estabelecida ao se ministrarem cuidados corporais pode nos remeter ao modelo de comunicação precoce estabelecido entre a mãe e o bebê, quando ocorrem as primeiras ligações. Associar o cuidado corporal ao cuidado maternal é assunto delicado, e toda atenção será pouca para não criar confusão. O retorno ao maternal causa tanto medo, que numerosos profissionais de trabalho corporal prendem-se à técnica e à teoria, recusando-se a admitir a influência do relacionamento, enfatizando somente os conhecimentos, ditos científicos, de sua prática.

Entretanto, queiramos ou não admitir, as atividades com bolas, bastões, espuma, o contato das costas com o chão ou com materiais macios fazem com que o aluno reviva as sensações de ser mantido; os movimentos envolvendo os olhos, a língua, a rotação da cabeça, a respiração fazem-no regredir no tempo, reencontrando traços inscritos em torno da cavidade bucal e no contato olhos nos olhos com a mãe;[1] as experimentações dirigidas à regularização do tônus muscular à base de estímulos proprioceptivos, quer dos arcos plantares, quer da região das costas ou tendo como referência a horizontalidade do olhar, empregam meios idênticos aos da comunicação precoce, isto é, o contato dos pés e das costas com o corpo materno; o olhar e a audição também jogam um papel importante, com a voz do professor operando como cordão umbilical acústico. Enfim, grande parte do trabalho corporal desenvolvido em sala de aula leva o aluno, em algum momento, a rememorar os primórdios de sua infância e o contato tônico que teve com o corpo da mãe.

Isso é um fato. É o professor, por meio das atividades e do ambiente aconchegante que oferece, quem propicia que o aluno passe por uma fase regressiva.[2] No entanto, o caráter das atividades e do ambiente não obriga que esses conteúdos devam necessariamente

---

1. Os olhos são primitivamente associados, quase confundidos, com os seios. O bebê quando mama olha intensamente sua mãe nos olhos e confunde os olhos com os mamilos. O que conta realmente, no entanto, é que o bebê está sendo visto. No relacionamento professor-aluno, o professor, por assim dizer, nutre o aluno. Da mesma maneira que o olhar materno, a qualidade do olhar do professor oferece uma verdadeira revitalização afetiva.

2. O termo regressivo é polêmico e está sendo empregado aqui com reticências. Serve, no entanto, para enfatizar que trata-se de memórias corporais primitivas.

emergir, nem que caiba ao professor estimulá-los ou procurar enxergá-los com lentes de aumento. A atitude é bem outra. É de cuidado. O professor deve estar preparado caso aconteça.

Nessas situações, o aluno não expressa verbalmente o que sente. Minha observação constatou que, com freqüência, sente medo: medo de sofrer, de ser manipulado, de ser dominado por um guru (medo, infelizmente, muitas vezes justificado, pois faz parte das fraquezas do profissional querer exercer seu poder), medo de não ser amado, de decepcionar. Como se vê, há distintos níveis de medo. Medos objetivos e medos relacionados a memórias arcaicas.

O medo pode ser reconhecido na mímica do rosto, mas também nas sensações de contratura, de frio, de dor de barriga. Trata-se, aqui, dos mesmos sintomas observados pela dra. Ehrenfried em seus alunos e que a fizeram recomendar sólidos conhecimentos da psicanálise ao profissional que orienta as aulas. Acontece que, na época em que escreveu seu livro, não eram conhecidos a importância do ambiente na formação da personalidade e o conceito de amadurecimento psicossomático, contribuição à psicanálise dada por Winnicott.

O diálogo entre psicanálise e ginástica holística deve respeitar as diferenças de método e o contexto conceitual de cada uma, o que não impede que uma disciplina possa beneficiar-se da outra, guardados os rigores epistemológicos necessários ao estabelecimento de um intercâmbio profícuo.

Nas mesmas condições, busquei a contribuição da filosofia, na obra de Martin Heidegger. Em *Seminários de Zollikon*, o autor tece, entre outros, uma série de comentários sobre o corpo, o fenômeno do estresse, a prática médica e terapêutica, alertando que o querer-ajudar médico trata sempre do existir e não do funcionar. Quando só se visa a este último, não se ajuda a existir. Parece-me que tal pensamento condiz com a maneira como Elsa Gindler desenvolvia seu trabalho, conforme inúmeros depoimentos de seus alunos. Deve-se ressaltar que as contribuições de Heidegger serão tomadas como hipóteses ainda iniciais para um desenvolvimento futuro mais rigoroso. Ao incluí-las em minha reflexão, estou apenas indicando um horizonte ao qual fui levada tanto pelo estudo da história da ginástica holística quanto pelos questionamentos que minha prática tem levantado ao longo de mais de vinte anos de trabalho. Assim, não há como ficar insensível a afirmações como:

O ser humano é essencialmente necessitado de ajuda, por estar sempre em perigo de perder-se, de não conseguir lidar consigo. Este perigo é ligado à liberdade do ser humano. Toda a questão do poder estar enferma da pessoa está ligada à imperfeição de seu ser. Toda a doença é uma perda de liberdade, uma limitação da possibilidade de viver.[3]

PANORAMA DE ANÁLISE

Até agora mostrei que uma série de avanços foi obtida no campo da ginástica holística ao longo de um século de existência. Na Parte II irei abordar a disciplina no nível em que ela se encontra hoje, à luz das descobertas realizadas tanto no plano conceitual quanto na prática. Essa análise será construída a partir de minha experiência prática, a qual será confrontada num diálogo crítico-construtivo com os procedimentos e conceitos apresentados até aqui. Vou relatar os fenômenos que ocorrem em meu fazer diário, mas sem me preocupar em propor respostas definitivas à vasta problemática do corpo.

Outro desafio é dar continuidade à tarefa empreendida por Ehrenfried, visando estabelecer uma fundamentação conceitual para a ginástica holística. As reflexões aqui desenvolvidas pretendem contribuir para uma discussão em torno de seu embasamento teórico, com o objetivo de atualizá-lo e ampliá-lo.

Vale lembrar que a prática da ginástica holística sempre foi moldada por uma ampla gama de influências, no contato com diversas disciplinas, tais como a medicina, a fisiologia, a cinesiologia, as diversas linhas de cuidados psicológicos e a própria psicanálise, como já foi evidenciado; e ainda com outros métodos de educação corporal, como os propostos por Matias Alexander, Rudolf Laban, Moshe Feldenkrais, Gerda Alexander e Piret e Béziers, entre outros. Creio, por outro lado, que os profissionais formados nesses métodos poderão beneficiar-se com as reflexões sobre a relação docente-discente — a um só tempo terapêutica e educativa — pois esse tema ainda não foi estudado em profundidade no campo da educação corporal em geral e pretende ser minha contribuição pessoal.

---

3. Seminários de Zollikon, p. 175.

Os tópicos desenvolvidos nos Capítulos I, II, III e IV têm em comum o mesmo objetivo: tratam das condições adequadas e das atitudes favoráveis para o desenvolvimento de um relacionamento professor-aluno. Foram classificadas em quatro categorias temáticas: condições para um bom trabalho em ginástica holística; o educador corporal; o praticante de ginástica holística e, por último, o relacionamento Educador corporal × Praticante. Por intermédio desses temas explicitarei importantes posturas metodológicas da ginástica holística, que estiveram, até o momento, somente implícitas em sua prática. Algumas delas, inclusive, estão presentes no método desde o seu início e ainda não receberam o tratamento teórico que merecem.

CAPÍTULO I

CONDIÇÕES PARA UM BOM TRABALHO EM GINÁSTICA HOLÍSTICA

A MOTIVAÇÃO DO PRATICANTE

Antes de iniciar a prática da ginástica holística, o aluno passa por uma entrevista, em que é feita uma anamnese, da qual constam, além de exame e testes físicos, perguntas sobre a saúde em geral, o sono, a alimentação, sobre atividades físicas que pratica ou praticou e, finalmente, qual a sua motivação para as aulas. Além do que é explicitado verbalmente pelo aluno, há outros fatores, que estão longe de ser óbvios e desempenham um papel capital no aproveitamento e na continuidade do trabalho. Ao longo de minha prática, identifiquei alguns deles, que serão esboçados a seguir. Não pretendo com isso traçar o perfil do aluno atual da ginástica holística, mas alertar o profissional que trabalha com grupos de movimentos para os diferentes níveis de motivação dos alunos. Tomei por base o conceito de motivação, entendido como o conjunto de fatores psicológicos, fisiológicos, intelectuais e afetivos que, agindo entre eles, determinam a conduta da pessoa.

A primeira entrevista

O candidato costuma apresentar queixas objetivas em geral, que podem ser: de dores (nas costas, no pescoço, nos ombros; nos membros inferiores e superiores; dor de cabeça tensional), má postura, desvios de coluna, disfunções orgânicas (gastrite, colite, constipação, aerofagia, labirintite, bronquite etc.), insônia, respiração insatisfatória, TPM (tensão pré-menstrual). Além delas, alinham-se, entre as reivindicações mais comuns, o interesse por desenvolver uma atividade física diferenciada, o desejo de melhorar a estética corporal, a necessidade de relaxar, a necessidade de obter melhor desempenho corporal e o desejo de ter um tempo para si.

Quem motivou?

Poderá haver uma sobreposição do que a pessoa pensa serem suas necessidades (motivação pessoal) e do que é dito por quem fez a indicação. Este último fator age como uma mensagem subliminar, já que na maioria das vezes o aluno novo não fala sobre isso. Por isso, considero importante saber quem o encaminhou à ginástica holística, a fim de conhecer melhor suas fantasias e sua motivação. Exemplos do que pode ter sido anunciado por quem fez a indicação para as aulas, passando a operar como pano de fundo para a atitude do novo aluno: *Vai lhe fazer bem. Vai mudar seu corpo. Vai corrigir seus desvios de coluna. Vai lhe fazer relaxar. Vai lhe proporcionar novos relacionamentos. É um trabalho sério. É divertido. É agradável. É diferente etc.* Para cada uma dessas imagens, o aluno parece criar expectativas que influenciarão o seu contato inicial com as aulas, até que ele possa fazer um juízo pessoal sobre sua prática.

Expectativas e fantasias (em relação aos resultados)

Ao iniciar as aulas, o aluno sempre alimenta algumas expectativas do que vai acontecer durante a evolução do trabalho. As mais comuns podem ser: *Vou ficar direito. Vou ficar sem dores. Vou emagrecer. Vou perder a barriga. Vou perder a corcunda. Vou perder a hiperlordose. Vou respirar direito. Vou sentar direito. Vou alinhar os joelhos. Vou corrigir os pés chatos, as joanetes. Vou andar direito. Vou ficar com a postura "igual à da professora"* ou *"igual à da atriz X"* etc. Por vezes, tais expectativas povoam o imaginário do aluno, ocupando-o de tal forma que chegam a impedir o aproveitamento real que ele poderia ter se, simplesmente, estivesse disponível e neutro, engajado, porém sem metas preconcebidas.

Expectativas e fantasias (em relação ao processo)

Este fator está relacionado com uma espécie de garantia, *a priori*, como se bastasse freqüentar as aulas por determinado período para a mudança ocorrer. Nesses casos, o aluno em geral não se dedica muito, prefere aguardar o tempo passar. É por essa razão que não se fornece um prazo determinado para os resultados aparecerem. Marie-Josèphe Guichard comenta que Ehrenfried tinha uma resposta pronta para quem perguntava quanto tempo iria demorar para acontecer uma melhora ou mudança: "Depende do tempo e do interesse que você puder dispor para si." Não adoto uma postura tão radical. Procuro, de alguma maneira, mostrar ao aluno que se trata de um processo gradual, com avanços e retrocessos, ao longo do qual modificações ocorrerão. Precisamos apenas continuar trabalhando. O plural, *nós*, é importante, pois me coloca ao lado do aluno com certa cumplicidade. Não se pretende com isso, evidentemente, induzir o paternalismo, mas mostrar que ele tem um aliado.

Receios

Aparentemente imbuída da melhor boa vontade em alcançar os objetivos a que se propôs, a pessoa no fundo não quer mudar, seja porque há ganhos secundários em permanecer com uma dor, seja porque, por exemplo, se identifica inconscientemente com o desvio de coluna, marca registrada da família. Dessa forma, começa o trabalho seguindo orientação médica ou de amigos, mas fica reticente quanto a qualquer mudança real ou imaginária. Às vezes, pode relatar uma piora do estado inicial e culpar a ginástica por isso, incluindo aí a pessoa que indicou o trabalho e o profissional que dá as aulas.

Memórias corporais (relacionadas à prática de atividades físicas)

As experiências anteriores podem ter deixado marcas, quer de determinado padrão respiratório artificial, quer na maneira de realizar os movimentos. São comuns certas idéias preconcebidas funcionarem como provas de trabalho eficiente. Tais como: amplitude máxima ao realizar os movimentos; um número X de repetições; ou sair cansado da aula; ou ficar dolorido no dia seguinte etc. O aluno começa as aulas esperando encontrar essas mesmas referências e, quando não as encontra, pode achar que não está fazendo nada, perdendo, assim, a motivação inicial, a qual estava apoiada num padrão conhecido de atividade corporal. Essa passagem entre o conceito antigo de fazer ginástica e o atual precisa ser acompanhada de perto pelo professor para que o aluno possa construir um novo modelo.

Memórias corporais (relacionadas a tratamentos anteriores)

Caso o aluno apresente um quadro inicial de dores, desvios de coluna ou disfunções orgânicas, que foi tratado anteriormente sem sucesso, esse fracasso poderá trazer tanto a descrença em obter resultado com a nova atividade como uma expectativa muito grande. Também é fator relevante a maneira como foi tratado, isto é, se foi respeitado na sua singularidade, no seu tempo, nas suas limitações. Afinal, ele iniciará as aulas com essas memórias corporais, esteja ciente delas ou não.

Memórias corporais (ligadas ao relacionamento mãe-bebê)

É possível encontrar também resquícios de memória do modo empregado pela mãe no manejo do corpo dessa pessoa quando era bebê, e que virão à tona durante as aulas de ginástica holística, quase definindo um padrão de comportamento no relacionamento professor-aluno. Duas atitudes básicas da mãe no trato com o bebê estão por trás dessa memória (dois fatos diferentes como será explicitado no Capítulo 4): a ênfase dada pela mãe à pessoa presente no corpo do bebê, ou a ênfase dada às necessidades desse corpo, sem considerar que há um ser humano começando a habitá-lo. O olhar da mãe, a validação da mãe de que o corpo é forte, bonito, saudável (ou em vias de ser) podem aparecer como uma referência de como a pessoa vai ser encarada durante as aulas de educação corporal. Sua auto-estima e auto-imagem corporal poderão estar ligadas à memória arcaica dos cuidados que teve da mãe ou substituta, estando evidentes tanto o excesso de zelo como o descuido ou a indiferença.

Deixar-se cuidar

A meu ver, é a partir destas lembranças — por ordem de importância: memória corporal do manuseio pela mãe quando bebê, memória corporal de tratamentos médico-fisioterápicos anteriores e memória corporal de vivências anteriores em atividades físicas — que se estabelecerá a confiança que permitirá ao aluno ser cuidado durante as aulas de ginástica holística. O vínculo que ele é capaz de criar com o professor já na entrevista inicial é também fator relevante. Ao sentir-se apoiado, o aluno terá mais condições de continuar fazendo o trabalho a longo prazo.

A desconfiança

A desconfiança que impede o aluno deixar-se cuidar, tem suas origens, em menor ou maior grau, nos mesmos fatores que geram a confiança, podendo ser a memória mais arcaica a que joga um papel mais importante na impossibilidade de deixar-se cuidar. Deve ficar claro que o não se permitir ser cuidado é diferente da atitude de autonomia, que vai sendo conquistada aos poucos. Trata-se, antes, de um impedimento. O aluno permanece o tempo todo alerta, cuidando dos mínimos detalhes, desconfiando tanto de algo que vem de fora (professor, proposta de movimento) como de dentro (suas reações corporais ao movimento) e lhe ameaça a integridade. São detalhes não negligenciáveis, embora sutis, que precisam ser reconhecidos pelo professor atento.

A dor

É fundamental conhecer a relação que a pessoa tem com a dor. Como lida com ela quando algo não vai bem de fato (contratura, inflamação, distensão muscular etc.). Sente medo? Raiva? Mau humor? Assim como também é fundamental conhecer as idéias que ela tem sobre as sensações inerentes à prática dos movimentos. De certa forma, podemos dizer que o alongamento *dói*, fazer força *dói,* movimentar articulações rígidas *dói*, respirar profundamente depois de ficar muito tempo sob tensão *dói* etc. Isso não significa que há algo errado, que o aluno precisa ser poupado ou protegido. Com o tempo, essas "dores" passam a ser percebidas como *sensação* de alongamento, *sensação* de fazer força, *sensação* de respirar etc.

2. O ESPAÇO FÍSICO

Pré-requisitos

Em princípio, não existe nenhuma indicação especial a respeito do local onde dar as aulas de ginástica holística. Em Paris, onde fiz minha formação, o problema de espaço é conhecido. O preço e o aluguel dos imóveis são altos, a oferta de locais salubres, claros, ventilados e que disponham de toalete não atende à demanda.[1] Nossos colegas franceses quase nunca dispõem de uma sala ampla para as aulas de ginástica holística.

O curso, no entanto, se deu num local aprazível, localizado num bairro residencial nos arredores da capital francesa. A sala tinha espaço suficiente para permitir aos dez alunos a prática dos movimentos. Cada um precisou ocupar determinado ponto da sala para que todos pudessem se acomodar, mas em nenhum momento experimentamos qualquer sensação de aperto.

Mais importante, a meu ver, eram o silêncio e o clima acolhedor que ali predominavam. A lembrança daquele local bem-cuidado e aprazível permanece tão presente quanto as experiências de aprendizado que nele vivenciei. Em seus depoimentos, quase todos os alunos de Elsa Gindler fizeram referências ao local das aulas, o que ressalta e confirma a sua importância.

Ao longo de dez anos de prática da ginástica holística, tive a oportunidade de dar aulas nos mais diferentes lugares: em quadras esportivas de escolas públicas, auditórios, salas de aula de colégios privados, campos e montanhas, academias de ginástica, consultórios médicos, enfim, em espaços pequenos ou amplos, abertos ou fechados. Alguns adequados e silenciosos; outros desconfortáveis, barulhentos, inóspitos. Dessa experiência pude aferir que a qualidade de uma aula de ginástica holística é diretamente proporcional à qualidade do lugar em que é ministrada.

Tais locais foram usados em ocasiões especiais, sem que fosse possível desenvolver um trabalho sistemático. Foram apenas três os locais que me permitiram desenvolver um projeto a longo prazo. Acredito que a permanência num mesmo endereço dá uma idéia de estabilidade, que favorece o aproveitamento das aulas. As mudanças que fiz foram sempre em busca de melhor local para ministrá-las, um objetivo que foi plenamente alcançado com a sala que venho utilizando há cinco anos. Ao mesmo tempo, a experiência anterior de tentativas e mudanças forneceu matéria para a reflexão a respeito da influência do ambiente sobre os alunos e o desenvolvimento da aula.

---

1. Dado importante quando se trata de cuidados corporais, ainda mais que as pessoas permanecerão no ambiente por cerca de duas horas no local.

O primeiro local em que dei aulas de ginástica holística, no começo dos anos 1990, era uma sala relativamente pequena (4 m × 7 m), simpática, localizada num sobrado, numa rua pouco silenciosa do bairro de Perdizes, em São Paulo, onde funcionava e ainda funciona a sede da Clínica de Massagem e Ginástica Holística. Ali, costumava trabalhar com grupos de 5 a 9 alunos.

O segundo foi uma sala construída especialmente para ser um estúdio de dança, com janelas grandes, que davam para um agradável jardim de árvores frondosas habitadas por sabiás, e uma parede totalmente espelhada. Esse estúdio, localizado numa rua tranqüila e silenciosa do Alto de Pinheiros, em São Paulo, permitiu formar grupos maiores, de 8 a 14 alunos por turma; um grupo menor, com cerca de 5 alunos, ficaria "perdido" no amplo espaço da sala.

Meu atual local de trabalho (que irei descrever em seguida) está localizado no mesmo bairro e se parece com o anterior. Nele dou aulas para grupos de 8 a 18 alunos. A dimensão total da sala comporta cerca de 30 alunos.

Cabe aqui um comentário sobre o tamanho dos grupos nas aulas das principais pioneiras da ginástica holística. Elsa Gindler trabalhava com grupos numerosos (em determinada época eram cerca de 20 a 30 alunos por turma). Ehrenfried preferia número menor, provavelmente pelas dimensões reduzidas da sala de que dispunha. No meu caso, o número de alunos por grupo foi crescendo gradativamente, acompanhando as dimensões do espaço disponível.

Da mesma forma, foram se firmando minha experiência e meu domínio da metodologia da ginástica holística. Antes de me formar nessa disciplina, já tinha trabalhado com grupos de ginástica corretiva e postural, o que soma ao todo vinte anos de experiência na condução de aulas de trabalho corporal em grupo.

Nesse período, também pude verificar os limites que não devem ser transpostos. Para ser bem realizado, um trabalho com grupos de mais de 10 alunos requer condições especiais: um ambiente espaçoso o suficiente, silencioso e dotado de proteção acústica. É também necessário conhecer bem cada aluno, suas necessidades e motivações, e ter bom domínio da metodologia. Mesmo assim, é importante manter um trabalho concomitante com algum grupo menor, para uma pesquisa mais aprofundada das atitudes dos alunos e dos efeitos das atividades propostas.

O ambiente e os alunos

Na mudança do primeiro para o segundo endereço notei uma significativa influência do ambiente sobre a atitude dos alunos. Essa mudança fora motivada pela necessidade de um espaço maior e mais tranqüilo para as aulas. Queria enfatizar as atividades corporais envolvendo o andar e a locomoção, assim como dispor de um ambiente mais silencioso. Porém, apesar dos benefícios, que foram muitos, precisei lidar com as reações dos alunos a essa mudança.

As alterações que ocorreram no contexto das aulas e na relação dos alunos com o novo espaço merecem alguns comentários.

Inicialmente, eles estavam acostumados a uma sala relativamente pequena, acarpetada. Com as janelas altas e as cortinas sempre fechadas para diminuir o barulho vindo da rua, não tinham visão do mundo exterior. Outro detalhe importante: sem espelhos. O ambiente era acolhedor e o clima, intimista. Havia proximidade física entre as pessoas, que podiam se olhar e se comunicar com certa intimidade.

No novo estúdio, foi preciso lidar de imediato com as dimensões da sala (8 m × 10 m) e a claridade que vinha de fora. O pé-direito alto (4,5 m) e o teto de madeira escura também eram novidades significativas em relação à antiga sala, cujo teto era mais baixo e pintado de branco. Essas diferenças se fizeram sentir principalmente nas atividades que requeriam a posição deitada.

O piso de madeira, adequado para aulas de dança, em vez de chão acarpetado, foi visto por alguns como um ganho, enquanto outros sentiram falta daquele chão macio, silencioso, acolhedor. O novo piso era sólido, mas ao mesmo tempo tinha uma certa maleabilidade que favorecia saltos e rodopios.

O espelho, que ocupava parte das paredes, provocou as mais diversas reações. Alguns alunos gostaram muito da novidade e dela fizeram bom proveito, enquanto outros se sentiram incomodados, como se a imagem refletida fosse uma intrusão.

Antes de iniciar as aulas no novo espaço, fiz algumas experiências preliminares junto com as colegas da equipe da Clínica de Massagem e Ginástica Holística, para avaliar a disposição ideal dos colchonetes, o tom de voz necessário para ser ouvido e as principais atividades que ali poderiam ser desenvolvidas vantajosamente, levando-se em conta as características da sala. Além disso, havia um problema crucial: como assimilar a presença do espelho e, ao mesmo tempo, evitar que os alunos fossem seduzidos por ele?[2] Essa espécie de ambientação prévia foi de grande importância na hora de recebê-los para as primeiras aulas. Afinal, eu precisava estar preparada para acompanhar o processo dos alunos em suas adaptações pessoais a tantas mudanças.

Mudança de local

Resolvi manter o máximo de constância possível na decoração e nos objetos de uso, a fim de minimizar os efeitos da mudança. Nesse sentido, mantive os mesmos colchonetes, os mesmos objetos e materiais de trabalho, a mesma garrafa e as mesmas xícaras de chá, servindo o mesmo chá, os mesmos biscoitos e balas, e ainda vesti as mesmas roupas de costume para dar as aulas. Procurei manter constante e inalterado o que fosse possível. Resisti ao desejo pessoal de fazer mudanças radicais em coisas que *podiam ser mantidas estáveis*, com o objetivo de garantir uma completa normalidade naquele momento de transição, uma passagem que foi muito delicada para certos alunos. Alguns deles, assustados, optaram por continuar no antigo endereço e ter aulas com outro profissional da equipe, portanto, conhecido. Alguns poucos chegaram a interromper a prática das aulas, não se adaptando à mudança, quem sabe vivenciada como uma ruptura.

Acima de tudo, quero enfatizar o caráter crítico de qualquer mudança de local e alertar o profissional para os cuidados que deve tomar na ocasião, pois esse é um fator que poderá ser traumático, mesmo quando acompanhado com a devida cautela.

Outro fenômeno que tive a oportunidade de analisar foi a influência do tamanho do espaço disponível sobre a coordenação motora e a movimentação espacial dos alunos, uma relação que pude constatar claramente em razão dos três locais diferentes e de dimensões distintas por que passei. Essas experiências e, de forma geral, as intensas ligações entre o espaço físico e o bom desenvolvimento das aulas mereceriam um estudo mais aprofundado.

---

2. Sempre haveria a possibilidade de cobri-lo, mas preferi deixá-lo e observar o comportamento dos alunos em relação a ele e sua influência na metodologia da ginástica holística, que propõe o não-uso de espelhos.

Meu local de trabalho

O estúdio onde atuo hoje é amplo e arejado, situado num local relativamente silencioso. Por causa do pouco ruído vindo da rua, pode-se ouvir o canto dos pássaros. Das portas-janelas de duas laterais da sala vêem-se bananeiras e plantas tropicais, que florescem várias vezes por ano. Contornando as laterais externas, há vasos de calanchoê também de floração perene. O conjunto confere um alegre colorido ao local.

Os alunos entram por um corredor lateral, de onde podem ver o interior da sala e ser vistos de lá. O piso é de madeira clara, a parede em tom pastel, o teto tem proteção acústica por meio de placas de espuma especiais de cor cinza-claro, colocadas em diagonal. O pé-direito não é alto (2,5 m), o que torna o espaço acolhedor, apesar de suas dimensões: 14 m × 11 m. Foi isso que me atraiu nessa sala, pois o espaço era amplo o suficiente para permitir que os alunos trabalhassem deitados ou sentados no chão, e, em seguida, andassem pela sala, uma atividade que ajuda a perceber os efeitos de determinados movimentos sobre o conjunto do corpo.

A claridade que incide durante o dia não é intensa e à noite pode ser dosada: as lâmpadas propiciam uma iluminação indireta, facilitando a realização de atividades na posição deitada de costas com os olhos abertos. A possibilidade de aumentar e diminuir a luminosidade da sala, por meio de um conjunto de lâmpadas dispostas especialmente para esse fim, contribui muito para a alternância de atmosfera durante as aulas. Nas experimentações em que se privilegia o estado de relaxamento, diminui-se a claridade, enquanto na execução de movimentos que exigem maior tônus e atenção intensifica-se a iluminação da sala.

Há ventiladores no teto, que são utilizados nos dias de muito calor no decorrer das aulas e sempre depois de encerrada cada uma, para ventilar o espaço antes de o próximo grupo entrar. A sala também possui um aparelho de som. Durante certas aulas toca-se música erudita em volume baixo, música instrumental ou *pop*, que seja adequada para acompanhar alguma atividade de coordenação motora ou mesmo a dança, em algum momento da aula, normalmente no final.

Os sapatos e as bolsas são colocados sobre uns bancos-prateleiras firmes, de madeira clara, que também servem de assento. Quem precisa trocar de roupa tem à disposição dois banheiros-vestiários com araras, cabides e tapetes sobre os ladrilhos. Em outro canto, numa espécie de sala de espera, os alunos dispõem de chá, água, biscoitos e balas. Também ficam à disposição diferentes tipos de óleos essenciais para massagear a mucosa nasal nos dias mais secos, facilitando a respiração. Este também é local de confraternização e de bate-papo entre os alunos.

Na sala de aula ficam apenas os colchões e o material a ser usado durante a aula (almofadas, bolas, rolinhos de areia etc.). Os demais objetos, que são muitos, ficam guardados em outro cômodo. O material está à mão, mas disposto de forma ordenada. A sala tem aparência limpa, despojada. Há espaço e silêncio. Silêncio. Espaço. Limpeza. Coisas simples que se tornaram preciosas, um luxo nesta cidade poluída, superpopulosa e barulhenta.

O efeito da arrumação da sala sobre os alunos se faz notar quando eles chegam e observam o tipo de material que vai ser usado, se os colchonetes foram ou não distribuídos pela sala. Em geral, demonstram ter uma expectativa positiva em relação ao que vai ser trabalhado, descoberto ou inventado.

As preferências variam muito. Alguns preferem chegar e se deitar. Sempre. Outros aprovam a diversidade, o novo; gostam de não saber o que vai acontecer, se a aula vai começar com movimentos em pé e em locomoção, ou na posição deitada ou sentada. Gostam de surpresas, de variedade.

Há também os ressabiados, que só se tranqüilizam quando deitam em seu colchonete, de preferência sempre no mesmo lugar da sala, como se tivessem um lugar cativo. Ehrenfried convidava os alunos a se mudarem de lugar na sala de aula, insistindo que não ficassem sempre no mesmo canto. Achava importante que experimentassem diversas referências espaciais. É um cuidado que também procuro ter, sem insistir em demasia, pois certas preferências devem ser respeitadas durante determinada fase do trabalho.

A atenção e o esmero com que procuro manter o espaço acolhedor e bem-cuidado não são uma idiossincrasia e sim uma atitude profissional responsável, que se reflete nos bons resultados do trabalho. Os depoimentos dos alunos comprovam a importância desses detalhes. Muitos deles, ao relatar suas experiências com outras atividades corporais (aulas de ioga, natação etc.), contam que as interromperam apesar de julgarem o profissional competente e a atividade de bom nível. Os motivos citados com maior freqüência são: barulho, pouca higiene, má aparência, desleixo e espaço reduzido. Sem dúvida, a aparência externa por si só não faz um bom trabalho. Entretanto, um certo nível de conforto é essencial para estabelecer um ambiente propício, que ajude a dar início e continuidade ao processo, nem sempre fácil, de reencontrar um novo modo de habitar o corpo.

3. O SILÊNCIO

A capacidade que nossos ouvidos têm de captar o som e o silêncio é de amplo espectro. Quanto mais silêncio há, mais os ouvidos fazem um *zoom* em busca de algum som. O máximo de silêncio que podemos obter numa cidade como São Paulo está muito longe daquele encontrado no campo, por exemplo, no alto de uma montanha, com um vale deserto a seus pés. Na cidade sempre há um barulho surdo de base, mesmo que a ambientação da sala de ginástica holística tente proporcionar "um estado de silêncio".

Mas por que o silêncio é considerado tão importante? O silêncio, no contexto das aulas de ginástica holística, contempla múltiplos objetivos: é um dos antídotos para o estresse, facilita a escuta das proposições verbais do professor e predispõe o concentrar-se, isto é, o estado de atenção perceptiva. Por sua especificidade, a questão da concentração será desenvolvida à parte. Na presente seção tratarei da importância do ambiente silencioso como um poderoso agente antiestresse e como propiciador de melhor escuta e compreensão da mensagem do professor.

Silêncio e estresse

É do conhecimento geral que um dos fatores desencadeadores do estresse é a exposição prolongada a ruídos intensos, o que, além de prejudicar a audição, provoca distintas perturbações físicas e psicossociais. Segundo a Organização Mundial da Saúde, o ruído é um dos principais responsáveis por distintos desequilíbrios da saúde no homem que vive nos grandes centros urbanos. Grande parte dos distúrbios psíquicos comuns aos habitantes das metrópoles, tais como falta de concentração, nervosismo, alterações de sono, ansiedade, estresse e depressão é exacerbada por ruídos ininterruptos em baixa freqüência, os quais caracterizam as grandes aglomerações urbanas.

O ruído excessivo pode desencadear ainda alterações fisiológicas, como a aceleração cardíaca, disfunções hormonais, alterações na pressão sangüínea, disfunções digestivas, lesões nas coronárias, dores de cabeça e insônia. Especificamente, quanto ao aparelho auditivo, pode ocorrer: adaptação (fenômeno periestimulatório), fadiga (fenômeno pós-estimulatório) e perda auditiva (lesão na cóclea).

A prevenção dos ruídos tem ocupado o centro das atenções de uma vasta gama de cientistas e técnicos no mundo todo. Equipes multidisciplinares — formadas em geral por engenheiros, que criam e manejam o instrumental para medição e avaliação dos ruídos; por médicos e fonoaudiólogos, que estudam os seus efeitos quando se trata de exposição a ruídos em níveis elevados; por sociólogos e psicólogos, que preparam os testes e estudam os resultados sobre a população — produziram vasta e apaixonante bibliografia sobre o assunto. Para não sobrecarregar o texto com excessivas informações, vou me apoiar apenas nas pesquisas realizadas por fonoaudiólogos e educadores da voz, por serem as áreas mais afins à da educação corporal.[3]

São recentes os programas de conservação auditiva aplicados nos estabelecimentos escolares, se comparados aos programas de conservação auditiva levados a efeito nas indústrias. Somente a partir da década de 1960, os estudos dos efeitos dos ruídos e de sua reverberação sobre a inteligibilidade da fala começaram a ser desenvolvidos. Ficou evidenciado, então, que a acústica é uma variável importante no processo educacional. O resultado desses estudos interessa de perto a todo profissional que trabalha com grupos de movimento, assim como o conhecimento de alguns conceitos básicos de acústica: som, ruído e reverberação.

---

3. Entre outras, a principal fonte de referência desta seção será *Audição: abordagens atuais* (São Paulo, Pró-fono, Departamento Editorial, 1997), por tratar-se da obra mais abrangente e atualizada em pesquisas desenvolvidas na realidade brasileira. Os autores-colaboradores, conforme é ressaltado na apresentação das organizadoras, Ida Lichtig e Renata Mota Mamede Carvalho, expõem de forma didática pesquisas inéditas, que abrangem a audição desde o período neonatal e infância até a fase adulta. Consultei também as obras indicadas nos vários artigos e, sempre que possível, no original.

Acústica

A sensação de som que o ouvido humano[4] percebe é o resultado de um fenômeno físico que o estado de vibração de certos corpos sólidos produz. Esse estado de vibração provoca oscilações rápidas, que se propagam no ar em ondas comparáveis às que uma pedra causa ao cair na água. A mecânica do som nos diz que, quando as vibrações acústicas alcançam certa intensidade, as ondas originam movimentos de atração e repulsão, análogos ao som fisiológico do coração. Nesse contexto, ruído seria um conjunto confuso de sons que não produz sensação contínua de valor harmônico apreciável, em contraposição ao que ocorre, por exemplo, com os sons musicais e a fala humana.

Geralmente se associa o ruído a uma sensação desagradável, mais ou menos intensa, dependendo de suas características. O ruído das britadeiras na rua, as buzinas e os escapamentos abertos dos carros são alguns dos sons considerados unanimemente desagradáveis. É verdade também que um som pode ser considerado agradável por uma pessoa numa ocasião, e esse mesmo som poderá trazer-lhe desconforto num outro momento. O grau de desconforto de uma pessoa em relação a um som dependerá em grande parte do que ela está fazendo no momento em que o ouve, do seu estado de espírito, além das características do ruído.

Para entender a reverberação, que é a persistência de um som num recinto limitado, depois de haver cessado a sua emissão por uma fonte, deve-se considerar uma lei importante da física acústica: as ondas sonoras se propagam em todas as direções, decrescendo em intensidade numa razão inversamente proporcional ao quadrado da distância. É a Lei do Inverso do Quadrado da Distância. Esta lei, porém, é válida somente em ambientes abertos (sem paredes ou teto), uma vez que em ambiente fechado as ondas encontram obstáculos

---

4. O ouvido é composto por três partes: *ouvido externo*, receptor das ondas sonoras, separa-se do ouvido médio pelo tímpano; *ouvido médio*, também chamado *caixa do tímpano*, atravessado por uma cadeia de ossículos (martelo, bigorna e estribo) que transmitem as vibrações sonoras para o ouvido interno; *ouvido interno*, é cheio de líquido e até ele chegam terminações nervosas. É formado pelos canais semicirculares, pelo utrículo e pela cóclea ou caracol. A cóclea constitui o aparelho coclear, destinado à audição. O conjunto dos canais semicirculares e utrículo constitui o *aparelho vestibular*, cuja função é manter o equilíbrio do corpo.

que ocasionam sua propagação. As propriedades da propagação são: transmissão, difração, reflexão e absorção. Em termos práticos, significa que, na sala de aula, apenas uma quantidade do som emitido pela fala do professor chega diretamente aos ouvidos dos alunos, a outra parte do som bate nas paredes, que funcionam como refletores do som. "As reflexões do som alcançam os ouvidos do aluno alguns milessegundos depois da recepção do som direto e em diferentes intensidades. Estes efeitos do som refletindo nas superfícies causam a reverberação."[5]

Para não me estender em mais detalhes técnicos, ressalto apenas que, em conseqüência da reverberação, o aluno situado a dois metros de distância do professor não consegue escutá-lo direito. Era essa a situação original da sala de aula que ora utilizo, antes de ser feito o tratamento acústico necessário. Foi justamente o confronto com esse problema prático que aumentou meu interesse sobre o assunto.

Ruído

Os efeitos da reverberação, combinados com o ruído, alteram a percepção da fala na sala de aula, distorcendo a mensagem do professor, podendo inclusive acarretar dificuldades na compreensão da mensagem. Analisando pesquisas realizadas com crianças em idade pré-escolar sobre a interferência do ruído e da reverberação na percepção auditiva dos sons da fala, encontrei subsídios para entender o que acontece também com alunos adultos. Numa sala de aula de ginástica holística, assim como nos ambientes pesquisados, além da voz do professor, os alunos são expostos também a ruídos externos e reverberações. Os estímulos auditivos presentes, portanto, incluem os relevantes e os não-relevantes. O aluno sintoniza um estímulo selecionado e resiste ao estímulo competitivo por meio de uma concentração perceptual e de um direcionamento da atenção. Para compreender os comandos dados, ele deverá manter sua atenção sintonizada no estímulo relevante e desprezar o estímulo competitivo.

Quando as condições acústicas não são boas, com muitos ruídos ou reverberações, o aluno terá de esforçar-se repetidamente para repelir

---

5. Couto, 1994: 4. Lasky, 1983.

sons indesejáveis, desviando sua atenção das pistas acústicas que lhe interessam, no caso, a fala do professor. E quanto mais persistente for o ruído, mais ele ignorará todos os sons, relevantes ou não, havendo baixa compreensão do que é dito pelo professor ou até um desligamento.

O conhecimento desse fato me levou a oferecer o melhor padrão possível de silêncio aos alunos, proporcionando-lhes condição favorável para que alcancem a atenção desejada e a compreensão das mensagens verbais, sem se exporem a um esforço demasiado. Tal esforço, quase sempre inconsciente, causa um cansaço subliminar que está na raiz do estresse. E meu objetivo é ajudar a combater o estresse e não aumentá-lo.

Atenção auditiva

Ao processo de tomar decisões e executá-las dá-se o nome de *comportamento de atenção*. É o que ocorre quando o aluno obtém a escuta adequada da mensagem antes de iniciar a realização dos movimentos. A atenção auditiva, por sua vez, consiste em monitorar o sinal acústico, "priorizando-o" em relação a outros sinais competitivos, a fim de dar-lhe significado.

Uma diferenciação entre dois conceitos faz-se agora necessária. *Ouvir* e *escutar* são ações distintas. Esclarecem os especialistas:

> Ouvir deve ser usado para indicar suficiente *loudness*[6] clareza para possibilitar a audibilidade do que está sendo dito. Escutar indica que o ouvinte está prestando atenção a fim de atribuir um significado à mensagem falada. Ouvir não está necessariamente sob o controle do indivíduo devido a fatores acústicos ambientais. Mas o escutar está sob esse controle. Dessa forma, para que o ouvinte compreenda o sinal de fala, não é suficiente ouvi-lo, mas apresentar uma atitude de escuta, o que favorecerá a interpretação das amostras acústicas recebidas.[7]

---

6. Sensação de intensidade.
7. Russo & Behlau, 1993, p. 5.

Então, o escutar seria posterior ao ouvir, uma espécie de qualidade de audição? É exatamente do que se trata: não basta que o aluno *ouça a voz do professor*, é necessário que ele *a escute*.

Para avançar numa investigação mais cuidadosa sobre possíveis implicações psicológicas presentes na atitude do aluno que, às vezes, parece não estar *escutando* o professor, é importante descartar a possibilidade de o aluno não estar *ouvindo* de fato. Para tanto, é preciso conhecer os distintos processos da percepção auditiva em geral e da percepção específica da fala. Uma definição muito simples de percepção auditiva (PA), "o que fazemos com o que ouvimos", indica que ela consiste na utilização efetiva da informação auditiva.

Embora não se tenha ainda compreendido totalmente como percebemos os estímulos sonoros, já se identificaram alguns componentes da percepção auditiva: detecção, sensação sonora, discriminação, localização, reconhecimento, compreensão, atenção e memória. Uma síntese útil para o entendimento dos oito componentes básicos da PA pode ser obtida sob a forma de perguntas. *Detecção*: Existiu o som? *Sensação*: Como era o som? *Discriminação*: Em que este som é diferente daquele outro? *Localização:* Onde está a fonte que emitiu o som? *Reconhecimento*: Qual foi o evento que causou o som? *Compreensão*: Por que razão o evento ocorreu? *Atenção*: Que estímulo sonoro me interessa mais? *Memória*: O que ficou retido e pode ser evocado daquele som?[8]

Os dois últimos componentes da percepção auditiva (atenção e memória) são os que se relacionam mais diretamente com a capacidade de compreensão da mensagem falada. Sobre a atenção já sabemos algo, já a memória seria a capacidade de reter, armazenar e evocar informações recebidas, particularmente por meio de mecanismos de associação. A experiência cotidiana e banal de entender uma conversa em uma sala com ruído é uma tarefa que depende de atividades sofisticadas. É a nossa complexa análise auditiva que suprime o ruído de fundo e coloca a fala na qual estamos concentrados em primeiro plano. A percepção auditiva da fala compreende um sistema de interação complexa, que ultrapassa a realidade da simples detecção de sinais acústicos, dela fazendo parte distintas etapas.

---

8. Russo e Behlau, 1993, p. 3.

Escutar

A fim de entender os motivos pelos quais meus alunos se ressentem quando outro profissional me substitui, investiguei os conceitos a seguir, buscando algumas pistas e enfocando o problema apenas neste aspecto: a percepção auditiva da fala. Entre outros fatores que podem afetar sua receptividade a outro professor ou sua resistência à substituição está o fato de terem de decodificar outro modelo acústico, acostumados que estão à minha voz. Isso representa uma tarefa considerável, pois são muitos os elementos envolvidos na percepção auditiva específica da fala, mais complexa do que distinguir simplesmente um som do outro.

Nas pesquisas de análise acústica e de percepção da fala do português brasileiro realizadas por Russo e Behlau, fonoaudiólogas especialistas no assunto, encontrei informações precisas e úteis que me ajudaram a limpar o terreno, por assim dizer, no sentido de obter subsídios teóricos e técnicos sobre o tema. A partir deles, pude compreender algumas das reações percebidas nos alunos quando faziam aula com outro professor que não aquele a que estavam acostumados.

Segundo as autoras, a percepção da fala se dá por uma série de etapas: começa pela *audibilidade* ou detecção do som; passa depois pela *recepção* da informação sonora; em seguida, pela *discriminação* de sons de diferentes aspectos; pelo *reconhecimento* ou comparação do que foi ouvido em experiências anteriores; pela *memória* ou retenção e evocação de elementos da fala; e finalmente ocorre a *compreensão* da mensagem falada.

Além dessas etapas, outros pesquisadores destacam ainda fatores que fazem parte do processo lingüístico e cognitivo de quem ouve a mensagem, a saber: *análise-síntese*, que é a decomposição e a integração das informações de fala recebidas simultânea ou alternadamente; *seqüenciação auditiva*, capaz de ordenar os estímulos sonoros; e, por fim, o *fechamento auditivo*, que é a reconstrução da mensagem sonora, quando parte desta foi omitida ou quando o ouvinte realiza suplência mental antes mesmo do término da fala. Um fato corriqueiro que ocorre diariamente em minhas aulas é o aluno começar a realizar um movimento antes mesmo que eu termine sua descrição, quando se trata de um procedimento que se repete freqüentemente, como é o caso de "encaixar a bacia durante a expiração".

A compreensão efetiva de uma mensagem falada por parte do ouvinte depende ainda de muitos outros fatores: atenção à mensagem; intensidade da mensagem; intensidade do ruído; tipo de material de fala; coarticulação e fatores supra-segmentais; sensação de freqüência (*pitch*); sensação de intensidade (*loudness*); fatores temporais, ritmo e velocidade; qualidade vocal do falante; articulação e pronúncia.[9]

Alguns desses fatores nos interessam mais de perto: *a atenção*, que consiste em direcionar a escuta para o foco de interesse, desprezando os estímulos não-relevantes; *o tipo de material de fala*, que tem a ver com a complexidade do vocabulário empregado, a construção sintático-semântica, a familiaridade com o tema exposto e a redundância da mensagem; *os fatores temporais, o ritmo e a velocidade da fala*, que dizem respeito não só ao controle temporal (velocidade da fala) próprio do código lingüístico de um idioma e ao encadeamento de diferentes ajustes motores necessários, como também a fatores psico-emocionais. A noção de tempo interior e rapidez mental do falante são fatores que sofrem influência dos estados emocionais. A *qualidade vocal*, por sua vez, relaciona-se à impressão total criada por uma voz, se agradável, rouca, áspera, hipernasal, entre outras. Já a *articulação* e a *pronúncia* podem criar distorções, se não tiverem um mínimo de ajuste motor entre os vários órgãos envolvidos na fala.

Nos fatores que destaquei, ficou evidente a participação ativa do professor no processo de uma escuta adequada por parte do aluno. Esse dado encaminha para outro tópico, que será abordado no Capítulo II, no qual enfatizarei a linguagem adotada pelo professor e a qualidade de sua voz. Antes, porém, retomarei o tópico referente ao professor substituto a fim de desenvolver um pouco mais alguns pontos do relacionamento professor-aluno, pano de fundo da maioria das questões que procuro resolver na situação de sala de aula da ginástica holística, seja tomando cuidados práticos e objetivos (manutenção de um ambiente silencioso, estável e acolhedor), seja procurando investigar os fenômenos subjetivos que acontecem.

Uma voz diferente no comando

Penso que o relacionamento professor-aluno é uma relação de pessoa a pessoa e, nessas condições, insubstituível. Quando sugeri

---

9. Russo & Behlau, 1993, p. 5.

que poderia haver um componente físico (nos dois sentidos, o corporal e o da física) na reserva com que o aluno aceita uma substituição de seu professor habitual, busquei compreender como ocorre o complexo processo de decodificação da percepção acústica da fala, e assim minimizar a lacuna provocada pelo professor ausente, com cuidados em relação à emissão da fala. Não me esqueci em nenhum momento do vínculo que se estabelece entre o aluno e o professor e o quanto esse vínculo é responsável pela sensação de falta que acomete o aluno quando seu professor se ausenta.

O professor substituto poderá tomar todos os cuidados ao dar a aula: usar os mesmos termos para descrever os movimentos que os utilizados pelo professor daquele grupo, procurar manter um ritmo de aula próximo ao que o aluno está acostumado, informar-se das necessidades especiais de cada aluno (um precisa de um apoio para a cabeça, outro de um material mais flexível e macio, outro ainda não pode ficar muito tempo em determinada posição) e estar preparado para atendê-las etc. Nada disso, porém, ilude o aluno. Ele sente falta de seu professor. De seu tom de voz, das palavras que usa e também de seu olhar, de seu tipo de atenção e cuidado.

Pode-se dizer que o professor funciona para o aluno como depositário de todo o processo pelo qual já passou. As informações e lembranças do que foi vivido pelo aluno (na verdade, pelos dois, professor e aluno) naquela sala de aula está presente e facilmente acessível ao professor. O professor conhece as necessidades básicas do aluno, pode muito bem, ao mesmo tempo que dá os comandos verbais para uma nova proposta de movimento, caminhar em sua direção levando-lhe um apoio mais adequado. Ele faz isso sem pensar, mas não *automaticamente*, diria antes que age *naturalmente*. Já o professor substituto tem de pensar para fazer o mesmo gesto. Não é a mesma coisa. A atitude pode ser a mesma para o aluno, todavia, não tem a mesmo significado em termos afetivos, ainda que em termos objetivos a almofada oferecida lhe seja útil do mesmo modo. Sem dúvida, são detalhes, porém, esses detalhes fazem a maior diferença.

Estou descrevendo um certo teor na relação professor-aluno de determinados alunos, o que não quer dizer que seja assim com todos. Há os que apreciam as substituições, aproveitam as novidades, usufruem das diferenças. Quer por seu temperamento, quer porque já desenvolveram maior autoconfiança e sentem-se à vontade no espaço que ocupam. Foi observado, por outro lado, no tópico *O espaço físico*, que alguns alunos preferiram permanecer no local a que já estavam acostumados a acompanhar seu professor a um local novo e desconhecido. Lidar com elementos novos ou desconhecidos é um problema para alguns e esse é um fato que deve ser considerado e relativizado.

Qual seria, então, a atitude a tomar quando o professor substituto repõe uma aula num grupo em que sabe que há alunos especialmente sensíveis à ausência do professor titular? Minha experiência mostrou que é fundamental o professor substituto assumir que está *substituindo*. Ele deve entender que suas atitudes poderão ser tomadas como insatisfatórias, não importa quão adequadas sejam. Isso já atenua o clima pesado de ter de dar conta de *todos aqueles detalhezinhos* aos quais os alunos estão acostumados com seu professor habitual, além de lhe proporcionar maior disponibilidade para as necessidades emergentes daquela aula em especial, mesmo desconhecendo o histórico completo dos alunos. O professor substituto deve reconhecer as diferenças que existem entre ele e o professor habitual, incluindo seu tom de voz e sua maneira de falar. A insistência nesse ponto se justifica porque o aluno da ginástica holística passa mais tempo *ouvindo* o professor do que *olhando* para ele, já que a não-demonstração dos movimentos exige sua descrição verbal detalhada por parte do professor. Essa postura metodológica será um dos temas da próxima seção.

4. TEMPOS, FAZERES E NÃO-FAZERES

Ação do educador e reação dos praticantes

Este tópico, apesar de fazer parte das condições adequadas para as aulas de ginástica holística, abordará também algumas ações do professor e certas atitudes do aluno. Quanto ao professor, diz respeito à atenção com que cuida do tempo, permitindo ao aluno desfrutar da tranqüilidade necessária para experimentar e realizar os movimentos. Quanto ao aluno, se relaciona com:

a) O modo como lida com a não-demonstração dos movimentos e com a indeterminação do número de repetições.

b) Possíveis resistências em vivenciar plenamente as pausas, julgando que está "perdendo tempo" por estar "sem fazer nada".

c) A noção equivocada de eficácia, associada a um grande número de repetições e ao esforço para realizar os movimentos.

De modo geral, a questão do tempo na ginástica holística está intimamente ligada à questão do silêncio. À dosagem de silêncio e fala, já mencionada, que sugere um tempo estendido diante do aluno. O fator tempo também é influenciado pelo grau de dificuldade e pelos detalhes de cada movimento proposto, já que a postura metodológica de não demonstrar os movimentos, mas somente descrevê-los, exige acurada atenção do professor para que o posicionamento adequado dos alunos possibilite a execução a contento. Isso torna freqüente a necessidade de repetir as indicações da direção do corpo no espaço para que um ou outro aluno que ainda não tenha encontrado o gesto adequado se posicione melhor.

A repetição das indicações para os movimentos leva em conta ainda a necessidade de fornecer mais pistas acústicas (as chamadas redundâncias auditivas) aos alunos que apresentam alguma deficiência de percepção auditiva da fala. Nessas condições, o tempo real de trabalho torna-se muito pessoal. Um aluno pode, desde as primeiras indicações, realizar o gesto solicitado, enquanto outro demora um pouco mais para iniciar o trabalho. Cada um faz o número de repetições que acha necessário. Embora aconteça, são raros os momentos da aula em que todos os alunos fazem o mesmo movimento ao mesmo tempo.

Classes de movimentos

Basicamente, há três categorias de movimentos na ginástica holística: a) os que precisam de, no máximo, três repetições; b) os que podem (e pedem para) ser repetidos inúmeras vezes; e c) as posturas de permanência que, como o próprio nome indica, consistem em permanecer um certo tempo em determinada posição. Ao descrever o movimento, informo de qual classe se trata, caso os alunos ainda não o tenham identificado. Se pertence à categoria (b), posso sugerir ainda um pequeno descanso e a continuidade do mesmo trabalho antes da pausa. No entanto, o número de repetições é decidido pelo aluno. A determinação *a priori* de "quantas vezes" deve ser feito um movimento pode conduzir a um desvio da atenção do que realmente interessa, levando o aluno a preocupar-se em alcançar uma meta ou ultrapassar seus limites, ou então a realizar mecanicamente o que foi solicitado.

A que realmente interessa o aluno estar atento, em vez de ficar contando o número de repetições? Aos distintos segmentos do corpo, além do diretamente envolvido na ação, a fim de evitar as tensões desnecessárias; à respiração, se continua fluindo ou se está bloqueada por excesso de esforço ou tensão; e à qualidade da ação, visando facilitar progressivamente, a cada repetição, o gesto realizado. A atenção pode flutuar por todos os pontos citados até chegar a não ser mais controlada ou induzida intelectualmente, mas tornar-se um estado que chamamos de *atenção-perceptiva*.

Tempo como limite

No quadro da educação física tradicional e das aulas de ginástica em academia, é muito valorizado o número de vezes que devem ser feitos os exercícios. As pessoas estão condicionadas a isso e, num primeiro momento, durante as aulas de ginástica holística, ficam incomodadas com a indeterminação do número de repetições. Sentem-se perdidas, não confiam em seu próprio *feedback*.

Eliminado o critério do número de repetições, qual é, então, o limite que se coloca para que a experiência tenha começo, meio e fim? O limite é dado pelo tempo. E dosar o tempo, pelo menos na fase inicial, é tarefa do professor. Para o aluno, a liberdade de ação, às vezes (principalmente no início), não é bem-vinda, ao contrário, é assustadora, cabendo ao orientador ter sensibilidade e ficar atento ao *quantum* de tempo e liberdade os alunos suportam.

Quando dispõe de *tempo suficiente*, o aluno pode experimentar o movimento, em vez de atacá-lo imediatamente; pode ficar à vontade para interromper, recomeçar, experimentar de um jeito e de outro. Note-se que emprego a expressão "tempo suficiente", pois, caso seja insuficiente ou demasiado, passa a ser um fator invasivo ao qual o aluno precisa reagir. E não é isso, em absoluto, o que se pretende. Assumir a tarefa de cuidar do tempo que o aluno permanecerá em cada tipo de trabalho, seja fazendo o número de repetições que considerar adequado, seja ficando em determinada posição, tem como propósito liberá-lo de um pesado encargo. Creio que a adaptação inicial do professor às necessidades do aluno lembra a adaptação da mãe ao seu bebê nos cuidados iniciais, começando por uma sintonia fina e caminhando para uma progressiva frustração, deixando cada vez mais ao encargo do aluno a decisão sobre seu ritmo pessoal de trabalho.

Atenção e percepção

A proposta de auto-observação durante o movimento oculta o elemento mais precioso desta situação, que é o aluno não se apressar. Não é óbvio que esta questão apresente dois pontos distintos, por isso irei descrevê-los para que não sejam reduzidos a meros detalhes metodológicos. O que está por trás da atenção perceptiva? O primeiro ponto, mais objetivo, é proporcionar ao aluno a oportunidade de experimentar os movimentos e não realizá-los mecanicamente, de maneira automática. O segundo ponto, que está escondido atrás do primeiro, consiste simplesmente em dispor o aluno de tempo para que os movimentos aconteçam. Fica, portanto, aparentemente em segundo plano a função mais importante, que é *o aluno dispor de tempo*. Em outras palavras, o que interessa é o *tempo* que o aluno permanece em contato com sua ação, consigo mesmo, com seu corpo, ao invés da *percepção* do que está fazendo. A meu ver, o corpo precisa de tempo, não precisa de consciência. Deste ponto de vista, a consciência corporal torna-se um subproduto do tempo, e é sobre isso que gostaria de chamar a atenção. O tempo aqui enfatizado anda de mãos dadas com o espaço (ambiente cuidado proporcionado pelo professor), e assim o aluno tem um "mundo".

Defino a experimentação, termo cunhado por Gindler nos primórdios do método, como a atitude de não atacar vorazmente os movimentos, mas experimentá-los; sentir o gosto que há em fazê-los; não ter pressa; permanecer em cada movimento; habitá-lo. Propositadamente, uso para descrever esta característica fundamental da ginástica holística uma seqüência de termos que assinalam a passagem gradual da ênfase dada ao modo como o movimento é realizado, para uma ênfase dada ao estar, ao permanecer do aluno. Dessa forma, fica valorizado o *ser* mais do que o *fazer*. A condição de possibilidade do fazer reside no ser, e não o contrário, embora nas aulas de ginástica holística o recurso do fazer seja utilizado para chegar ao ser.

"Contar com o tempo" ("Prennez le temps")

Durante as aulas há dois momentos em que ocorre o que poderíamos chamar de não-agir: um no início da atividade e outro no final. O aluno novo, com muita vontade de trabalhar e acostumado que está às vozes de comando da ginástica tradicional, pode ficar um pouco aflito quando o professor se demora nas indicações das posições iniciais para os movimentos. Ansioso, poderá questionar: "Afinal, quando é que vai começar?". Mas chegará o momento em que se dará conta de que começa a trabalhar já na preparação para o movimento, e isso por duas razões: colocar-se corretamente já representa 50% do que deve ser feito, pois as posições iniciais da ginástica holística são organizadoras das articulações, favorecendo seu encaixe funcional. Além disso, a representação mental do movimento é importante, como foi visto na apresentação das características gerais do método. O tempo em que é feita a descrição detalhada serve exatamente para isto: para o aluno visualizar o movimento antes de executá-lo, dando os comandos neuromusculares necessários para o gesto coordenado.

As pausas entre os movimentos permitem ao aluno entrar em contato com as diferenças entre o lado do corpo que foi trabalhado e o outro. Acredito, no entanto, que não seja este o ponto mais relevante, e sim o aluno desfrutar de um repouso, inclusive não precisando, obrigatoriamente, fazer um inventário dos efeitos ou dos resultados por meio de uma comparação objetiva. Outras coisas mais importantes podem estar acontecendo: ele pode ter chegado a um estado de ânimo, como o que será descrito a seguir no Capítulo III da Parte II, *"Relaxar e não pensar"*. Se for este o caso, não faz sentido algum solicitar ao aluno que relate ou descreva o que está sentindo. Caso o professor insista sobre isso, estará sendo absolutamente inadequado e invasivo.

O que o aluno talvez mais precise nesse momento é ser deixado tranqüilo descansando, até que o estado em que se encontra se modifique de forma gradual. Emergirá, então, naturalmente, o desejo de trabalhar o outro lado do corpo, ou de passar para outra atividade. A solicitação por parte do professor de uma análise dos efeitos ou do resultado da atividade realizada não poderá ser excessiva, com o risco de ser invasiva. Foi a experiência que me mostrou que o aluno *não quer ser incomodado em seu repouso com questões objetivas*. Sem dúvida, isso é variável, havendo momentos de interesse objetivo por questões biomecânicas, que poderão ser ricamente aproveitados, mas não é a regra. É preciso ficar atento ao estado em que o aluno se encontra. Aqui, o fato de o professor fazer previamente a seqüência de movimentos ajuda muito, pois terá uma memória corporal recente dos efeitos desencadeados por eles.

Vale lembrar que o ser humano apresenta sempre um determinado estado de ânimo, jamais está neutro, passando inclusive de determinado humor para o seu contrário.[10] É importante esta ressalva, senão poderá pensar-se que o aluno chega em absoluta neutralidade e tudo o que irá acontecer com ele na sala de aula dependerá dos estímulos da ginástica holística. Não é verdade. Justamente a singularidade de humor de cada um possibilita observar tantas reações diferentes a uma mesma proposta de movimento.

Não-fazer e conseqüências

Em termos orgânicos, muitas coisas acontecem nas pausas, em oposição aos efeitos causados pelos movimentos. Há um aumento da circulação venosa durante a atividade física e da circulação linfática no repouso. A alternância entre uma função e outra é fundamental para um processo de desintoxicação e ainda para que os alunos não fiquem doloridos no dia seguinte, fato que em geral os surpreende. Isso tem uma explicação: trabalharam intensamente, mas não houve depósito de ácido lático nos músculos porque houve uma boa oxigenação, propiciada pela respiração, que continuou fluindo plenamente, e pelos descansos intercalados entre um trabalho e outro. Dessa forma, não há por que os músculos estarem doloridos, mas sim com uma sensação de terem sido trabalhados. Estão acordados. Outro efeito metabólico importante é a maior nutrição por que passam as partes moles das articulações, como ligamentos, tendões e cápsulas sinoviais, que ficam banhadas de líquido. Os alunos costumam dizer que estão "lubrificando as juntas", e de fato estão hidratando as articulações.

Essas informações vão sendo transmitidas aos poucos aos alunos, o que os auxilia na tarefa de suportar o não fazer nada, até chegar o momento em que passam a aguardar as pausas como os

---

10. Diz o filósofo Heidegger no §39, discorrendo sobre um dos existenciais, a disposição: "Ademais, nunca nos assenhoramos do humor sem humor, mas sempre a partir de um humor contrário". *Ser e tempo*, p. 190.

momentos mais preciosos da aula. Neste caso, quero ressaltar também que as razões concretas dadas aos alunos são meros recursos, necessários sem dúvida, mas que não podem ocultar o mais importante, que é o aluno simplesmente estar ali, sem outra razão maior que existindo em seu corpo, sem que isso signifique alguma situação mística, ao contrário, remete-o à percepção integrada de sua existência corporal. A vivência desses momentos, em que pode dedicar-se a uma única atividade de maneira total e coordenada, ajuda extraordinariamente na integração da unidade psicossomática.

Suar e sofrer?

Faz parte do senso comum julgar que, para serem eficientes, os movimentos devem ser sempre doloridos e cansativos. Isso não é verdade. A associação de ação com resultado é muito freqüente, e desmontar essa lógica não é fácil. No decorrer das aulas, no entanto, o aluno é confrontado com o fato de, após aparentemente não ter feito nada, obter um grande efeito. Por exemplo: pode apenas deitar-se de lado, apoiando as costelas sobre uma almofada, respirando calmamente, e, quando volta a deitar-se de costas, observa uma grande mudança entre os dois lados de seu corpo, o lado que ficou apoiado e o outro. Surpreende-se: "Como é possível isto? Eu não fiz nada!". A oportunidade de repetir experiências desse tipo leva-o progressivamente a confiar na não-ação e a conhecer os efeitos, em seu metabolismo, desse não-agir. Deixar que a postura em que se encontra e o material utilizado "trabalhem por ele" é uma grande descoberta. É um aprendizado de como trabalhar descansando.

Os depoimentos

Saber dosar o esforço empregado em cada atividade; aproveitar as pausas e os intervalos entre os acontecimentos diários; fazer uma coisa de cada vez; não ter pressa são alguns dos exemplos relatados pelos alunos de mudanças na sua forma de agir no mundo a partir do momento em que, durante as aulas, conheceram a ação reflexiva e não-compulsiva. Vivemos uma época de extrema valorização do fazer, razão pela qual o indivíduo sente-se culpado quando não está fazendo alguma coisa. Com isso, perde-se uma qualidade de presença, já que estar fazendo alguma coisa não é garantia de que a pessoa esteja presente.

Estar presente na ação, assim como o estado de concentração relaxada que encontramos na criança que brinca, por exemplo, é raro nos adultos. A volta a esse estado pode ser vivenciada durante as aulas de ginástica holística, onde existe tempo para isso. Foi visto nas origens do método, com Elsa Gindler, em Berlim, como esse fator era importantíssimo. Hoje, mais do que nunca, acredito ser necessário preservar a qualidade desta metodologia de educação corporal, que valoriza o ser mais do que o fazer, possibilitando ao aluno ter a experiência de não ser consumido pela pressa nem de assimilar ação a resultado.

É importante ressaltar, no entanto, que a dinâmica utilizada nas aulas de ginástica holística não consiste apenas em deitar sobre almofadinhas ou massagear partes do corpo com bolinhas, o que daria a idéia de um relaxamento amorfo. Há três fases distintas durante as aulas: a) relaxar os músculos excessivamente tensos; b) favorecer o encaixe funcional das articulações; e c) tonificar a musculatura. Depois de tomar conhecimento dessa seqüência, ela parece ser a mais óbvia e adequada às práticas corporais; porém, não é o que acontece nas aulas tradicionais de ginástica ou de educação física. Característica específica da ginástica holística, essa seqüência torna-a muito eficiente, apesar de, ao observador externo, parecer que os alunos "não estão fazendo nada".

Aprender a não fazer

Sem dúvida, há avanços e retrocessos até o aluno poder confiar que esta maneira de trabalhar o corpo, tão diferente das que ele conhece, realmente trará resultados objetivos. Leva certo tempo também até que possa contar com sua capacidade de, ao observar-se durante a execução dos movimentos e perceber que já está bom, discernir que para aquele momento basta, em vez de cobrar-se sempre mais, obedecendo ao senso comum de que progresso é sinônimo de mais; ou então ficar completamente inseguro sobre o número de repetições, por não ter ainda claro para que serve o que está fazendo e quais os resultados esperados; ou ainda sentir-se culpado por ter parado e os colegas ainda estarem trabalhando.

A pergunta "Para que serve este movimento?" surge com freqüência entre os alunos novatos, e o professor deve estar disponível para respondê-la inúmeras vezes no início do processo. Quando o aluno conhece objetivamente a função de determinado gesto é mais fácil para ele entregar-se numa prática ao mesmo tempo relaxada e concentrada. Como são muitos os movimentos não-habituais da ginástica holística, ele terá de passar freqüentemente pela situação de não saber "para que serve" o que está fazendo. Para alguns alunos, isso chega a ser um fator estressante. É tão arraigada a idéia de que se faz isso para alcançar-se aquilo, que o professor não pode ter como evidente o fato de o aluno aceitar todas as propostas sem questionar-se internamente: "Por que estou fazendo isto?". O *para que* transforma-se de repente em *por quê*.

Paradoxalmente, este é um duro aprendizado, o *de não fazer nada*. A presença sensível do professor se faz necessária aqui, para que, cuidando do tempo, mantendo-o "suficiente", possibilite ao aluno graduar seus esforços até que um dia consiga por si mesmo, saber sua medida. Investir na autonomia do aluno, sem apressá-lo a cuidar de si antes que ele tenha autoconfiança suficiente para tanto, é uma das tarefas delicadas do professor de ginástica holística. Tarefa mediada pelo tempo.

CAPÍTULO II

O EDUCADOR CORPORAL

PLANEJAR AULAS?

Por que planejar

Cheguei aos procedimentos que descreverei em seguida, buscando respostas para os problemas advindos diretamente de minha prática, mais do que meramente seguindo instruções ou elaborando construções teóricas especulativas. Foi, portanto, a partir de experiências, que me aproximei, por um processo gradual, da regra básica de Ehrenfried sobre não dar uma aula preparada antecipadamente. Tais procedimentos sugerem que tal regra não precisa ser rígida, nem a única propiciadora de um bom desenvolvimento das aulas.

Nos dez anos de prática de ginástica holística no Brasil, fui identificando aos poucos certas particularidades, que exigiram a adaptação de algumas regras fundamentais do método, uma das quais diz respeito ao planejamento ou não das aulas. Em primeiro lugar, o público brasileiro não é o mesmo de Ehrenfried. Vivemos em outro hemisfério, e os latinos têm um comportamento diferente dos europeus.[1]

---

1. Poderia citar algumas diferenças tendo por referência o período em que morei na França, quando tive a oportunidade de observar o perfil dos alunos de Marie-Josèphe Guichard quanto: à relação com o tempo (respeito rigoroso aos compromissos com tempo demarcado); à especificidade no tipo de ajuda requerida de um profissional (não se confundem papéis, pelo menos não tão facilmente como aqui); ao maior distanciamento físico (o toque é considerado extremamente íntimo e pode ser tomado como invasivo em situações que, para nós, não seria); à maior facilidade de concentração ou interiorização (em termos da população em geral e, especialmente, nas pessoas que buscam um trabalho corporal como o da GH); e ao maior engajamento num trabalho a longo prazo.

As respostas de meus alunos ao trabalho proposto nem sempre são as mesmas experimentadas e descritas por Ehrenfried; nessas condições, seus exemplos e suas sugestões não podem ser aplicados diretamente. Em segundo lugar, os tempos são outros e as demandas dos alunos apresentam algumas diferenças quanto à motivação e à concentração.

Outra razão que me levou a experimentar distintas maneiras de me preparar para as aulas foi a vivência insatisfatória de uma das etapas do curso de formação, denominada *Aperfeiçoamento*, que não foi desenvolvida plenamente em razão do tempo exíguo de que dispúnhamos.[2] As duas outras etapas diziam respeito à vivência pessoal do futuro profissional e realizaram-se a contento. Foram elas: 1) *Pré-formação*, que objetivava: favorecer a tomada de consciência das próprias atitudes habituais e posturais, concedendo-se tempo para melhorá-las; estruturar a experiência pessoal em ginástica holística; apropriar-se do eixo fundamental do trabalho e de pontos de referência balizadores do progresso; conhecer os objetivos, os movimentos de base e os elementos fundamentais do trabalho; 2) *Formação*, que permitia: experimentar os diferentes componentes do método e aprender a elaborar planos terapêuticos.

Já o *Aperfeiçoamento* consistiria em desenvolver o aspecto pedagógico e preventivo da ginástica holística, e envolveria os seguintes objetivos: como conduzir uma aula; prepará-la; modulá-la e equilibrá-la; determinar os objetivos a alcançar; encontrar os meios de acesso a eles; utilizar o material; variar a apresentação dos movimentos; contornar uma dificuldade; estabelecer uma progressão; adaptar o trabalho à idade e ao estado dos alunos. Como se vê, essa etapa abrangeria, não fosse a exiguidade do tempo, quase todos os requisitos necessários para que o profissional estivesse preparado para dar aulas a grupos heterogêneos.

Foi com o intuito de preencher essa lacuna que adotei como recurso metodológico o planejamento das aulas, valendo-me de minha vasta experiência anterior em ginástica terapêutica em grupo e em sessões individuais de massagem. Porém, dada a especificidade e

---

2. Era a primeira vez que Guichard dava um curso intensivo de formação para profissionais não-franceses e não tinha experiência de quanto tempo cada fase duraria. Ela supriu a etapa *Aperfeiçoamento*, permitindo que assistíssemos a algumas das aulas que ministrava a seus próprios alunos.

a singularidade da ginástica holística, tive de desenvolver um método próprio que se adequasse às suas múltiplas exigências.

Não defendo, em absoluto, a prática do planejamento antecipado das aulas como a única ou a melhor, considero-a um degrau para um estágio posterior, no qual não haverá necessidade de nenhum roteiro, pois a experiência adquirida e a maturidade pessoal assegurarão o desenvolvimento de uma aula espontânea e viva, na qual o aproveitamento de todos seja satisfatório. Os ganhos secundários do planejamento das aulas, porém, me surpreendeu, fazendo com que continuasse com essa prática, mesmo passada a fase inicial. O que seria um recurso de primeiros socorros mostrou-se um elemento criativo, que me aproximou das raízes da ginástica holística, reanimando antigos conceitos levados em conta por Gindler, mas que não foram considerados por Ehrenfried na elaboração de seu método, nem por Guichard durante o curso de formação.

Na prática, acabei ficando entre os dois extremos representados por Gindler e Ehrenfried. Gindler passou por fases em que trabalhava o ano inteiro somente com um tema para todas as aulas em todos os grupos; Ehrenfried esperava encontrar os alunos no início de cada aula para depois decidir-se sobre o que propor. A meu ver, o planejamento seria a base para o não-planejamento. É o que pretendo demonstrar, ao expor as vantagens de um e de outro modo.

Vantagens

Uma das regras fundamentais da ginástica holística é a de o professor informar-se, no início de cada aula, sobre o estado físico e geral dos alunos presentes, a fim de propor um trabalho circunstanciado e adaptado individualmente, segundo os princípios definidos na primeira entrevista, quando é feita uma análise das necessidades e demandas daquele que deseja inscrever-se no curso. Tal regra é uma das que caracterizam a ginástica holística como um trabalho *individual* feito *em grupo*, com a qual concordo e da qual faço uso.

Em termos gerais, o trabalho preconizado pelo método de Ehrenfried começa pela observação e escuta dos presentes: um aluno queixa-se de dor na região lombar; outro relata uma tensão no pescoço; outro diz que está muito cansado e quer relaxar; outro, quer trabalhar a respiração. A partir dessas informações, o professor vai propondo distintos movimentos ao grupo, com o objetivo de atender às diferentes demandas.

A experiência mostrou-me, entretanto, que não bastam a percepção e a sensibilidade para determinar o caminho a ser seguido logo após ver e ouvir os alunos no início de cada aula. Tal procedimento não garante um acompanhamento adequado aos alunos. O que pode acontecer com o absoluto não-planejamento das aulas é não se ter nenhum tipo de previsão dos efeitos em cadeia causados pela seqüência dos movimentos. Um exemplo. Como já é sabido, algumas atividades vivenciadas nas aulas levam a um estado de relaxamento regredido; a ênfase sobre a respiração exacerba isso, trazendo como conseqüência uma sensação de frio e baixo tônus muscular. Nesses casos, são necessários movimentos que aumentem o tônus e a temperatura corporal a fim de compensar o estado anterior. Se houve um projeto prévio de incluir na aula um trabalho mais demorado de relaxamento, pode-se cuidar melhor das compensações.

Planejar as aulas seria, portanto, principalmente levar em conta os efeitos orgânicos desencadeados por determinado tipo de trabalho corporal, cuidando para que o resultado da soma de distintos movimentos não seja demasiado relaxante e desestruturador ou, ao contrário, excessivamente estimulante. Saber de antemão o tema da aula possibilita ao professor prever possíveis reações em determinados alunos mais sensíveis, dosando assim o tempo dedicado a cada fase, bem como sua proximidade e seu apoio a quem tiver necessidade.

A atenção e o cuidado que devem ser dedicados a cada aluno durante a proposição e a prática dos movimentos envolvem uma solicitude quase sempre permanente. Essa espécie de programa, que funciona como um trilho diretor, tem a vantagem de deixar o professor mais livre e em condições de acompanhar os alunos que apresentem dificuldade em algum movimento novo, complexo ou sutil. Libera-o para estar mais presente, sem projetá-lo, de forma alguma, no passado ou no futuro, só porque *já sabe*, em termos gerais, o que vai ser trabalhado naquela aula.

O caráter global da ginástica holística (a influência da parte no todo e do todo na parte) torna possível alcançar efeitos a distância sobre a biomecânica do corpo. Um exemplo. Ao trabalhar sobre o apoio dos pés, atua-se também sobre o posicionamento da cabeça e o eixo de toda a coluna. Esta característica do método facilita a tarefa de atender a múltiplas demandas, já que um único movimento bem realizado beneficia diferentes segmentos corporais. Isso me levou a deduzir que haveria vantagens em tematizar a aula, pois, por intermédio de um tema ou de um roteiro mais ou menos alinhavado, a tarefa de atender a todos é facilitada, possibilitando incluir o tratamento das queixas recentes.

Sobre a necessidade de dosar os movimentos tônicos e relaxantes, assim como diversificar as posições corporais com as quais se inicia cada movimento, já haviam sido dadas algumas indicações durante o curso de formação. Guichard aconselhava, entre outras coisas, não terminar a aula com movimentos de escápula e ombro, porque levam a um relaxamento profundo; chegam até a dar sono se o aluno está muito tenso. Segundo os princípios da ginástica holística, é recomendável terminar a aula com movimentos tônicos ou lúdicos, que acordem e preparem a pessoa para a sua saída. Acredito que, neste ponto, já se trata de certo planejamento. Seguindo na mesma direção, ou seja, levando em consideração os efeitos dos movimentos propostos, passei a elaborar meu roteiro de aula.

Sem dúvida, é possível realizar um bom trabalho e obter bons resultados sem um planejamento prévio, apenas atendendo às solicitações feitas pelos alunos no início de cada aula e criando a seqüência dos movimentos no seu decorrer. Aprecio também esta maneira de trabalhar, porém, nos últimos cinco anos, a título de pesquisa, experimentei utilizar temas para a maior parte das aulas, intercalando fases de planejamento e não-planejamento. Observei que repetir as mesmas propostas de movimentos para grupos distintos, em diferentes horários do dia, possibilita a observação de múltiplas reações e resultados. É surpreendente como as vivências variam; as nuanças podem ser tão numerosas quanto o número de alunos. É por esse motivo que acredito ser este procedimento enriquecedor e potencializador dos recursos da ginástica holística, o que, por si só, justificaria a prática do planejamento antecipado das aulas por um tempo determinado.

Como preparo minhas atividades

Ao traçar as linhas gerais da aula não estou sendo absolutamente original. Elsa Gindler fez o mesmo processo durante certo tempo e com excelentes resultados. Ela era mais radical ainda, pois elegia (junto com os alunos, por vezes) apenas uma parte do corpo e trabalhava sobre esse tema durante uma aula inteira. Os alunos tinham a oportunidade e o tempo suficiente de explorar movimentos não-habituais, estudar detalhes no atlas de anatomia e observar os colegas trabalhando. O depoimento de Carola Speads informa que houve uma época em que Gindler trabalhava com o mesmo tema durante um ano inteiro. Parece que era muito rico e proveitoso. Inspirei-me, de certo modo, em sua maneira de trabalhar ao criar meu *roteiro*, tendo o cuidado de não defini-lo apenas intelectualmente. Além disso, meu procedimento respeita a orientação fundamental de Ehrenfried sobre a necessidade de o professor trabalhar consigo mesmo antes de cada aula. Aproveito esse momento de prática pessoal para elaborar um plano geral do que, em seguida, tenciono propor aos alunos. Essa preparação respeita certos critérios ou etapas, entre elas:

- Começo fazendo alguns movimentos que me beneficiem no momento. Por exemplo: dar maior conforto à região lombar ou relaxar o pescoço; ampliar a respiração ou fazer movimentos com os olhos ou a língua. Não é algo planejado mentalmente, e sim algo que parte da percepção de minhas necessidades. Nessa primeira etapa já escolho algum objeto (na verdade, é quase ele que me escolhe, deixo-me atrair, por assim dizer), que é usado para distintos movimentos: pode ser uma bola, uma almofada, um bastão ou qualquer outro material.
- Os movimentos são experimentados e realizados com atenção, e percebo qual deles o corpo pede após a realização do anterior. Todos os detalhes são observados, como se cada um fosse hoje e sempre um movimento novo. Não há repetição habitual até mesmo dos movimentos bem conhecidos, o que banalizaria a experiência, pois é minha memória corporal recente que favorecerá a melhor descrição deles aos alunos.
- Os efeitos de cada fase das atividades são considerados, prevendo-se eventuais adaptações de movimentos a alunos com maior comprometimento físico.
- Levo em conta, também, o tema das aulas anteriores para integrá-lo ao presente, de acordo com a necessidade geral do grupo. Numa dada situação, será preciso decidir entre uma atividade específica ligada à respiração, a busca de um melhor direcionamento da cabeça, de um apoio mais adequado aos

pés no ato de andar ou qualquer outro tema considerado importante e solicitado nas aulas anteriores.

- Os objetos escolhidos (raramente utilizo apenas um) ajudam a determinar o tipo de trabalho a ser feito e estimulam a criatividade. Qual é a variação possível de movimentos com este material? Como beneficiar-me plenamente com ele? Para quais alunos será uma ajuda e para quais acentuará uma dificuldade?

- Meu estado pessoal geral também determina o tipo de aula que irei ministrar. Por exemplo: muitos movimentos em pé exigem mais do que uma aula, na qual a maior parte dos movimentos é realizada na posição horizontal. Um trabalho sobre a postura e o eixo do corpo exige mais tônus do professor. Assim, se após a preparação percebo que meu estado de ânimo pessoal está mais voltado para a interiorização do que para a euforia, levo isso em conta no encaminhamento das atividades, embora sempre possa ocorrer alguma mudança no decorrer da aula. Afinal, não trabalho só, mas *com* os alunos.

- Quando o grupo é formado, na maioria, de alunos antigos, não sinto necessidade de alinhavar a aula. Os próprios alunos apresentam propostas interessantes e a seqüência de movimentos vai sendo criada naturalmente. Basta iniciar a aula num estado de abertura e receptividade e tudo corre bem. Um grupo de alunos novos sempre requer cuidados redobrados. Devem ser apresentados gradativamente os diferentes tipos de experimentações, e até com procedimentos didáticos quando for preciso, como explicações sobre os objetivos daquela atividade, consulta ao atlas de anatomia etc.

- Tanto os alunos iniciantes como os antigos, num mesmo grupo, poderão ansiar por novidades, enquanto outros irão preferir certa rotina, que lhes traga conforto e confiabilidade. Para estes últimos, muitos movimentos novos causarão exaustão, e isso deve ser considerado. Como encontrar, então, um equilíbrio entre esses extremos? Aqui entram a intuição e a sensibilidade na hora de propor os movimentos. Vale enfatizar e diferenciar detalhes, o que propicia a vivência do *novo* para quem precisa, ao mesmo tempo que não amedronta os que precisam apoiar-se no *conhecido*.

Existem ainda outros aspectos que não devem ser subestimados, como a escolha das posições básicas iniciais e o período do dia em que o aluno faz aula. Para começar a aula, procuro alternar os decúbitos (dorsal, ventral e lateral), a postura sentada e em pé, evitando o excesso de movimentos em cada uma das etapas para não sobrecarregar determinadas articulações. Também procuro evitar que os alunos permaneçam por muito tempo na mesma posição, o que pode acarretar algum tipo indesejável de dificuldade ou de facilidade, conforme as características de cada um.

Quando não há um planejamento prévio, corre-se o risco de privilegiar algumas posições em detrimento de outras e concentrar um excesso de movimentos numa mesma posição. Há também o risco de esquecer de propor determinada posição que poderia beneficiar algum aluno em especial. Tudo isso dá uma idéia da multiplicidade das variáveis presentes no momento da aula e permite novamente medir a importância de uma programação geral antecipada, que libera o professor para cuidar do que é mais emergente.

No que diz respeito ao momento do dia em que a aula acontece, a escolha do período matutino, vespertino ou noturno é de grande importância, pois cada um deles determinará o estado corporal do aluno no início da aula, o que terá influência sobre seu aproveitamento. Se fizer aula de manhã, logo após o despertar, estará, em princípio, mais descansado e disposto. Se for à tarde e fizer muito calor, o efeito será sentido. À noite, após um dia intenso de trabalho, talvez esteja mais cansado e com baixa vitalidade.

Como lidar com essas variações? Seria lógico supor que, para o aluno da manhã, convém começar a aula com movimentos dinâmicos e de tonificação, enquanto o aluno da noite pede ênfase nas atividades no chão, com movimentos lentos, que descansam, e só então passar para os movimentos mais exigentes. Mas nem sempre isso se verifica e pode ser seguido como regra. A experiência mostrou que, às vezes, quando o aluno chega cansado e deita-se de imediato, ele não consegue, em seguida, elevar o seu tônus para realizar um bom trabalho na seqüência da aula. Por isso, o período noturno pede maior cuidado na dosagem dos movimentos do que os períodos da manhã ou da tarde. Por essas razões, um mesmo roteiro de aula não pode ser seguido à risca nos diferentes períodos do dia.

Aliás, o planejamento serve, inclusive, para não ser seguido à risca. Justamente por ter feito um inventário recente de diferentes movimentos, o professor poderá dispor deles ou substituí-los por outros que considerar mais adequados. Os movimentos corporais têm a característica de desencadear a memória de outros, por associação ou por complementação. O fato de ter executado os movimentos e planejado a aula como um todo facilita as adaptações necessárias ao clima do dia e do grupo.

Planejar e cuidar

A vantagem maior de planejar as aulas é ter certa previsibilidade dos efeitos possíveis das experimentações orgânicas, para poder acompanhar os alunos com maior tranqüilidade. As experimentações não são apenas estímulos, no sentido de que o aluno reage a algo que vem de fora. São vivências, nas quais ele pode ou não se engajar por inteiro.

Se o professor souber projetar os efeitos que uma seqüência de movimentos terá sobre o estado de ânimo do aluno, assim como os efeitos biomecânicos gerais, poderá ficar mais tranqüilo. O cuidado com o planejamento das aulas deve refletir a responsabilidade que o professor tem de proteger o aluno, dentro do possível, de sobrecargas e imprevistos que possam agir como intrusos, impedindo-o de usufruir plenamente as aulas.

O que vem a ser essa intrusão? Ela pode decorrer, por exemplo, do fato de propor um movimento por demais exigente logo após um período de relaxamento profundo, que levou a um estado de interiorização, sem dar ao aluno o tempo necessário para que ele fizesse a transição entre um estado e outro. Não basta saber teoricamente que é preciso alternar um tipo de trabalho corporal com outro que o compense. Mais uma vez, é o fato de ter realizado os mesmos movimentos antes de iniciar a aula que dá ao professor condições de avaliar a que tipo de *estado de ânimo* o aluno pode ser conduzido.

Ao observador externo pode parecer que não está acontecendo nada de especial quando vê um grupo de alunos deitado, com os olhos fechados, em atitude de relaxamento, logo após ter realizado uma seqüência de movimentos. Se o observador for o próprio professor, este poderá pensar: "Bem, agora que o pescoço, a língua e o maxilar já foram bastante trabalhados, seria bom alguns movimentos bem dinâmicos de pernas e de abdominais". E, baseando-se apenas no critério de que é preciso contrabalançar os padrões de movimento, pode-se agir de modo absolutamente inadequado e invasivo ao propor uma atividade para a qual ainda não existe motivação por parte do aluno, pois ele continua envolvido pelas sensações do trabalho anterior.

É preciso esperar que haja uma motivação pessoal do aluno para executar uma atividade mais dinâmica, e mesmo que seja o caso de provocar esse *acordar*, é importante fazê-lo de maneira inteligente e gradual. Pode parecer uma observação banal, mas é muito fácil o professor escorregar para o lugar de observador externo e decidir mentalmente o que propor aos alunos, esquecendo-se de que *há uma pessoa* que terá de passar pelas mudanças de estado de tônus. Portanto, não se trata apenas de praticar uma mera alternância metodológica de movimentos relaxantes e tonificantes. Vale lembrar que essas mudanças, por assim dizer, metabólicas, também estão intimamente ligadas aos sentimentos.

Não se trata, em absoluto, de impedir a qualquer custo os imprevistos nem de querer proteger o aluno de tudo. Mesmo que fosse esse o objetivo, seria praticamente impossível realizá-lo num trabalho de grupo. Trata-se, antes, de *manter um ambiente estável*. O aluno poderá interpretar suas sensações como uma agressão vinda de fora. Afinal, ele não chegou sozinho a determinado estado. Foram as proposições do professor que desencadearam reações, por vezes, desagradáveis e até mesmo assustadoras. Esse ponto de vista do aluno deve ser respeitado, e o mínimo que o professor pode fazer é não ser pego desprevenido, demonstrando espanto diante de determinados efeitos que vierem a ocorrer durante ou após certas atividades, algumas das quais podem desencadear reações neurovegetativas, até certo ponto, desagradáveis.

Nem é preciso dizer que tais reações não devem ser suscitadas de propósito. Nesse aspecto, estou absolutamente de acordo com Marcel Bienfait, que critica certos profissionais, ditos terapeutas corporais, por fazerem uso intencional dos efeitos colaterais de alguns procedimentos fisioterápicos. "Não é normal querer utilizar as reações neurovegetativas que um tensionamento prolongado acarreta e que o terapeuta não controla", afirma Bienfait. "Elas apenas assinalam que o profissional foi longe demais." E conclui, categórico: "uma técnica fisioterápica não deve ser orientada por contingências psicológicas".[3] Na ginástica holística, as reações neurovegetativas jamais são provocadas intencionalmente e muito menos usadas para fins de catarse emocional.

De fato, tais reações podem surgir, por exemplo, em caso de tensão muito grande no diafragma e no plexo solar, ou da coluna cervical. E quando acontecem, procuramos minimizar seus efeitos e acalmar o aluno, explicando que se trata de uma reação desagradável, porém normal. Ficamos atentos também para que ele não termine a aula excessivamente fragilizado.

Quaisquer que sejam as precauções tomadas, sempre haverá surpresas e efeitos imprevisíveis. O ser humano é complexo demais para que consigamos prever tudo o que pode acontecer quando se começa um processo de mobilização e de relaxamento em uma zona do corpo que está muito enrijecida. As reações acontecem em cadeia e são misteriosas.

Não planejar

Gradualmente, o aluno vai conhecendo melhor seu comportamento nas distintas experimentações. Os imprevistos passam a não assustá-lo tanto, o professor vai ficando cada vez mais livre e não precisa mais preparar cada aula de maneira tão meticulosa. As demandas primárias de dor, o desconforto e o desconhecimento das reações corporais por parte do aluno vão dando lugar a uma espontaneidade cada vez maior. Como profissional, o professor amadurece com o trabalho, junto com os alunos. Vai se "afastando", por assim dizer, abrindo espaço para que o aluno vivencie suas experiências com privacidade. Sua presença agora é bem diferente da quase "simbiose" inicial.

Tal qual a mãe "suficientemente boa",[4] que adivinha, por identificação, o que se passa com seu bebê, e depois que ele está com seu

---

3. Bienfait, Marcel. 1995, p. 79.

4. Como nos é nomeada e explicada por Winnicott, em diversos momentos de sua obra. Em *Tudo começa em casa*, por exemplo, ele diz: "Uma mãe satisfatória começa com um alto grau de adaptação às necessidades do bebê. É isso que significa ser 'suficientemente boa': a tremenda capacidade que as mães normalmente têm de se devotar à identificação com o bebê". Winnicott, *Tudo começa em casa*. p. 113.

ego fortalecido (com a ajuda do ego da mãe) permite pequenas frustrações graduais, eu, no papel de educador corporal, também permito que ocorram situações em que não se sabe o que está acontecendo. Também deixo o aluno entregue às suas experiências. Ele sabe que pode contar comigo, e sei que posso contar com sua capacidade adquirida, de lidar com suas ansiedades primárias, as quais por vezes afloram durante algum trabalho corporal. Mesmo que não tenha sido numa experiência pessoal, ele já tem como referência exemplos de como lidei com algum colega em determinada situação delicada. E isso lhe inspira confiança. Temos uma confiança mútua. Esta é a única garantia disponível diante da fragilidade extrema em que se encontra a pessoa que entra em contato com suas dificuldades.

Vantagens possíveis (do não-planejamento)

Em seu livro, Ehrenfried não comenta o assunto. Suas indicações a respeito foram transmitidas oralmente por Guichard no curso de formação da AEDE.

Ela ensina que o professor nunca deve planejar uma aula a ponto de manter controle de tudo do começo ao fim. Isso levaria a um fracasso a médio prazo, pois faltaria o frescor responsável pela motivação e a conseqüente assiduidade dos alunos. A conduta adequada do professor é perceber o estado geral do grupo, ouvir as demandas pessoais e só então escolher suas propostas de movimentos, com a intuição tendo aqui um papel importante. Isso não elimina a necessidade de preparação, só que, no entender de Ehrenfried, preparar uma aula eqüivale a preparar-*se* a si mesmo, uma tarefa que ela considera de extrema importância para o profissional.

Experimentar uma calma interior, estar concentrado e disponível são alguns dos pré-requisitos que Ehrenfried julga importantes para que o professor possa estar receptivo às demandas dos alunos, identificar suas dificuldades maiores e assim decidir sobre o trabalho a propor. Para tanto, é preciso antes de tudo que o estado geral do profissional seja bom, isto é, ele precisa ter dormido o suficiente, ter boa digestão e eliminação para evitar a auto-intoxicação, em suma, estar bem desperto, lúcido, vivo. A disciplina mental que distancia do espírito tudo o que não diz respeito diretamente ao trabalho também deve ser aplicada.

Tudo isso é muito mais fácil de ser dito do que feito. Ehrenfried reconhece que a aquisição dessa disponibilidade mental e a aprendizagem do acesso direto à intuição requerem anos de prática, embora também considere esses recursos imprescindíveis para que o trabalho tenha sucesso. Isso não exclui, de forma alguma, a necessidade de amplos e sólidos conhecimentos teóricos, que a intuição jamais poderá substituir, uma coisa complementando a outra na formação integral do profissional.

Para Ehrenfried, baseada em sua longa experiência, existe apenas uma maneira eficaz de o profissional se preparar para dar uma aula. Ele deve reservar alguns minutos prévios de concentração, protegido de qualquer eventual interrupção, e, com muita calma, desenvolver alguma atividade que possa ajudar a resolver uma dificuldade pessoal qualquer. Além disso, ele deve ficar atento à sua respiração, e só. É tudo o que precisa. Pouco importa o tema escolhido, o fundamental é a atenção. Feita essa experiência pessoal, torna-se possível "enxergar" as dificuldades dos alunos e a melhor maneira de abordá-las.

Entretanto, existe um longo processo para se alcançar essa capacidade de visão. Meu método de preparação das aulas busca justamente ajudar nesse percurso. Tem por meta criar condições para se alcançar liberdade e fluidez tais, que se possa prescindir do planejamento prévio das aulas. O tempo e a maturidade irão dizer se foi um bom caminho.

Ao elaborar esse método, tive em mente a descrição que Winnicott faz do processo de amadurecimento que vai do bebê ao adulto, em que ressalta três pontos fundamentais: *o contato com a realidade*, *a integração* e o *sentido de corpo*.[5] Abordo a questão do planejamento antecipado das aulas à luz de um objetivo análogo ao que caracteriza um amadurecimento adequado, que recomenda não se antecipar às necessidades do aluno. Ocorre que estou me antecipando apenas aparentemente, ao planejar o tema da aula, pois faço isso para estar mais livre. É quase um paradoxo, pois o planejamento prévio serve justamente para que eu fique disponível *para as necessidades do aluno no momento da aula.*

---

5. Winnicott, D. W., *Da pediatria à psicanálise*, p. 295.

2. CORRIGIR O PRATICANTE?

O educador que corrige

Meu objetivo é discutir alguns pontos relativos à atitude que o professor deve ter ao orientar o aluno na execução dos movimentos, sem ferir o princípio básico do método, que é não corrigir. Tanto Elsa Gindler como Lily Ehrenfried enfatizaram que nenhuma correção vinda de fora é eficiente. Para que o aluno alcance resultados duradouros deve, por si mesmo, procurar a melhor maneira de executar um movimento. Por essa razão, não se faz demonstração de movimentos, tampouco correção no sentido literal do termo. Qual é o método empregado então? O professor descreve detalhadamente as fases de cada atividade: posição inicial, direção do corpo no espaço, objetivo do movimento e, às vezes, como deve ser coordenado com a respiração.

A partir dessas indicações, o aluno começa a atividade e o professor observa suas tentativas, procurando não interferir diretamente. Esta atitude de não-interferência direta estou denominando "não corrigir". Por exemplo, se peço que o braço direito seja levado para cima e o aluno leva o braço para trás, não digo que está errado. Repito a indicação ou pergunto ao aluno qual é a direção que seu braço ocupa no espaço. É ele que deve perceber, dar os comandos neuromusculares adequados e se corrigir.

Essa regra básica da ginástica holística é considerada um pouco estranha para o aluno novato, acostumado às ginásticas tradicionais, nas quais o professor, além de demonstrar, corrige explicitamente o gesto do aluno. Apesar de não corrigir, o professor deve estar atento à ação do aluno para que ele aproveite os exercícios de alongamento, a automassagem, a busca do encaixe correto de uma articulação, o fortalecimento da parte do corpo que está sendo trabalhada, ou qualquer outro objetivo que esteja em jogo.

Além disso, deve prevenir possíveis desconfortos na execução dos movimentos, principalmente quando são usados objetos mais duros, como bastões de madeira ou rolinhos de areia. É importante que o objeto seja posicionado junto à parte do corpo que foi especialmente indicada, de modo que ocorram os efeitos esperados e não haja incômodo desnecessário.

Por exemplo, solicita-se que o aluno instale um rolinho de areia embaixo da bacia e mantenha os joelhos flexionados sobre o tronco.

Se ele colocar o rolinho na região lombar (um pouco acima da bacia), aproveitará menos o trabalho a ser feito, além de sentir desconforto. Nesses casos, é óbvio que a orientação dada pelo professor deve ser seguida à risca e sua interferência direta é bem-vinda.

Nas situações em que o aluno já está realizando determinado movimento ou instalado numa posição de permanência, é importante identificar e saber diferenciar o estado de ânimo em que se encontra antes de interferir com alguma palavra ou gesto dirigidos diretamente a ele. Ele poderá estar num estado diferenciado de relaxamento e de quietude, no qual qualquer aproximação e solicitação objetiva poderão ser sentidas como invasivas.

Além das razões objetivas que justificam o ato de interferir de maneira um pouco mais direta na ação do aluno, pode acontecer, inadvertidamente, que a correção seja usada para gratificar o professor com a execução "correta" do movimento solicitado. Isto é, o que interessa ao professor, em primeiro lugar, é que o aluno faça exatamente o que ele pediu. Tal fato não é tão raro assim, principalmente quando o professor considera alguma atividade em especial, extremamente eficiente para resolver o "problema" do aluno. Nesse caso, o professor passa a se concentrar na observação do trabalho objetivo em detrimento do nível de envolvimento do aluno. Com as melhores intenções, pode atropelar o aluno "para o seu próprio bem".

Essas informações resultam de experiências desenvolvidas pela equipe de professoras da Clínica de Massagem e Ginástica Holística. Quinzenalmente, trocamos idéias a respeito das aulas. Todas sabem do que se trata, pois fazemos as aulas umas das outras, alternadamente. Temos, dessa forma, a oportunidade de observar, criticar ou elogiar a dinâmica utilizada pelas colegas e, assim, enriquecer nosso aprendizado.

O praticante corrigido

Quando o aluno solicita uma atenção mais específica, deve ser atendido, desde que isso não crie uma dependência, e ele passe a precisar sempre da aprovação e do controle do professor. Caso não queira nenhum tipo de correção, e mesmo assim o professor agir nessa direção, tal atitude poderá ser tomada pelo aluno como um atestado de incompetência. Minhas observações detectaram que o aluno pode reagir à aproximação e à atitude corretiva como se fosse vítima de uma sabotagem de sua coordenação motora, ainda incipiente.

O "saber-fazer" do professor invade o "ainda-não-sei-fazer" do aluno, que não tira nenhum proveito disso.

Essa questão é delicada. No conjunto de atividades que formam a relação com o aluno, a saber: indicar, acompanhar e sustentar o seu aprendizado, sempre existe o perigo de atropelá-lo com alguma solicitação além daquela que ele pode realizar naquele momento. Diante disso, é bom lembrar que a ginástica holística não busca apenas propiciar desempenho, mas também favorecer a liberação de um gesto mais bem coordenado e/ou a integração de uma parte do corpo ainda mal percebida, a fim de que este seja percebido como uma unidade.

O aluno que está com dores, com algum desconforto ou com deficiências funcionais de movimento tem um visão alterada do corpo. A parte afetada do corpo é percebida como defeituosa, como uma lacuna, um vazio. O objetivo das aulas consiste em reajustar as partes, integrá-las, fazer com que recupere a unidade perdida. Este é um dado muito importante, que não pode ser esquecido no momento de se fazer uma abordagem direta ao aluno. É preciso intuir qual é o teor da relação que o aluno tem com aquela determinada parte de seu corpo que está em atividade. Ele pode vê-la como um ponto frágil, ter medo de sentir dor, querer a qualquer custo realizar o que foi indicado, desconhecer a amplitude e as possibilidades de movimento daquela articulação, precisar de orientações mais precisas etc. Cada um desses casos pede uma abordagem diferenciada por parte do professor.

Precisão dos comandos

Para a realização de movimentos que pertencem à categoria dos estritamente determinados e não de exploração livre e improvisada, o correto posicionamento, como já disse, representa mais da metade do resultado do trabalho. Ele é, portanto, fundamental, e o aluno deve saber disso. Faz parte da habilidade do profissional administrar os diferentes fatores que podem interferir no bom aproveitamento do praticante. Sobre a necessidade de corrigir ou não, algumas questões poderiam balizar essa ação:

- Se o próprio aluno deve encontrar a melhor posição e a maneira de realizar o gesto, a preocupação não seria a de repetir novamente a proposta para ter certeza de que ele a compreendeu e deixá-lo fazer a seu modo?

- Será que o aluno recebe bem o toque que é feito, para acentuar o trabalho que está sendo realizado, ou para orientar a direção correta de seu gesto no espaço? Não será invasão de uma área "proibida"?
- A correção poderia levar a uma relação de dependência? Ou causar insegurança no aluno, que, dessa forma, não arriscaria repetir os movimentos quando sozinho por medo de fazer errado?
- Poderá haver um modo de "correção" que estimule o aluno a procurar a melhor forma de realizar um gesto, conhecendo e respeitando suas limitações do momento, sem dar-lhe, em nenhum momento, a impressão de que é incapaz?

De tudo isso, depreende-se que o olhar do professor não deverá apenas ver o gesto externo do aluno, mas captar a atitude pessoal que habita aquele movimento.

Cooperação ou submissão?

Na ginástica holística, o termo *aluno*, e não *paciente*, mesmo nas aulas individuais e em casos graves (como os de coxartrose, hérnia de disco, bursite e outros), já define uma relação na qual a pessoa que aprende é considerada nas suas possibilidades de desenvolver-se, aprender, criar e crescer. No relacionamento professor-aluno existe maior reciprocidade do que no relacionamento terapeuta-paciente. O primeiro pressupõe troca dinâmica e aprendizagem recíproca; o segundo acentua certo caráter passivo e dependente da pessoa que está sendo cuidada, ainda que se saiba da intensa atividade a que se lança alguém, por exemplo, num tratamento psicanalítico.

3. VOZ E LINGUAGEM

Voz

A linguagem empregada pelo professor é o que mais nos interessa, porém, não podemos abordá-la sem tratar da emissão da fala. A voz é um dos principais instrumentos de trabalho nas aulas de ginástica holística. A voz humana e a respiração estão intimamente ligadas e são duas funções grandemente beneficiadas por sua prática. A Associação Francesa de Professores de Canto, por intermédio do depoimento de vários de seus membros, recomenda as aulas de ginástica holística como uma atividade que proporcionará ao cantor, ator ou músico conjugar de maneira harmoniosa e equilibrada desempenho técnico e realização estética.

A importância da voz é reconhecida já nas origens da ginástica holística, conforme foi visto na apresentação do histórico deste método. Desde o início, ficou evidente a estreita ligação entre o trabalho com a voz e as outras atividades corporais desenvolvidas nas aulas, a começar por François Delsarte, ele próprio professor de canto. Elsa Gindler educava a voz em seus cursos regulares, além de contar com a participação de professoras de canto nos seminários que dava para a formação de professores. E não podemos nos esquecer dos festivais de verão que ela realizava com Jacoby, nos quais eram trabalhadas especificamente a voz e as diferentes formas de expressão vocal. Em Ehrenfried não encontramos a mesma ênfase, apesar de ela também valorizar este elemento.

Na pedagogia atual da ginástica holística, como já se sabe, não há demonstração de movimentos e sim sua descrição verbal. Tal fato enfatiza a importância da voz do professor, seja quanto à clareza e audibilidade, o que depende de uma boa articulação, seja quanto ao timbre, à entonação e ao ritmo. Sabemos que a voz pode tanto *tocar* o outro como afastá-lo. Dada a ausência de qualquer embasamento teórico anterior na bibliografia da ginástica holística, apresentarei algumas informações e conceitos básicos sobre a fonação, antes de passar para uma reflexão específica sobre a atuação verbal do professor.

O aparelho vocal

Na obra de um profissional multidisciplinar encontrei estudos abrangentes sobre a voz.[6] Já no início de seu livro ele faz uma constatação óbvia, mas que até então não vi explicitada de maneira tão didática: a de que não existem órgãos no corpo humano cuja função específica seja a fonação, ou seja, não temos órgão algum cuja fina-

---

6. *La respiración y la voz humana: su manejo y enseñanza*, de Gomez, Elier M. D., médico argentino, foniatra e otorrinolaringologista; músico, compositor, maestro e professor de canto.

lidade primária seja a linguagem. Todos os órgãos que possibilitam a fala têm outra função anterior e prioritária e apenas acessoriamente atuam na fala. Essa afirmação é um verdadeiro "ovo de Colombo", pois a fonação, em geral, constitui um capítulo dos livros de fisiologia, com a conseqüente descrição de seus órgãos especiais, o que a faz ser tomada sem maiores reflexões como as demais funções do organismo.

Trata-se, no entanto, de uma função única, com características especiais e muito particulares, que precisa tomar emprestados órgãos de dois outros sistemas — o digestivo e o respiratório. O nariz, a rinofaringe, a boca, a língua, a faringe, a traquéia, os brônquios, os pulmões e o diafragma são órgãos para as funções respiratórias e digestivas, não obstante sua intervenção na formação da palavra. Mesmo as cordas vocais (que consistem da borda interna do esfíncter que fecha a entrada do aparelho respiratório) não são primariamente dedicadas à fala. Funcionam como guardiãs que evitam a entrada de corpos estranhos e facilitam, pelo mecanismo da tosse, a expulsão do muco e do eventual catarro que se produzem nos brônquios.

O aparelho vocal seria, então,

> o conjunto de órgãos cujas funções fundamentais e a utilização de suas cavidades tem finalidades distintas, porém que o homem reúne funcionalmente em forma convencional, utilizando os ruídos ou sons que com eles se produzem e ressoam por simples coincidência, dando-lhes um significado também convencional e simbólico, com o qual a inteligência humana tem elaborado progressivamente os mil idiomas que se falam sobre a terra.[7]

Esta foi a definição do trato vocal (nome genérico dado ao conjunto de cavidades e estruturas que participam diretamente da produção sonora) mais holística que encontrei.

Também são considerados órgãos que agem na fonação os músculos da parede anterior do abdome, por serem antagonistas do diafragma. Segundo um critério funcional abrangente, o aparelho vocal vai do púbis aos seios frontais, envolvendo os seguintes órgãos: parede anterior do abdome, seu conteúdo visceral, diafragma, caixa torácica,

---

7. Gomez, E. M. D. *La respiración...*, *op. cit.*, p. 20.

pulmões, brônquios, traquéia, laringe, faringe, boca e seu conteúdo, rinofaringe, nariz, seios maxilares e frontais.

Quanto ao conceito de voz, se encarada do ponto de vista apenas fisiológico, físico e acústico, seria o movimento vibratório das cordas vocais produzido pela coluna de ar ascendente que, transformado em ruído ou som, amplia-se nas cavidades de ressonância. Mas na verdade não é tão simples assim. Sabemos que a voz e a linguagem são funções aprendidas, fruto da inteligência. Quando falamos, podemos dizer que é nosso cérebro que fala, e o aparelho vocal não é mais que um executor muscular mecânico de suas ordens motoras. Para compreender o processo da fala, precisamos considerar tanto os aspectos físicos como os mentais.

A fala

O processo mental da fonação compreende três fases: *ideação*, *imagem verbal* e *ordem motora*. Começamos pensando o que queremos dizer ou manifestar, seja conceito, ensinamento, emoção, pergunta ou qualquer situação mental que se queira resolver ou esclarecer. Depois, recorremos ao arquivo mental ou à memória, em busca da palavra ou frase que melhor represente nossas idéias. E, finalmente, a zona do córtex cerebral, que rege a ação do aparelho vocal, dá a ordem correspondente para que os músculos da fonação se contraiam adequadamente e emitam as palavras ordenadas, comunicando nossa mensagem ou pensamento.

São também três os elementos do processo físico da fonação, os quais devem atuar simultaneamente: *respiração, som glótico ou vocal* e *ressonância vocal*. Quanto à respiração, é preciso levar em conta os movimentos inspiratórios e expiratórios, pois ainda que a fala humana aconteça somente na saída do ar (expiração), uma boa inspiração prévia é fundamental, sem a qual a expiração não poderá realizar-se corretamente. O som glótico ou vocal é produzido pela contração das cordas vocais. Tal contração deve produzir-se automaticamente, sem intervenção de nossa vontade ou controle, com as variações que o hábito ou o estudo da voz lhe possam imprimir para adaptar-se às distintas manifestações vocais (fala, oratória, canto, representação teatral). Uma boa emissão da voz não deve causar nenhuma impressão na laringe; sensação de aperto e tensão na garganta significam mau uso da voz.

A ressonância vocal é o processo que consiste da passagem do ar por um verdadeiro desfiladeiro, formado pelas cordas vocais contraídas e em vibração, alcançando a garganta, a boca, a rinofaringe e o nariz, que atuam como cavidades de ressonância e aumentam o som glótico, dando-lhe as características pessoais de cada indivíduo. Para o nosso idioma são cinco os sons básicos (correspondendo às vogais); sobre esses sons, articulam-se as consoantes, mediante seus movimentos articulatórios característicos, que transformam a voz em idioma e linguagem.

As vogais e as consoantes têm fontes sonoras básicas diferentes. As vogais pertencem à fonte glótica, e as fontes básicas na produção das consoantes são as fontes friccionais. A fonte glótica produz o som laríngeo pela vibração das pregas vocais. Esse som projeta-se livremente para o exterior durante a emissão das vogais. A mesma coisa não acontece com as consoantes: todos os movimentos para a produção das consoantes são oclusivos e têm a tendência a estreitar, menos ou mais, as cavidades de ressonância, chegando por vezes a fechá-las. É na vogal que a voz se apóia e se projeta, e de sua boa emissão depende que a voz seja escutada devidamente. Esta é uma das razões para se caprichar na emissão da vogal que se segue à consoante, de forma que seja bem sonora e audível, se quisermos ser bem compreendidos em nossa fala. Segundo Russo e Behlau, cada idioma, com seu código lingüístico próprio, é o principal determinante das fontes a serem usadas. De acordo com a necessidade da fala, o indivíduo pode fazer uso sucessivo ou simultâneo das fontes glótica e friccional.[8]

Vocalização e articulação

As diferenças entre a produção do som das vogais e das consoantes devem ser levadas em conta para se obter melhor qualidade na emissão da mensagem falada. A clareza em nossa fala depende diretamente da forma como produzimos esses dois tipos de sons.

---

8. Essas pesquisadoras das questões da audição, da voz e da fala, responsáveis pelos principais estudos que aumentaram a compreensão da percepção da fala do português brasileiro, realizaram detalhada explanação sobre o assunto, que não irei incluir por não ser imprescindível para o tratamento da questão a que me dedico no momento. Sua importância, no entanto, não pode deixar de ser assinalada.

Quando falamos, realizamos ao mesmo tempo a emissão das vogais (vocalização) e os movimentos próprios das consoantes (articulação), de tal forma e tão intimamente entrelaçados na trama sonora da linguagem que temos a impressão de que articulação e fonação ou voz são a mesma coisa. No entanto, são coisas distintas: *vocalizar* é projetar sons ao exterior e *articular* é fazer a série de movimentos próprios das consoantes que se vai pronunciando.[9] Se observarmos com atenção, agora que fomos alertados para isso, verificamos que cada sílaba tem dois breves instantes que parecem apenas um, mas que são dois. O primeiro é o movimento próprio da consoante e o segundo, sobre o qual se apóia o primeiro, é a emissão da vogal. A soma dos dois constitui a sílaba: *fa, pa, ta, ga, la*, por exemplo. É muito comum, ao se realizarem os movimentos fonatórios específicos para as consoantes, que são oclusivos, as vogais formadoras das sílabas ficarem tão unidas que acabam sendo emitidas fechadas e com pouca ressonância.

Os educadores da voz alertam para a necessidade de "vocalizar" as palavras, provocando intencionalmente uma separação funcional entre os movimentos articulatórios das consoantes e a vocalização. Somente assim poderemos utilizar conscientemente a independência mecânica dos elementos formativos da voz.

Quando conseguimos que os movimentos articulatórios das consoantes atuem livremente, com soltura, e permitimos uma boa e correta projeção das vogais com um pouco mais de abertura da boca, teremos conseguido uma das condições mais valiosas da técnica vocal.[10]

Há exercícios específicos para se conseguir essa conscientização, que consistem resumidamente em falar as palavras destacando as sílabas e abrindo mais a boca ao vocalizar as vogais, após articular cada consoante. O fato de abrir mais a boca ajuda a relaxar a articulação da mandíbula e os principais músculos mastigadores — o masseter e o temporal, que tendem sempre a cerrar a boca.

---

9. Gomez, E. M. D. *La respiración...*, *op. cit.*, p. 127.
10. Gomez, E. M. D. *La respiración...*, *op. cit.*, p. 128.

Vale lembrar, aqui, os distintos movimentos de mandíbula presentes na ginástica holística, que têm o objetivo não só de relaxar essa região, freqüentemente tensa na maioria das pessoas, mas também favorecer a projeção clara e sonora da voz, indo na direção do que os educadores da voz valorizam.

Dificuldades do falar bem

Dada a complexidade envolvida no ato de falar, não é surpresa que, com freqüência, se fale mal ou defeituosamente, segundo a opinião dos fonoaudiólogos. Lançarei mão, mais uma vez, das pesquisas realizadas por Gomez que, com sua vasta experiência de médico, foniatra, cantor e educador da voz, condições difíceis de coexistir em uma mesma pessoa, consegue, como nenhum outro, elucidar o porquê da dificuldade da fala. Para ele, um dos fatores se deve ao fato de a linguagem, do ponto de vista físico e mecânico, ser uma função antinatural, dadas as circunstâncias em que se realiza. Em síntese, precisamos: relaxar o esfíncter laríngeo, ação contrária à sua função natural e completa; alargar suficientemente as cavidades de ressonância, cujas funções habituais são oclusivas; e alterar as funções respiratórias (mudanças de ritmo e tempo inspiratório reduzido).

A boca, a língua e a garganta são usadas habitualmente para funções digestivas de caráter oclusivo. Tanto a boca como a garganta, quando atuam como caixa de ressonância vocal, não se abrem o suficiente. Tampouco a língua desce para possibilitar uma abertura confortável na vocalização, acostumada que está a se levantar para repartir os alimentos que vão ser triturados. A língua (que ocupa praticamente toda a cavidade bucal) sobe também, para empurrar o bolo alimentar até a garganta. A faringe, por sua vez, estreita-se pelos seus músculos constritores, projetando o alimento para o esôfago. Assim, para falar ou cantar, precisamos transformar essas cavidades com funções fundamentalmente digestivas em cavidades de ressonância; temos, portanto, de proceder e atuar em sentido contrário às suas funções habituais. Não é de estranhar o grande número de pessoas que *mastigam as palavras!*

Médicos e fonoaudiólogos, baseados em estudos da dinâmica respiratória e vocal, dos elementos formativos da voz e das leis da fonação, chegam a afirmar que "*o mau uso da voz é, na realidade, o seu uso habitual*".[11] Em termos demonstráveis, há três razões fundamentais para se diagnosticar o mau uso da voz. Ele ocorre quando: não se sabe respirar corretamente; não se usa suficientemente a ressonância vocal; e, finalmente, como conseqüência, as cordas vocais e o esfíncter da laringe são excessivamente solicitados ante a necessidade de se fazer ouvir. A linguagem é uma manifestação da inteligência do homem e da necessidade de comunicar-se com seus semelhantes, e não uma função anatômica, que lhe foi dada naturalmente. Para tanto, ele utiliza órgãos de outras funções que, ao que parece, estão ainda se adaptando a tão sofisticada atividade. Além disso, a fala é uma função desenvolvida por imitação e submetida à audição.[12]

Por tudo o que foi exposto, fica claro que o ato de falar implica superar vários inconvenientes, realizar funções com distintas finalidades e coordená-las de forma simultânea, para que cada uma cumpra satisfatoriamente seu objetivo. Para que o falar bem (cantar exigiria mais ainda, o que fica evidente quando sabemos o longo percurso de treino e ensino pelo qual passam os cantores líricos) possa ser considerado uma verdadeira arte, torna-se evidente a necessidade de um aprendizado.

---

11. Gomez, E. M. D., p. 120.

12. O filme *A maçã*, da diretora iraniana Samira Makhmalbaf, nos dá um exemplo notável de como a fala não é uma função que acontece espontaneamente como o andar, por exemplo, mas precisa ser aprendida, dependendo diretamente do sentido da audição e da interação com outra pessoa. O filme, uma espécie de documentário baseado em fatos reais, trata de duas irmãs gêmeas, de 12 anos de idade, que passaram a vida toda trancadas em casa, sem terem contato com ninguém, além da mãe, que é cega, e do pai, que passa o dia fora. A situação é dramática e não vamos entrar no mérito das inúmeras questões que o filme suscita; o que nos interessa enfatizar é a linguagem deficiente que as meninas utilizam. Comunicam-se por meio de sons que pretendem ter um significado, mas que não respeitam nenhum código lingüístico. Não tendo alguém que lhes dirigisse a palavra ou lhes *ensinasse a falar, não aprenderam a falar*. Para sermos inteiramente precisos, até o processo de aprender a andar das meninas foi comprometido. Como não dispuseram de espaço suficiente para explorar e desenvolver a motricidade, o andar é tosco, desengonçado. A cena em que tentam aprender a jogar "amarelinha" (já libertas do cativeiro) demonstra como a coordenação motora, que seria própria da idade, não havia ainda se desenvolvido. O que não foi impedimento para que interagissem com as novas amiguinhas.

A ginástica holística participa dessa tarefa, aumentando a capacidade respiratória, melhorando o posicionamento da cabeça, relaxando a excessiva tensão dos músculos mastigatórios e da língua e ampliando a capacidade de abertura da boca. Mais importante que isso: por meio do relaxamento e do equilíbrio, coloca a pessoa em maior contato consigo mesma e com seu ritmo, facilitando a coordenação entre o tempo interior, a rapidez mental e a emissão das palavras. O resultado é que a pessoa falará de maneira mais agradável e clara, fato observado pelos que a cercam. Estudos realizados por Russo e Behlau demonstram que alterações na velocidade e no ritmo freqüentemente comprometem a efetividade da transmissão da mensagem.

Linguagem

A linguagem é um dos principais meios de comunicação entre o professor de ginástica holística e os alunos, ao lado da segurança, do afeto e do ambiente acolhedor. Por meio das palavras conduzimos, orientamos e acompanhamos o aluno na realização dos movimentos, cuidando sempre para propor uma atenção dirigida e não uma indicação explícita do que poderá ser percebido. A escuta de si, resultado da atenção perceptiva que percorre toda a aula, é um trabalho individual de cada aluno, auxiliado pelas propostas verbais do professor. A escolha das palavras, portanto, reveste-se da maior importância, para que motivem e esclareçam da melhor forma possível o que está sendo proposto. Por mais interessantes e eficientes que sejam os movimentos ou as posturas, poderão ser arruinados com uma descrição confusa e mal-elaborada.

Em minhas aulas, procuro usar uma terminologia acessível e adequada ao nível intelectual dos alunos, ou seja, simples e clara. Vale aqui o sugerido por especialistas da comunicação e da voz aos professores em geral: falar com boa articulação empregando sentenças simples é melhor do que falar de forma complicada usando sentenças rápidas. Se o aluno não entendeu a mensagem, deve ser-lhe dada a oportunidade de ter a informação repetida de forma remodelada e simplificada.[13] Tenho esta regra como referência, inclusive ao descrever uma seqüência de vários procedimentos que devem ocorrer em cadeia para um único movimento.

---

13. Katz & Tillery, 1997.

Um exemplo

O professor fala:

Observem o ritmo da respiração. Percebam o momento da entrada e da saída do ar. Agora, na saída do ar, pressionem os pés contra o chão, contraindo progressivamente a musculatura do abdome e do períneo, apoiando a lombar contra o chão e pressionando a língua no céu da boca. Na inspiração, relaxem, desfaçam a báscula da bacia, soltem a pressão da língua e descontraiam lentamente o períneo.

Tal movimento requer a coordenação de diferentes segmentos do corpo e significativo controle sobre a respiração, pois todos os passos do movimento devem ocorrer *um depois do outro, ao mesmo tempo*. Sem dúvida, a boa execução requer prática, e a indicação correta do professor é fundamental para que o aluno tenha sucesso nas suas tentativas. A repetição simplificada ajuda. "Na inspiração não façam nada. Ao expirar, encaixem a bacia e pressionem a língua no céu da boca." Pausa. Silêncio. "Ao encaixar a bacia para dentro e para cima, contraiam progressivamente o períneo e o abdome, soltando o ar." Pausa. Silêncio. "O esforço é feito na expiração. Na inspiração relaxem. Procurem coordenar o movimento no ritmo da respiração. Se necessário, façam pausas entre um movimento e outro e só respirem." Pausa. Silêncio. "Na saída do ar, encaixem a bacia. Relaxem para inspirar." Pausa. Silêncio. "Comecem o movimento pela pressão dos pés contra o chão, junto com a saída do ar." Pausa. Silêncio. "Na inspiração, soltem progressivamente a pressão da língua no céu da boca e relaxem a musculatura do abdome e períneo. Recomecem o movimento na saída do ar."

Enfim, as opções de fala são muitas, e não é preciso utilizar todas. Tudo depende da necessidade apresentada pelas atitudes dos alunos. Considero importante, ao continuar dando os vários comandos, alternar a ênfase dos diferentes momentos do trabalho, pois os alunos, cada um seguindo seu próprio ritmo respiratório, poderão estar em pontos diferentes do movimento.

No exemplo citado, descrevi um movimento básico da ginástica holística que, com a prática, será realizado sem esforço consciente, de maneira coordenada e tranqüila. A despeito de ser um movimento proposto com freqüência em algum momento de quase todas as aulas, continuo, a cada vez, dando indicações detalhadas, como se fosse apresentado pela primeira vez. Evita-se, com isso, a automatização do movimento. As repetições não devem transformá-lo num gesto mecânico e sim mais fácil e agradável de se fazer. Outro recurso que utilizo, entremeado com as indicações objetivas, é acrescentar um ou outro termo de anatomia, ou então descrever por alto como acontece determinada função orgânica, não com o objetivo de enriquecer o vocabulário dos alunos, mas sim para que tenham informações suficientes para que cada um, a seu modo, faça uma elaboração imaginativa do que ocorre em seu corpo.

A escuta dos alunos

Na verbalização das mensagens para a realização dos movimentos, levo em conta também a possibilidade de haver alunos que tenham dificuldade em memorizar sentenças longas. Devo o conhecimento da existência dessa disfunção específica da percepção e da atenção auditiva, mais uma vez, aos audiologistas. Segundo pesquisas realizadas, até indivíduos sãos (audição normal) poderão apresentar tempo de atenção curto, como também dificuldade em memorizar uma seqüência de informações. Ou seja, uma extensa série de instruções acarreta o esquecimento da informação inicial.

Para superar essa dificuldade de memória auditiva, o aluno poderá responder rapidamente ao que foi proposto ou até mesmo antes que todas as informações tenham sido dadas. Tal disfunção auditiva poderia ser a responsável pela aparente pressa apresentada por alguns alunos na realização dos movimentos propostos? É possível. Assim como em relação a outras questões envolvendo atitudes problemáticas dos alunos, procuro sempre investigar o comprometimento físico e objetivo, ao lado dos fatores de ordem psíquica e subjetiva.

Mas seja qual for a razão da dificuldade, procurando atender à demanda dos que precisam ouvir uma vez mais os comandos para não esquecer todos os detalhes, repito as indicações do movimento, intercaladas por um tempo de silêncio não muito longo. Nos intervalos de minha fala (e silencio para que aluno encontre seu próprio ritmo), aproveito para me aproximar de quem precisa de uma orientação mais específica ou de ajuda concreta por meio de um toque. É comum observar-se que a dificuldade apresentada na realização dos movimentos se deve mais ao fato de o aluno não ter conseguido escutar direito o que é solicitado do que a impedimentos de coordenação motora.

A questão da ajuda na execução dos movimentos já foi vista em detalhes no tópico anterior, *Corrigir o praticante?*. Na presente seção quero ressaltar a necessidade de se considerar a possível presença de deficiências auditivas entre os alunos mais idosos, já que, por ser a ginástica holística uma metodologia corporal adequada para a terceira idade, contamos com número considerável de alunos nessa faixa etária. E mesmo que se tratasse de apenas um caso, justificaria o conhecimento e o tratamento especial. É preciso levar em conta, também, que nem sempre o aluno nos informa de suas dificuldades auditivas, se é que sabe ser portador de alguma deficiência.

É preciso ficar atento às dificuldades apresentadas na compreensão e na execução do que é proposto, o que pode denunciar a presença de deficiência. Muitas vezes, nas situações do dia-a-dia, o indivíduo não se dá conta da diminuição de sua capacidade de percepção da fala. Durante as aulas de ginástica holística, no entanto, nas quais os movimentos não são mostrados e o aluno depende da mensagem verbal do professor para a adequada compreensão do que deve ser feito, poderá ficar evidente uma anomalia até então não detectada. Há ainda o detalhe importante de que o aluno não se encontra na frente do professor (o que possibilitaria uma leitura labial), mas apenas o escuta.

Foram obstáculos dessa ordem que motivaram meu interesse pelo assunto e não a simples curiosidade ou especulação teórica. Na busca de subsídios para lidar melhor com as situações encontradas na prática, debrucei-me sobre vários tratados altamente especializados, pesquisei os mais recentes estudos realizados por fonoaudiólogos, e emergi do meio desse oceano de informações com a certeza da necessidade de saber mais sobre o assunto. A experiência mostrou que tais dados são de suma importância, razão pela qual já desenvolvemos alguns conceitos em *O Silêncio* (tópico 3, Capítulo I).

Abordagens não-diretivas

Nem sempre os movimentos da ginástica holística têm todas as suas fases delimitadas. Freqüentemente, recorre-se a atividades nas quais as instruções dadas estimulam os alunos a encontrar respostas singulares ao que foi proposto. Trata-se mais de uma exploração livre de movimentos ou das próprias sensações do que fazer gestos específicos predeterminados. A linguagem utilizada, nesses casos, é igualmente importante para incentivar a observação da parte do corpo sobre a qual o aluno detém sua atenção. Toma-se cuidado para não sugerir possíveis sensações ou reações: pede-se apenas para que se observe e constate o que está acontecendo. Isso é válido principalmente nos trabalhos que causam alteração quanto à temperatura, peso ou presença mais evidente de determinada parte do corpo. Não há indução explícita como: "perceba como seus braços ficaram pesados" ou "sinta o calor espalhar-se pelo seu rosto". Em vez disso, pede-se simplesmente que se perceba o peso dos braços ou a temperatura do rosto. Tal indicação, mais neutra, deixa abertas múltiplas possibilidades e cada um reagirá conforme seu estado do momento, sem considerações de certo ou errado. Cada pessoa é única e original; dessa forma, seus processos corporais são vivenciados (e elaborados) de maneira própria e irreproduzível.

Reitero, mais uma vez, que o que interessa não é a percepção pela percepção e sim a integração. Quer dizer, se o aluno percebe a *autonomia* de cada parte é para *integrá-la* ao todo. E o *todo* é ele próprio, que poderá sentir-se inteiro naquela sensação prazerosa de calor que percebe em seu rosto, por exemplo. Para tanto, a atenção perceptiva não precisa ser excessivamente requisitada, como se observa em determinadas abordagens corporais que exageram na autopercepção, e com as quais não simpatizo. O excesso de interiorização induzida, a meu ver, não traz vantagens. Em minhas aulas, procuro antes o gesto intencional e coordenado, mais do que mergulhar o aluno num mar de sensações que não lhe será benéfico em nenhum sentido.

Na ginástica holística, por contarmos com abundantes recursos de estímulos, poderíamos correr o risco de transformar a aula num ambiente de catarse e de experimentações sensoriais. Não é absolutamente do que se trata. O rigor na linguagem e o horizonte dado pelas proposições procuram garantir a objetividade do trabalho. O cuidado na escolha das palavras começa na preparação da aula, quando, além de realizarmos atentamente os movimentos, pensamos também nos termos mais adequados para sua proposição.

O clima de cada atividade

Alguns termos de anatomia são empregados com o objetivo de situar melhor o aluno na realização dos seus gestos. Para tanto, pode-se contar com a ajuda de ilustrações ou da observação direta do esqueleto (modelo em plástico), que é mantido na sala de aula. O interesse não é dar informações teóricas, como já foi mencionado, mas favorecer que o aluno integre e coordene melhor as distintas partes de seu corpo.

Prenez votre temps, s'il vous plaît. São expressões coloquiais da língua francesa, que ajudam a dar o clima das aulas de ginástica holística. Favorecem determinado estado de espírito para a realização do trabalho. Não dispomos exatamente do mesmo recurso no português do Brasil; como, então, conseguir expressar *l'esprit* do trabalho? Um recurso seria criar expressões próprias, que se aproximassem do sentido daquelas que o francês coloquial traz e que, pela repetição freqüente em sala de aula, viriam a se tornar um registro do que queremos dizer. A vantagem desse procedimento é que as repetições proporcionam o efeito de redundâncias acústicas necessárias para alguns entre nossos alunos.

Outra possibilidade é cuidar dos tempos verbais, evitando utilizar muito o imperativo. As proposições de movimentos devem ser claras, mas não precisam ser uma ordem. Quando os movimentos ou as posturas acontecem na posição deitada, deve-se sempre levar em conta que o aluno irá *preparar-se para a ação.* Ele não se encontra automaticamente em prontidão permanente para obedecer aos comandos do professor. Poderá estar relaxado e numa atitude que estou chamando de estado de quietude.

CAPÍTULO III

O PRATICANTE DE GINÁSTICA HOLÍSTICA

1. RELAXAR E NÃO PENSAR

> *Dorme descuidado o peito e*
> *repousam os pensamentos graves.*
> Hölderlin

Já foi apontado no tópico *O Silêncio* o quanto o *silêncio* é um elemento propiciador do estado de quietude do aluno. Tratarei aqui de algumas atitudes relacionadas ao relaxamento, que podem ou não levar o aluno a um breve "desligar-se" da ação que acontece no presente. Não é somente nos relaxamentos passivos, com ausência de movimento, que pode acontecer uma retirada do mental para descanso. Isso pode ocorrer (costuma acontecer com freqüência) durante a realização de uma atividade, quando o aluno se encontra completamente envolvido por ela.

Ivaldo Bertazzo, um dos raros profissionais brasileiros da área de cuidados corporais, conhecido no exterior, professor de toda uma geração de profissionais que se dedicam à educação corporal — dentre os quais me incluo — serve-se freqüentemente da seguinte imagem, que considero bem adequada para descrever o que estou querendo dizer aqui: "É nos momentos de atenção total ao gesto que o psiquismo consegue 'retirar-se' sem ser notado. Pé ante pé, alcança a toalha, corre ao banheiro e toma uma chuveirada. Então, que alívio! Elimina suas crostas, enxágua-se, faz massagem e toda sua higiene, voltando inteiramente refeito quando solicitado".[1] A meu ver, o autor faz uma feliz descrição de determinado estado que acontece aos alunos durante as aulas de ginástica holística, quando pode descansar tanto das solicitações externas quanto das demandas internas. Está em território neutro.

No contexto em que desenvolve seu pensamento, Bertazzo está dizendo que o que se vê com freqüência é o gesto demasiado submetido ao psiquismo e com distribuição muscular limitada. Segundo ele, a concentração no gesto pelo gesto oferece a possibilidade de aliviar o fardo psíquico que sobrecarrega o corpo diariamente. Acompanhando sua linha de raciocínio, o que acontece se, "em lugar de tomar seu banho completo, o psiquismo já é chamado de volta quando apenas 'molhou os pés'? Ele com certeza invadirá a mecânica corporal, interferindo em sua autonomia".[2] Caso essa "chamada de volta" esteja relacionada com uma solicitação excessiva por parte do professor, o que aconteceu foi uma invasão de privacidade, algo um pouco mais complexo do que o explicitado por Bertazzo.

Quietude

No decorrer da aula, o aluno passa por diferentes estados, e os mais reconhecíveis estão relacionados ao relaxamento, à expectativa, à prontidão para a ação, à preguiça, ao bem-estar, à vontade de não fazer nada, ao desejo de movimentar-se intensamente; enfim, é amplo o espectro de possibilidades. Na presente seção vou deter-me e analisar determinado estado, que acontece propiciado pelo silêncio e pela sensação de "tempo-cuidado" (expressão já definida no tópico 4, Capítulo 1, Parte II). Esse estado poderia ser definido como o de

---

1. Bertazzo, Ivaldo. *Cidadão corpo: identidade e autonomia do movimento.* São Paulo, Summus, 1998, p. 26. Obra que veio preencher uma lacuna na magra bibliografia brasileira sobre educação corporal.

2. Idem, ibidem, p. 25. Essa citação de Bertazzo é de caráter pontual e não assumo como minhas as referências que ele faz ao psiquismo. No contexto geral de seu manual *Cidadão corpo*, os termos "mental" e "psíquico" são usados indiferenciadamente, o que torna necessária esta ressalva, pois para mim esses termos não se confundem. Além do mais, o que está em meu horizonte é a integração da pessoa por intermédio da coordenação do gesto e não a *autonomia da mecânica corporal.*

quietude, de escuta atenta/relaxada. Há que se cuidar para não ser invasivo, para não assustar, não interromper, não quebrar bruscamente o silêncio.

É importante saber dosar a alternância silêncio/fala. Os tempos dos verbos também importam. Verbos no imperativo, tais como: faça, alongue, levante, vire-se, entre outros, implicam uma ação imediata, e a prontidão não é o esperado por quem está no estado de atenção perceptiva, próximo ao relaxamento. Principalmente quando o trabalho vai mudar de uma fase passiva ou de relaxamento para uma fase mais ativa, deve-se tomar o cuidado de fazer uma preparação para a ação, com propostas indiretas, que aproximem a pessoa do ato específico. Um exemplo disso seria: "Agora vocês vão espreguiçar bastante, buscar um grande bocejo, virar de lado devagar, sentar e depois levantar", ou "Você vai agora mudar de posição, fazer o movimento que sentir vontade, preparando-se para ficar em pé". Isso dito com um certo espaço de tempo entre uma proposição e outra.

A série de cuidados com relação ao silêncio que tomo durante as aulas poderia ser comparada, até certo ponto, ao cuidado da mãe com seu bebê, que ainda está sendo apresentado ao mundo, evitando colocá-lo em estado de alerta excessivo. O paralelo que faço entre o aluno e o bebê justifica-se porque o aluno poderá chegar, em algum momento da aula, a um estado regredido, e sua qualidade de escuta deverá ser levada em conta, pois pode tornar-se tão delicada quanto a do bebê, ainda que o aluno não o seja mais.

No exemplo do bebê, os barulhos da casa, do cotidiano garantem a presença de alguém disponível; no entanto, quando muito altos ou intempestivos, podem vir a sobressaltá-lo. Na situação da sala de aula de ginástica holística, poderia exemplificar citando o simples ato de caminhar pela sala (no caso, utilizo uma sala com piso de madeira); se andar descalça ocorre um pequeno ruído; se andar calçada com meias, os passos ficam mais silenciosos. Só essa diferença, para alguns alunos, já interfere no conforto e no "silêncio" benéficos para um melhor resultado do trabalho.

A constatação desse estado passageiro de regressão pelo qual passa o aluno, durante ou após a realização das experimentações, foi feita também por outros profissionais da área. Boris Dolto, renomado fisioterapeuta francês, contemporâneo e incentivador de Ehrenfried, ao discorrer sobre a relação terapêutica entre professor-aluno ou fisioterapeuta-paciente no contexto da reeducação corporal, reconhece que os verdadeiros resultados terapêuticos verificam-se apenas após um período de regressão. Faz questão de ressaltar, no entanto, que essa regressão deve ser constatada e não provocada por si mesma. Demonstrando o valor que dá a essa fase do trabalho, Dolto diz mais adiante: "Para favorecer esta etapa, pode-se eventualmente suscitá-la, sem jamais fazer notar este estado regressivo ao indivíduo, fazendo apelo a seu dinamismo profundo através de manobras insólitas".[3] A maior parte das propostas que faz coincide com as experimentações da ginástica holística. Dolto e Ehrenfried trabalharam juntos; ela dizia, a respeito de algumas de suas criativas atividades em sala de aula, que era difícil dizer o que tinha sido idéia de um ou de outro.[4]

Reestruturação

O estado de regressão, do modo como estou tratando aqui, não ocorre somente em situações de passividade, mas também durante atividades lúdicas e/ou não-habituais. O caráter insólito e inabitual de atos como: engatinhar, acompanhando uma bola que rola; pequenos saltitamentos rápidos e lúdicos; rotações e balanceios de tronco em ritmos variados, desperta um dinamismo simbolizado pelos jogos infantis e suscita uma eficaz liberação de todo o processo da coordenação motora. Tendências as mais arcaicas são reativadas, ao mesmo tempo que é liberado o dinamismo de uma motricidade atual cada vez mais disponível. Fica claro com esses exemplos que o que se busca não é a regressão por si mesma, mas antes "a reminiscência de uma motricidade espontânea, por vezes jubilante, de onde partia o desejo de viver antes de se tornar artificial ou acidentalmente deformado".[5]

---

3. Dolto, B., p. 359.

4. Dolto introduziu o uso de diferentes objetos para auxiliar nas manobras e nos movimentos de reeducação corporal. Alguns recursos usados nas aulas de ginástica holística certamente são criação sua. Em meu curso de formação em Paris, assisti a um vídeo de Boris Dolto trabalhando em sessões individuais. Foi impressionante ver como aquele homem de compleição robusta conseguia ser tão suave em suas abordagens. Além disso, ele se engajava com seu corpo inteiro nas manobras de massagens e movimentos passivos. Marcou-me especialmente a cena em que, com as duas mãos, mantinha os ombros do paciente abaixados, enquanto usava o seu queixo para tocar o esterno e induzir a um relaxamento da respiração. Tudo isso com extrema gentileza.

5. Dolto, Boris, *op. cit.*, p. 359.

Uma aluna conta que, quando está muito cansada ou melancólica, percebe-se em atividade de lalalia. É um gesto autônomo: não é ela quem decide fazê-lo. Após algum tempo, ela se sente reanimada e a atividade bucal cessa. Esse exemplo demonstra, a meu ver, que a pessoa, quando muito cansada e com necessidade de recompor-se, volta a repetir atividades motoras que pertencem a estágios dos primórdios de sua infância. A regressão nesse caso deve ser encarada no seu sentido construtivo e não passivo ou negativo. A atividade motora realizada, seja qual for, aparece por ser a mais apropriada para devolver a autoconfiança e retomar o mundo adulto. Parece tratar-se não de um escorregar defensivo para trás, mas de buscar ativamente algo sobre o que apoiar-se. O corpo sabe do que precisa.

Humor

Há estados de ânimo que o silêncio propicia. Um fenômeno comum observado durante as aulas (seja por mim ou por outros colegas profissionais), que se relaciona à facilitação proporcionada pelo silêncio, é o aluno "desligar-se" por alguns momentos. Embalado pela voz do professor, ele se afasta da ação objetiva que está acontecendo na aula e entra num estado que poderia ser chamado de quietude. Isso pode ocorrer durante a execução dos movimentos ou nas pausas entre um movimento e outro. Em pouco tempo, o aluno volta espontaneamente ao "presente", embora às vezes também caiba a mim trazê-lo de volta com algo dito mais diretamente a ele, ou então repetindo uma vez mais a proposta para o próximo movimento. Considero da maior importância não interferir de maneira brusca nesse tempo/espaço especial que o aluno criou para si por alguns momentos. É um privilégio poder desfrutar isso. Acredito não tratar-se de forma alguma de falta de interesse pela aula; ao contrário, é demonstração de uma confiança básica, sem a qual não é possível essa espécie de relaxamento.

Para que o aluno se entregue a esse estado, é preciso confiar que alguém vá trazê-lo de volta, ou que esse alguém permanecerá presente na sua "ausência": quando o aluno voltar, terá alguém aqui-e-agora garantindo a continuidade do espaço-tempo. Os alunos que se permitem, durante breves momentos na aula, vivenciar esse estado de quietude relatam que voltam descansados, revigorados, prontos para continuar o trabalho, confirmando o benefício desses momentos.

Seria especulação querer saber para onde vai essa pessoa que devaneia durante a aula? Estaria ela no passado? Ou no presente? Em que lugar? É interessante a idéia de lugar; não é um estado o que me ocorre, nem uma sensação, é um lugar. Há outro fenômeno um pouco diverso desse descrito anteriormente (no qual o aluno aparentemente "desliga-se" do aqui-e-agora), mas que considero similar. Trata-se de uma modificação no estado de presença da pessoa, constatado por pequenas ocorrências, as quais mostram que algo mudou. Investigando os dois fenômenos — o breve desligar-se e a sensação de uma presença maior na sala de aula — o que me ocorreu intuitivamente em primeira mão é a idéia de lugar. Tendo como referência inicial as aulas individuais, as quais proporcionam maior proximidade e acuidade de observação, arriscaria dizer até que somente quando a pessoa chega a "esse lugar" (que não sei o que é nem onde fica) ela começa a se beneficiar de fato com o trabalho. Tentarei descrever como isso aparece na situação específica da aula individual ou sessão de massagem.

Há quase uma espera de minha parte pelo momento em que a pessoa chega a "esse lugar", tanto se tornou freqüente o fato. E sabe-se quando a pessoa chegou lá quando ocorre um suspiro, uma respiração mais profunda, algum movimento involuntário, a acomodação do corpo em outra posição, uma ligeira rotação de cabeça, ou uma mudança de apoio da mão; seja o que for, é somente desse ponto em diante que a aula começa de fato. Até então, movimentos foram realizados, coisas aconteceram, mas qualquer mudança ou melhora sobre o estado inicial da pessoa, seja de desconforto, dor, tensão, se é que vai ocorrer, só acontece após a chegada a esse lugar.[6]

---

6. Posteriormente à minha verificação sobre essa idéia de *lugar*, encontrei algo análogo em Marion Milner (psicanalista britânica, pertencente ao mesmo grupo de D. W. Winnicott), quando se refere à determinada fase de pensamento pela qual passa o artista no momento da criação. Em artigo de 1957, "A ordenação do caos", Milner reivindica um lugar para o estado de suspensão do pensamento, que, segundo ela "requer um ambiente físico no qual estejamos libertos da necessidade de uma ação oportuna prática imediata; e requer um ambiente mental, tanto na própria pessoa como nas que a rodeiam, de uma tolerância que em certos momentos pode parecer loucura". E continua: "vamos tratar certos fenômenos como se fossem sintomas, algo de que devemos nos livrar, ou nós, em nossa cultura mentalizada de modo objetivo, chegaremos a reconhecê-los como algo a ser usado, como tendo seu lugar?" (Milner, Marion. *A loucura suprimida do homem são*. Rio de Janeiro, Imago, 1991, p. 230).

Em alguns casos, essa é a etapa mais importante da aula ou sessão, e procuro, inclusive, não fazer nada que perturbe o aluno ou que o afaste desse estado. Penso tratar-se de uma relação de objeto subjetivo, como se diz na teoria winnicottiana, pois nesse momento o aluno está se relacionando com as sensações corporais e o bem-estar do ambiente (o local no qual se encontra, a minha presença, a voz, o toque) como se fossem uma coisa só. O professor ou massagista que está lá, proporcionando os recursos que lhe dão conforto e relaxamento, não é percebido como objeto externo, mas como parte do aluno. Essa situação se assemelha aos cuidados ministrados a um bebê quando a mãe é o ambiente.

A constatação desse fenômeno em inúmeras aulas individuais me levou a observá-lo também nas aulas em grupo, com a diferença de que cada aluno tem um tempo individual para "chegar". A fim de ilustrar melhor o que ocorre, usarei um exemplo: a pessoa entrando em sua casa com a bolsa (bolsa pessoal, não sacolas ou derivados). Há quem chega e já deposita a bolsa em algum lugar apropriado logo na entrada; outro pode carregar a bolsa consigo até o quarto, escritório ou sala; há quem até realiza pequenas tarefas domésticas ainda com a bolsa dependurada. Então, de maneira análoga, observo em sala de aula os que demoram mais para "largar a bolsa", para realmente chegar "à casa" (seu corpo), e a partir de então estarem livres.

Confiança

A certeza de que haverá tempo suficiente para chegar e, depois de chegar, ficar, realizar, construir, é dada, por um lado, pela dosagem de silêncio e fala do professor e, por outro, pelas palavras cuidadosamente escolhidas ao propor o trabalho. O silêncio, quer entre os movimentos propostos, quer durante a sua execução, enquanto o professor acompanha com o olhar e aguarda o momento certo de sugerir alguma coisa, reassegura ao aluno a possibilidade de cumprir a tarefa de se cuidar.

O cuidado, da forma como o estou enfocando, depende muito de estar acompanhado por alguém que não interfira, não invada, não comande em demasia. O professor está presente e permite que o aluno também esteja. Parece óbvio, mas não é. Pode acontecer que, aparentemente, o professor dê a aula e o aluno execute os movimentos, mas nenhum dos dois tem uma qualidade de presença (estado de concentração relaxada) de fato. O professor poderá ser detalhista, quase prolixo em suas descrições dos movimentos a serem realizados. O aluno poderá ser obediente e fazer tudo como se deve, e, apesar disso, nada acontecer de fato. Se não há um estado de concentração relaxada, nada do que é feito faz sentido. Incluir e dosar o silêncio nas falas deve ser uma habilidade desenvolvida pelo professor. O silêncio, quando não se estende indefinidamente, é sentido pelo aluno como uma prova da atitude atenta e cuidadosa do professor e não como abandono. É um silêncio habitado.

Quem sabe a idéia de *espaço potencial* ou também de *espaço transicional*, termos cunhados por Winnicott, possa ser apropriada para se pensar o fenômeno que descrevo aqui, ou seja, o que estou chamando de *lugar* (possível para o estado de relaxamento ou suspensão do pensamento, como quer Marion Milner) seria a

> [...] área intermediária de *experimentação*, para a qual contribuem tanto a realidade interna quanto a vida externa. Trata-se de uma área que não é disputada, porque nenhuma reivindicação é feita em seu nome, exceto que ela exista como lugar de repouso para o indivíduo empenhado na perpétua tarefa humana de manter as realidades interna e externa separadas, ainda que inter-relacionadas.[7]

Novamente lembro que tomo essas idéias como paradigmas conceituais; trata-se apenas de hipóteses que precisam ainda de maiores verificações.

Abordarei, em seguida, um dos procedimentos da ginástica holística não enfocado por Ehrenfried, quem sabe por ainda não estar presente no método, na época em que seu livro foi publicado (1956). Uma contextualização do ambiente profissional em que Ehrenfried se situava servirá de ponto de apoio para tentarmos saber desde quando o relato dos alunos nas aulas começou a ser considerado importante.

2. POR QUE FALAR?

A dificuldade de tradução verbal das experiências corporais tem sido discutida por vários cientistas sociais, invocada por profissionais

---

7. BR, p. 15.

da dança (coreógrafos, pedagogos, bailarinos), por atletas e por atores. Não é preciso citar nomes para reconhecer o quanto nessas profissões o discurso fica aquém da experiência. Trata-se, portanto, de um problema complexo. As analogias e metáforas são um recurso empregado com freqüência, mas mesmo elas não excluem a possibilidade de distorções de significado entre o que é expresso e o que é vivido. No entanto, mesmo que os dados da experiência desafiem a verbalização e não possamos descrevê-la de maneira satisfatória, precisamos admitir que a fala, o discurso, com toda a sua subjetividade, poderá ser uma chave essencial para se ter acesso ao que se experimenta corporalmente.

Indo um pouco além, diria que as experiências vividas pelas pessoas quando trabalham seu corpo e as falas que elaboram sobre essas experiências estão intimamente ligadas às formas como elas entendem suas vidas, se relacionam com o mundo e criam fragmentos desse mundo. Não se trata apenas de um relato do que acontece no seu interior; fica transparente também a forma como se relacionam com os outros, isto é, o seu modo de estar no mundo.

Tem-se considerado o corpo como aquilo que as pessoas têm de mais próprio, menos alheio e menos antagônico. Quando, porém, nos distanciamos do corpo e o submetemos a uma observação total ou parcial, o que parece acontecer na auto-análise durante o processo de educação corporal, pode aparecer um sentimento de estranheza, o qual converte o corpo que *somos* num objeto que *temos* e está à nossa disposição. Pode-se, por assim dizer, presenciá-lo, como uma coisa entre outras. Assim, é possível a cada um de nós investigar tanto o corpo em si mesmo, como se fosse um objeto do mundo possível de ser observado, quanto o corpo vivido, que é a própria pessoa refletindo-se. Sobre qual das duas vertentes se apóiam os relatos dos alunos nas aulas de ginástica holística?

Ehrenfried

No livro de Ehrenfried não há nenhuma referência quanto à necessidade ou importância de o aluno relatar o que sente após a realização dos movimentos. A autora chega a citar alguns comentários dos alunos sobre os efeitos do trabalho, mas parecem ser espontâneos e não solicitados diretamente por ela. Durante meu curso de formação, fazia parte do método o relato das sensações, quer durante o trabalho quer nas pausas. Houve, portanto, o acréscimo desse elemento. Mas desde quando? Que demandas práticas levaram a essa mudança? Que resultados efetivos justificaram sua inclusão? E quais seriam os conhecimentos teóricos que balizaram a alteração?

Na tentativa de responder a essas perguntas, procurei, na bibliografia da reeducação psicomotora, área de estudo mais próxima, algumas pistas que pudessem ajudar a compreender a inclusão, no método da ginástica holística, da fala do aluno durante as aulas. Queria conhecer sua localização histórica no tempo e seus pressupostos teóricos. Ehrenfried, apesar de não se ter engajado formalmente no campo da psicomotricidade, seja por sua formação, seja porque o objetivo de seu trabalho era mais global para inscrever-se nessa categoria, mantinha-se a par dos avanços realizados nas pedagogias e terapias de abordagem corporal. Por certo, conhecia as referências científicas, psicológicas e filosóficas sobre as quais os psicomotricistas baseavam seu trabalho, além de manter-se atualizada quanto às suas práticas. Seguindo essa linha de raciocínio, procurei conhecer o referencial teórico de cada um dos diferentes ramos da psicomotricidade francesa.

Uma pista

Em meados de 1980, Jean Le Camus[8] fez uma revisão do percurso histórico das práticas psicomotoras: sua origem, construção e evolução. Na bibliografia em que se apóia para escrever seu livro, encontram-se referências aos autores mais importantes (principalmente os franceses) da educação corporal do século XX, tanto anteriores como contemporâneos e posteriores a Ehrenfried, o que possibilita ter o panorama geral do ambiente científico, prático e acadêmico do qual a pioneira da ginástica holística fazia parte. Sem proceder a uma análise detalhada da obra de Camus, desnecessária para o foco e objeto de estudo, farei notar que, na pesquisa por ele empreendida, pude encontrar quase que uma demarcação de quando começou a ser levada em conta a verbalização dos alunos no contexto das aulas de educação corporal ou nas sessões de psicomotricidade. Nos autores anteriores e contemporâneos a Ehrenfried não há ainda

---

8. Camus, Jean Le. *O corpo em discussão: da reeducação psicomotora às terapias de mediação corporal.* Porto Alegre, Artes Médicas, 1986.

uma preocupação maior nesse sentido. A lacuna fica evidente por ocasião da revolução cultural de maio de 1968, que tinha entre suas principais reivindicações dar a palavra ao corpo, escutá-lo e levar em consideração o que ele pode dizer, convidá-lo a expressar-se e a comunicar-se.

Maio de 1968 foi um marco. A partir daí, os sistemas religiosos, filosóficos e políticos, a moral, as ciências humanas, a pedagogia, a terapia, a produção artística, enfim, todas as manifestações da cultura ocidental vão, de alguma maneira, levar em consideração o corpo, até então negado, ignorado e ausente. No âmbito das práticas psicomotoras, principalmente entre os ajuriaguerristas,[9] o corpo até então deveria ser capaz de receber, organizar e memorizar mensagens oriundas de seu próprio funcionamento e do mundo ao redor. A finalidade era estabelecer ou restaurar o poder de percepção, de estruturação e de armazenagem das informações ou mensagens aferentes; dizendo de outra maneira, o corpo era visto como um receptor. É um corpo consciente, mas ainda mudo; dele se poderia dizer que compreende, mas não fala.

Ainda na fase em que a palavra não era dada ao participante das aulas ou sessões de reeducação psicomotora, é reconhecível a influência de Merleau-Ponty nos trabalhos de Ajuriaguerra, Le Boulch e Vayer,[10] notadamente na concepção fenomenológica da conduta. A partir da *Fenomenologia da percepção* (obra principal de Merleau-Ponty), o ato de perceber passou a ser tomado como modalidade do ser no mundo e alterou profundamente a atitude dos técnicos que se utilizavam do movimento humano com fins reeducativos e terapêuticos. Mas não só do filósofo vieram as influências para combater o dualismo

---

9. Seguidores de uma linha de pensamento e atuação da psicomotricidade francesa criada por J. de Ajuriaguerra, psiquiatra que procurou articular a psicanálise e a neurobiologia. Apoiou suas concepções em três pilares epistemológicos: os trabalhos de Wallon, de Piaget e, em menor escala, de Freud. Os psicomotricistas entraram em contato com os conhecimentos da psicanálise por intermédio de Ajuriaguerra que, entre 1947-59, integrou a contribuição tanto dos fiéis seguidores de Freud, como: Spitz, Klein, A. Freud, o não tão fiel D. W. Winnicott, quanto do dissidente W. Reich (Camus, *op. cit.*, p. 50).

10. J. Le Boulch, P. Vayer, A. Lapierre e B. Aucouturier são professores de educação física e psicomotricistas franceses com obras internacionalmente conhecidas.

210

cartesiano corpo/mente. Nos trabalhos de F. J. J. Buytendijk,[11] um teórico do movimento que tentou a reconciliação da fisiologia com a psicologia, marcadamente separadas até a metade do século XX, há considerações muito interessantes e que permanecem atuais.

Em seu livro *Atitudes e movimentos*, editado em 1957 (contemporâneo, portanto, de Ehrenfried), faz uma análise das categorias de movimentos com extrema clareza e profundidade. O cuidado que Buytendijk tem em anunciar sua concepção de movimento aparece nas palavras:

> O movimento pertence à unidade psicofísica humana. O enunciado é aceitável, contanto que não se imagine essa unidade como efeito de uma colaboração, por mais íntima que seja, entre duas realidades distintas. Trata-se de uma referência a um mundo fenomenal anterior à distinção entre o físico e o psíquico. Esse plano fenomenal diferente é o da existência humana como presença corporal no mundo.[12]

Assim como o livro de Ehrenfried desgastou-se com os anos, a obra de Buytendijk ficou, em parte, desatualizada, e, em outra, atual sob muitos aspectos, merecendo ser conhecida pelo profissional que trabalha com grupos de movimentos, pois ele não estudou apenas os *movimentos*, mas os *homens que se movem*.

Um de seus enunciados que mais chamam a atenção diz respeito à apreensão do sentido dos movimentos, o qual "se situa numa esfera neutra do ponto de vista psicofísico. Trata-se de uma categoria de experiência anterior à distinção entre físico e psíquico ou, pelo menos, de uma região onde essa distinção é inoperante".[13] Reconheço nessas duas citações uma abordagem que considera a integração

---

11. Buytendijk, nascido em 1887, foi professor de fisiologia antes que lhe confiassem a cátedra de psicologia de Utrecht. Ficou conhecido por um *Tratado de psicologia animal* (1952), mas foi por intermédio de sua obra *Atitudes e movimentos* (1957) que renovou o pensamento dos psicomotricistas franceses (Camus, *op. cit.*, p. 33).

12. Buytendijk, F. J. J. *Atitudes e movimentos*, p. 65.

13. Idem, *op. cit.*, p. 48.

da pessoa uma unidade psicossomática, o que leva a pensar também em Winnicott quando este fala no alojamento da psique no corpo. Como já ressaltei, o desenvolvimento e a análise dessa questão ultrapassam as dimensões deste livro, o que não impede que esse seja apontado como um tema fundamental.

Retomando o itinerário das práticas psicomotoras traçado por Camus, é possível ver que foi como meio de linguagem que o corpo interessou aos psicomotricistas. Isto é, um corpo que sabe falar e deve falar utilizando a linguagem anterior à linguagem, um conjunto de signos mudos. Em seguida ao corpo pré-verbal e não-verbal, veio a fase em que o corpo passa a ser capaz de emitir informações. A psicomotricidade francesa presencia o nascimento e o desenvolvimento das técnicas semiomotoras. Os psicomotricistas passaram a psicologizar mais suas concepções, a interessar-se pela prática psicanalítica e a dar maior importância à relação entre o paciente e o terapeuta do que à técnica. Fundou-se uma psicomotricidade relacional, que valorizava a livre expressão do paciente e a capacidade de empatia do terapeuta.

Isto ocorreu em meados da década de 1970. Seria a partir de então que também a ginástica holística passou a incluir de forma sistemática a fala de seus alunos durante as aulas, como um recurso pedagógico ou terapêutico? Não temos provas disso, mas tudo indica que a onda que levou gradativamente a reeducação psicomotora do pólo motor ao pólo psíquico tenha influenciado também o método de Ehrenfried. Sabemos o quanto a autora já considerava importante o aspecto psíquico presente nos movimentos; daí a ela incentivar a expressão verbal dos alunos nas aulas pode ter sido um passo evolutivo natural. Isso não quer dizer que haja qualquer interpretação por parte do professor ou incentivo para uma rememoração de episódios traumáticos. A verbalização ocorre no sentido de relatar, de simplesmente constatar o que acontece.

Agora, como isso se dá entre meus alunos? Como lido com esse aspecto da ginástica holística em minhas aulas? Considero importante prestar muita atenção na forma como o aluno relata suas queixas; na maneira como descreve o que sente; como relaciona um sintoma a outro; ou, ainda, como entende que algo incomum lhe está acontecendo. É preciso chegar ao que realmente quer ser comunicado, já que não se trata de queixas objetivas somente; o indivíduo quer falar de si quando fala de seu corpo. Nem sempre isso é evidente, às vezes falar do corpo é algo quase banal. Cabe ao professor aguçar a audição, e a primeira ocasião para isso é justamente na entrevista inicial, antes de começar as aulas de ginástica holística.

Anamnese

Nessa entrevista, é feita uma anamnese, que consta, além de exame e testes físicos, de perguntas sobre a saúde em geral, o sono, a alimentação, as atividades físicas que pratica ou praticou e, finalmente, sobre a motivação inicial para as aulas. Em geral, há queixa de dores, desconforto ou insatisfação com a postura; dificuldade para dormir e/ou relaxar; cansaço freqüente; desejo de cuidar-se; aprender a respirar e outras solicitações do gênero.[14] Já nesse primeiro encontro procuro fazer um inventário com a pessoa do que pode estar causando o mal-estar e de como poderemos trabalhar juntos para saná-lo. O encaminhamento dado às perguntas é fundamental, como também a escuta adequada das respostas. Aproveito o lugar privilegiado em que nos encontramos, o aluno e eu, para refletir e compreender os fenômenos corporais.

Trata-se de uma situação que já estabelece alguns papéis determinados pelo próprio contexto do trabalho: a pessoa que me procura pode colocar-se como "aquela que precisa de ajuda", e eu, por minha vez, sou colocada e ocupo a posição daquela que "tem um conhecimento que pode atender à demanda da pessoa". Essa estrutura geral, na qual talvez possam ser incluídas todas as práticas de cuidados (médicos, psicológicos, psicanalíticos, jurídicos etc.) serve aqui para destacar a importância da relação pessoal entre aluno e professor de ginástica holística como um fator decisivo para além das competências técnicas em jogo.

Cada uma das disciplinas citadas (medicina, psicologia, psicanálise, direito etc.) tem um conjunto de coordenadas e um método para cuidar da relação entre a pessoa que procura e a pessoa que atende; cada uma delas estabelece critérios e limites de intervenção, o que apenas reenuncia que a ginástica holística também terá suas coordenadas, referências, métodos, objetivos e limites do seu fazer e da maneira de tratar essa relação entre as pessoas — características

---

14. Mais detalhes em *A motivação do praticante* (tópico 1 do Capítulo I, p. 145.)

essas que não se confundem com as de outras disciplinas —, configurando-se num lugar próprio.

Uma das orientações preconizadas no curso de formação quanto ao procedimento adequado para receber as queixas do aluno foi a de imitá-lo corporalmente durante sua fala. Isto é, adotar a sua atitude corporal.[15] Outro recurso seria pedir que o aluno adotasse outra postura corporal para repetir o mesmo relato sobre suas dores. Por exemplo, se o aluno falou inclinando a cabeça para o lado direito, pedir que repita a mesma informação inclinando a cabeça para o lado esquerdo. Essas sugestões foram dadas sem maiores explicações, e durante muito tempo refleti sobre sua praticidade ou eficiência e sobre quais seriam os efeitos dessa minha conduta para o aluno.

Experimentei usar umas poucas vezes a primeira indicação, e pareceu-me bastante artificial e destituída de sentido. Não consegui agir com naturalidade, parecia uma má-atriz, representando uma cena mal-ensaiada, talvez por não entender o conceito que lhe dava fundamento. A segunda sugestão foi utilizada com maior desenvoltura, mas sem muita convicção. Fiz algumas especulações teóricas sobre seu significado: seria para quebrar um padrão, supondo que a pessoa teria quase que um maneirismo ao expressar suas queixas, tornando-as repetitivas e banais, ficando surda a elas? Se fosse isso, a pessoa teria uma experiência nova ao se ouvir falando de um jeito diferente sobre suas sempre iguais e velhas queixas? Não encontrei respostas para tais questões, pois não cheguei a repetir esse tipo de procedimento.

As queixas

O fato é que me coloquei em apuros, logo no início de minha prática, ao fazer o inventário sobre o estado geral dos alunos antes de começar a aula. Seguindo a orientação metodológica da ginástica holística, perguntava sobre o que os alunos gostariam de trabalhar, quais suas necessidades e motivações. Recebia como resposta as mesmas queixas de sempre, freqüentemente dos mesmos alunos. Nenhuma sugestão de trabalho, nenhuma constatação objetiva, somente

---

15. É interessante encontrar hoje, na neurolingüística, o mesmo tipo de receita; poderíamos até perguntar se esta última já estava presente na França em 1989. Essa é uma questão que deixo em aberto.

queixas. Observava, por outro lado, que alguns nunca falavam, talvez constrangidos ou inibidos com a atmosfera negativa criada pelas verbalizações dos colegas. A situação foi evoluindo e quase chegou a um estado insustentável, já que, recusando-me a utilizar os dois recursos citados, ficava paralisada perante a enxurrada de queixas, que se repetia a cada aula, criando um clima desagradável. Minha atitude se resumia apenas a escutar, e logo em seguida iniciava a aula.

Como tal situação não era prerrogativa apenas de um dos grupos, mas um comportamento comum a vários, resolvi tomar uma atitude para romper com aquele círculo vicioso. Certo dia, entrei na sala de aula com um dicionário da língua portuguesa. Em vez de fazer como de costume, perguntando como se sentiam, perguntei se um dos alunos poderia ler em voz alta. Entreguei-lhe o dicionário e pedi que lesse o significado das palavras *queixa*, *queixar-se*, *constatação* e *constatar*. Para ilustrar melhor, transcreverei o que o *Aurélio* diz sobre esses termos. *Queixa*: 1) Ato ou efeito de queixar-se. 2) Motivo de desprazer, de ressentimento, de mágoa, de ofensa, de dor. 3) Manifestação de tais sentimentos. 4) Lamúria, queixume. 5) Reclamação, protesto. 6) Sintoma relatado pelo doente. *Queixar-se*: 1) Manifestar dor ou pesar; soltar queixas ou gemidos. 2) Fazer queixa de pessoa ou coisa; manifestar descontentamento; apontar falta(s); lastimar-se, lamentar-se. 3) Denunciar o mal ou a ofensa que recebeu. 4) Fazer exposição (de estado físico ou moral); descrever (sofrimentos e agravos). *Constatar*: Estabelecer ou consignar a verdade de (um fato), o estado de (uma coisa); comprovar; verificar. {É muito expressivo e de largo uso.} *Constatação*: ato ou efeito de constatar. {É de grande uso, ao menos no Brasil, e muito expressivo.}

A escolha de duas palavras com o mesmo significado foi proposital. O objetivo era ser redundante. Os alunos ouviram atentamente e, em seguida, caíram na risada. Um deles, bem-humorado, comentou: "Já entendemos, você quer que a gente faça *constatações* e não *queixas*". O sucesso da empreitada foi tal, que repetimos o mesmo procedimento em todos os grupos (nem todos riram) e o círculo vicioso foi interrompido.

A experiência deu oportunidade para que conversássemos um pouco sobre a questão do falar o que se sente no corpo. Sobre aquilo de que realmente queremos nos queixar, quando falamos das nossas dores. Sobre como lidar com os sintomas sem aborrecer os que estão

215

em volta. Sobre como mudar a relação que se tem com o mal-estar. Sobre quem é o responsável (o professor? o aluno? ambos?) pelas reações do trabalho realizado em sala de aula. Sobre o prazer que é movimentar o corpo, aproveitando as aulas para isso e não só para tratar das dores. Sobre a importância de valorizar os pontos positivos e não enfocar só o lado doente. Sobre a ineficácia das palavras para relatar coisas sutis.

O resultado objetivo de minha interferência foi uma mudança de comportamento geral nos grupos. Alguns alunos que nunca falavam passaram a sugerir opções de trabalho, ou então lembravam de algum que tinha sido muito bom e pediam para repetir. Os queixosos de sempre atenuaram suas reivindicações. Enfim, o clima mudou. Passados quase dez anos dessa experiência, ainda colho os dividendos de seu resultado. Amadureci, mas continuo a indagar-me sobre o que realmente representa falar do corpo no ambiente da prática da ginástica holística.

A fala do aluno

Em princípio, há dois momentos na aula de ginástica holística em que o relato do aluno é solicitado: durante a execução dos movimentos (como já foi comentado) e após o seu término, para que ele compare o lado que foi trabalhado em relação ao outro. Aqui também se observam diferenças: um aluno sente que ficou mais pesado; outro, que ficou mais leve; um terceiro sente uma presença maior dessa parte do corpo. Enfim, há distintas sensações que podem ser percebidas e relatadas, segundo as peculiaridades de cada um. As experiências não se repetem; são únicas.

Além desses objetivos pedagógicos imediatos, pergunto-me se outros ganhos estão ocorrendo. Por exemplo: relatar as sensações durante e após a execução dos movimentos, atitude que tem como objetivo inicial aumentar a percepção corporal, pode ser um recurso que ajuda o aluno a lidar com o que acontece consigo não só durante a aula, mas a qualquer momento no seu dia-a-dia? A verbalização, acompanhada de uma escuta atenta, cria um "lugar" para que as sensações corporais possam ser reconhecidas e validadas?

Com grande freqüência, os alunos comentam que parece não haver "vocabulário" para falar das sensações corporais. Ou, melhor dizendo, não há um repertório de sensações codificadas a que se possa recorrer para comunicar o que acontece corporalmente. Não estou me referindo a queixas objetivas, facilmente localizáveis, mas a sensações mais profundas e difusas, difíceis de descrever. A constatação procede, reconheço também essa lacuna. Falta o que chamarei provisoriamente de uma *elaboração imaginativa das funções corporais mediada pela linguagem*. Quando me refiro a funções, não são apenas as relacionadas aos distintos aparelhos: respiratório, circulatório, digestivo, urinário, nervoso, muscular etc., mas também a uma sensação global que permeia determinados estados de humor. O sentir corporal é pré-lógico, apesar de a sensação corpórea possuir inúmeros aspectos organizados, que ainda não estão conceitualmente formulados porque estão ocultos. Somos nós que lhes damos forma ao explicitá-los.

Qual seria a principal função das falas durante as aulas de ginástica holística, quando se pede aos alunos que verbalizem o que estão sentindo durante a execução dos movimentos ou durante a permanência em determinada posição? Comentar o que acontece ainda durante o trabalho, a meu ver, é útil para que se perceba que não existe uma só maneira de realizar os movimentos e/ou ser afetado por eles. É comum o aluno associar o que "deve sentir" a um "jeito certo" de fazer. Como se para vivenciar os movimentos fosse necessário fazer desta ou daquela maneira e sentir exatamente isto ou aquilo. Na ginástica holística, entretanto, não existe um único jeito certo nem só um tipo de resposta corporal a determinado movimento. Cada aluno enfrentará suas próprias tensões musculares, encurtamentos e possíveis limitações. Numa mesma posição, poderão ocorrer tantos efeitos diferentes quantos forem os alunos. Um poderá sentir a região que está mais contraída, por exemplo; outro se sentirá confortável e relaxará profundamente; para um terceiro, a posição será muito exigente, quase impossível de ser mantida por algum tempo; outro ainda poderá ter náuseas; os exemplos se multiplicam.

Parece óbvio afirmar que cada um terá suas próprias sensações. No entanto, o aluno iniciante quase sempre espera sentir a mesma coisa que seu colega do lado, apenas por estar realizando a mesma proposta de movimento. Note-se que utilizei a expressão *a mesma proposta de movimento* e não *o mesmo movimento*, justamente pela singularidade na realização de cada gesto. A pasteurização da ginástica convencional e do corpo como um todo está tão arraigada, que é difícil para o aluno confiar que *o seu jeito* e suas sensações são o *jeito certo*. É como se ele precisasse alcançar o resultado programado e esperado pelo professor para poder sentir-se seguro. Torna-se ameaçadora a liberdade para experimentar os movimentos. O aluno iniciante poderá perguntar-se: "Como é isso? Cada um faz do jeito que quer? Sente o que quiser? Não há regras neste lugar? Como vou saber que estou aproveitando o que faço?". O novo, o inusitado na sala de aula pode também nos remeter a outras situações corporais da vida cotidiana, ajudando a obter informações sobre nossa maneira de ser.

A maneira de abordar uma pessoa desconhecida; de reagir a uma abordagem; de tomar a iniciativa; de esconder-se dentro de um grupo; de tomar todo o lugar, sem deixar espaço para os outros: — essas maneiras de ser, e cada qual tem necessariamente uma, existem sem que as pessoas se dêem conta delas ou de suas conseqüências. Elas podem ser conhecidas e evoluir segundo as condições dadas para isso. A situação controlada da sala de aula de ginástica holística oferece uma oportunidade para o aluno conhecer suas reações diante do novo.

A competição latente em todo ser humano está presente também nos alunos. Para alguns, não basta superar-se; é preciso fazer melhor que os colegas. Nesse sentido, relatar o que sente durante a permanência numa posição de trabalho e, ao mesmo tempo, escutar o que seus companheiros comentam, alerta para as particularidades de cada um. A experiência mostrou que isso ajuda o aluno a respeitar o seu ritmo, a conhecer seu biótipo, com suas facilidades para determinados movimentos e dificuldades para outros. Mas isso é só o início, a parte mais superficial e grosseira do processo de escuta de si. No entanto, começa-se por aí, pelos comentários sobre se dói ou não determinado alongamento, se é fácil ou difícil coordenar diferentes movimentos encadeados.

Paulatinamente, a atenção e a observação sistemática do que acontece consigo levarão o aluno a perceber com maior precisão as sutis diferenças de estado por que passa durante a aula. Poderá reconhecer, até mesmo localizar, como seu comportamento habitual perante os obstáculos, seus padrões de sentimentos e pensamentos estão instalados em determinadas partes de seu corpo.

Não sigo nenhuma regra para solicitar os relatos dos alunos. Por vezes, pergunto o que está acontecendo somente em uma atividade dentre as muitas da aula, ou então quando o movimento está sendo executado pela primeira vez. Outras vezes, combino com os alunos que, durante a aula inteira, eles irão comentar o que acontece em cada fase do trabalho. Essa experiência não precisa ser repetida com muita freqüência; nas aulas seguintes, evito solicitar qualquer depoimento, deixando a critério dos alunos a tarefa de constatar o que está ocorrendo.

É essencial que os alunos tenham a oportunidade de apenas vivenciar, sem precisar decodificar as sensações e ter de encontrar as palavras adequadas para descrevê-las, o que consiste num trabalho adicional. É reconfortante não precisar preocupar-se, nem estar atento o tempo todo, discriminando as coisas que acontecem durante a aula. Alguns estados não podem (acrescentaria nem devem) ser verbalizados; um exemplo seria o relatado no tópico *Relaxar e não pensar*. Nesse caso, é absolutamente invasivo pedir que o aluno fale sobre o que está sentindo. O incomunicável deve ser reconhecido e respeitado como tal.

Linguagem e elaboração imaginativa

Acredito que, ao relatar o que ocorre durante a execução dos movimentos, o aluno não obtém apenas maior percepção corporal, o que por si só é de pouca valia. Há outros ganhos aí. Quando o aluno sente, por exemplo, uma enorme sensação de peso no corpo todo durante a aula; quando sente seu corpo sendo puxado para baixo, para o chão, e nesse momento verbaliza o que está sentindo, ele está elaborando suas sensações, validando-as por intermédio da palavra. Abre-se, então, um espaço onde o corpo e as sensações relativas a ele podem ser reconhecidos e suportados. Não se trata de simbolização, mas da própria realidade corporal.

Por outro lado, é possível que a sensação não seja apenas *física*. Durante um trabalho específico com a respiração, por exemplo, pode vir uma onda de tristeza ou desamparo; o aluno poderá sentir-se fragilizado, deprimido até, ou eufórico etc. O fato de constatar, de falar (para si mesmo ou para o professor) torna mais suportável a *vivência* dessa sensação, uma vez que é muito comum, após um aparente desfalecimento, emergir-se dele com maior vivacidade e bem-estar. Se o aluno acreditar apenas na primeira impressão e ficar paralisado nela, bloqueia o processo e é impedido de experimentar o inteiro desenrolar dos sintomas até uma conclusão. Isso é especialmente válido nos casos de fobia e pânico, quando a pessoa se sente invadida por reações neurovegetativas intensas e acha que não vai mais conseguir respirar, que vai desmaiar e até morrer. A experiência vivida na aula poderá ajudar muito a lidar com os sintomas que ocorrerem no dia-a-dia do aluno.

O que, durante a aula, desencadeia sensações corporais profundas e difusas? Por que acontecem essas reações? De onde vem a tristeza? São questões para as quais não tenho respostas definitivas; adianto, porém, que não se trata de uma dominação psicológica do corpo, a qual afundaria o aluno num terreno pantanoso difícil de sair. Ao contrário, o que se pretende é justamente investigar a possibilidade de o aluno experimentar sem medo as sensações corporais, tendo *um lugar* para senti-las. Qual a importância dessa vivência? O aluno estará mais familiarizado com seu corpo, não se amedrontando com eventuais reações como contraturas, dores, vertigens e outras ocorrências do sistema nervoso autônomo, bem como estados alterados de humor. Identificará como normais, visto que ocorrem também com outras pessoas, tendo ouvido durante as aulas o relato de colegas descrevendo sensações análogas às suas. Constatará que nem sempre sensações dolorosas ou desconfortáveis exigem cuidado. Pode ser simplesmente algo que "está passando" pelo corpo. É só deixar passar, não segurar pela apreensão ou pelo medo.

Não quero dar a impressão, com as descrições das reações neurovegetativas que podem ocorrer nas aulas de ginástica holística, que se trata de um trabalho que valoriza a catarse. Vale lembrar que a abordagem corporal utilizada é de concepção fenomenológica e não psicologizante. Dizendo de outra maneira, não me interessa provocar reações; ao contrário, o que espero é que os alunos, por meio de vivências, cheguem a compreender a importância de integrar as distintas sensações espalhadas por seu corpo. Os movimentos são um recurso para isso; por intermédio deles, damos uma forma ao que sentimos. Assim como Ehrenfried, eu também levo em conta que o corpo tem uma inteligência própria, cabendo ao praticante de ginástica holística despertá-la. O desenvolvimento de uma competência na realização dos movimentos depende da conscientização, por parte do aluno, de que é o corpo quem fornece as soluções para as dificuldades encontradas na aula (e na vida) e não a mente. Pois o corpo "pensa mais depressa que a mente", como já disse Steve Paxton.[16] O que não exclui a participação do intelecto, chamado a colaborar quando há necessidade de verbalizar o que é sentido.

Defendo a idéia de que a capacidade de lidar com as múltiplas mensagens corporais depende do que estou chamando aqui de *elaboração imaginativa mediada pela linguagem*. Para alguns indivíduos, a comunicação com seu corpo só é possível se lhe é dada uma oportunidade de falar, de relatar o que está sentindo. Não é a mesma coisa quando se está só. Algumas sensações podem ser aterradoras, podem causar pânico e a conseqüente falta de confiança na capacidade de o corpo auto-regular-se. A presença de alguém com quem se possa falar parece reassegurar essa capacidade. Às vezes nem é necessário falar, o importante é saber que há alguém por perto. Alguém que não vai ficar assustado e poderá sustentar a situação até o seu término.

O temor em relação ao que acontece no corpo (e ao corpo) é outra questão crucial que mereceria maiores estudos. É um problema psicossomático, sem dúvida, que tem a ver com o alojamento da psique no corpo e, provavelmente, com a maneira como a mãe lidou com o mal-estar próprio do estar vivo: pequenas dores de barriga, de ouvido, de garganta, de cabeça, pelas quais todos passam quando bebês. Resta saber como a mãe primeiro suportou, depois deu colo, enfim, lidou com as dores e desconfortos que para o bebê eram uma ameaça terrível de morte. Mais uma vez faz sentido pensar nas formulações de Winnicott sobre o desenvolvimento do ser humano e sua valorização dos cuidados iniciais ministrados pela mãe. No Capítulo IV serão explicitados os efeitos das falhas do ambiente ocorridas nas fases iniciais do amadurecimento emocional e sua repercussão na personalidade inteira. O conhecimento de tais fatos é fundamental a todas as práticas de cuidados corporais, entre eles a ginástica holística.

---

16. Bailarino norte-americano, criador de uma modalidade de dança que apresenta certas semelhanças com a ginástica holística, notadamente quanto à inteligência corporal. É praticada geralmente em dupla (não necessariamente um casal), que improvisa os movimentos, reagindo às situações que resultam do toque e da transferência do peso do corpo do companheiro. Das soluções inventadas pela dupla é que decorre a performance. Vídeo, *Fall After Newton: Contact Improvisation 1972-83*, Contact Collaborations, Inc.

3. RELACIONAMENTO COM OS OBJETOS

No histórico da ginástica holística, por meio do depoimento de Rodolf Wilhelm, um dos alunos de Elsa Gindler, foi possível saber o uso que ela fazia de determinados objetos em suas aulas (bastões de madeira e bolas). No livro de Ehrenfried há referências a um único objeto (livro), que é apoiado sobre a cabeça para dar estímulos de crescimento, alongamento. Na prática atual da ginástica holística, os objetos ocupam lugar de destaque, e constato que há preferências da parte dos alunos por alguns deles em especial.

Alguns acessórios utilizados são mais macios que outros, ou mais facilmente manipuláveis. Um pode acentuar a dificuldade em realizar os movimentos; outro, ao contrário, ajuda. Almofadas, bolas, rolinhos, tubos, bastões, banquinhos, todos de diferentes tipos e tamanhos, propiciam diferentes experiências e resultados. Na verdade, são tão distintas as relações com esses objetos, que um estudo minucioso sobre cada tipo, separadamente, seria muito proveitoso. No momento, apresentarei quatro categorias para descrever de forma genérica o que ocorre quando o aluno os utiliza durante as aulas de ginástica holística: o *contato*, o *brincar*, a *ocupação do espaço* e a *realização do gesto intencional*.

O contato

É bom que se esclareça, de início, que o uso dos objetos na ginástica holística não é algo exótico ou que serve para o aluno vivenciar sensações diferentes. O objetivo que sempre está no horizonte é a melhor apropriação, por parte do aluno, de seu corpo e de suas funções. O objeto favorece o contato do aluno com partes de seu corpo, facilitando a percepção, ao mesmo tempo que a autonomia e a integração dessa parte com o todo. Por exemplo, a mobilidade das costelas flutuantes é mais presente para o aluno quando ele se deita de lado, apoiado sobre uma almofada ou um rolinho. Ao retirar o objeto, após ficar simplesmente deitado, respirando tranqüilo ou realizando algum pequeno movimento, perceberá uma grande diferença entre um lado e outro do corpo. Essa percepção mais evidente *da parte* — no caso, as costelas — trará ao mesmo tempo, por extensão, a percepção do corpo *como um todo*. A consciência corporal, por si só, como já disse, não interessa; o que vale é *apropriar-se do corpo*, sentir-se integrado e conectado. É isso que estende os resultados do trabalho para além do espaço/tempo da sala de aula, fazendo, por exemplo, com que a pessoa, até mesmo sem que ela pense nisso, no meio de suas atividades diárias, entre em contato espontaneamente com sua respiração, pela percepção dos movimentos das costelas, e endireite sua coluna. A pressão interna dos gases dentro dos pulmões é uma das forças que sustenta o tórax; sendo assim, ao respirar profundamente, o indivíduo melhora sua postura. É esse o efeito a distância esperado e operado pelo uso da almofadinha naquele momento preciso da aula, e não simplesmente a busca da percepção pela percepção.

O brincar

O caráter lúdico e não-habitual da ginástica holística deve-se, em grande parte, ao uso dos variados objetos. O "brincar" favorece uma nova organização corporal, pois ao ver-se às voltas com um tubo de PVC que deve jogar de uma mão para a outra, acompanhando determinado ritmo, o aluno acaba criando diferentes tipos de coordenação motora e orientação no espaço. É também uma oportunidade de auto-observação quanto à sua maneira de reagir ao novo, de lidar com o não-saber, com o aprender. Podemos observar um aluno, normalmente sisudo e introvertido, começar a rir e a comunicar-se espontaneamente com os colegas por meio de um jogo de bolas, por exemplo, utilizado num final de aula com o objetivo de "acordar" após algum trabalho mais demorado no chão. Podemos, por outro lado, reconhecer certo mau humor em outro aluno que leva muito a sério a brincadeira, não se permitindo o tempo de "errar" e aprender.

Como acontece com qualquer outra atividade da ginástica holística, o aluno sente-se livre para participar ou não. Ficamos atentos para intervir, ajudando, estimulando a continuidade das tentativas, porém sem insistir demasiado. Nos trabalhos em dupla, quando uma das pessoas é mais bem-coordenada, o companheiro passa a acertar melhor o gesto, um pouco por imitação, um pouco pela constatação de que é possível. Damos essa informação ao grupo, dizendo, por exemplo: "Quem estiver mais coordenado, fique tranqüilo, apenas repetindo o movimento, que o parceiro aos poucos vai acertar. Não há necessidade de falar, explicar, solicitar. É só continuar fazendo que o colega encontrará um gesto mais coordenado". É interessante notar que algumas duplas criam variações do movimento original, em geral introduzindo um elemento facilitador, adaptando-se a ele e repetindo de forma coordenada e agradável, o que evidencia que realmente entenderam a proposta.

A ocupação do espaço

Manipular os diferentes objetos leva o aluno a buscar outra orientação espacial na sala de aula. É uma boa oportunidade também para observar como ele se permite sair de seu lugar, por assim dizer, e ir atrás do que lhe interessa. Alguns fenômenos observados em determinada atividade permitirão demonstrar melhor o que ocorre. A proposta de movimento consiste em bater uma bolinha no chão, deixá-la tocar o chão mais uma vez e pegá-la da forma não-habitual, isto é, com o punho relaxado e a palma da mão dirigida para baixo. Na realização dessa proposta, podem-se observar as seguintes variações:

a) Alguns alunos fixam-se em determinado lugar da sala, restringindo suas possibilidades de movimento em razão do espaço reduzido que se impõem.

b) A restrição de alguns deve-se ao fato de não quererem incomodar os colegas, já que a dificuldade se apresenta na locomoção por entre os demais.

c) Outros, ao contrário, ficam tão empenhados em sua ação, que quase atropelam os companheiros.

d) Dentre os alunos que se movimentam quase colidindo com os colegas, estão os que fazem isso por não terem a percepção do tamanho que têm. Além disso, a percepção do espaço com o corpo em movimento é completamente diferente daquela que se tem quando se está parado.

Coordenar o próprio gesto, no caso, jogar a bola e pegá-la, locomover-se em diferentes direções e perceber a movimentação dos demais é tripla tarefa. Requer um olhar direcionado (para soltar e pegar a bola), alternado com um olhar periférico (para não colidir com os colegas).

A partir daqui, deve-se levar em conta a quarta categoria de relação com os objetos na ginástica holística, que é realizar a ação com intenção. Na verdade, contato, brincar, ocupar espaço e realizar a ação com intenção estão intimamente ligados, passando-se de um a outro, com ênfase em um deles a cada momento.

A realização do gesto intencional

Fazer ginástica pode tornar-se algo artificial, aparentemente desligado do cotidiano. Faz-se ginástica para trabalhar o corpo, deixá-lo funcionalmente em ordem, para prevenir e tratar problemas de saúde. Mesmo que a ginástica holística seja diferente das ginásticas tradicionais, o contexto de trabalhar o corpo num espaço especializado para isso leva o aluno a portar-se de maneira diversa quando está fazendo aula e quando não está. É comum uma pessoa ser atenta, cuidadosa e concentrada em seus movimentos "na hora da ginástica" e, no momento seguinte, quando fora da aula, fazer movimentos bruscos, descoordenados, chegando até a se machucar. É como se fossem duas pessoas diferentes. Como, então, levar a nova coordenação motora para os gestos do dia-a-dia? Como conectar-se por inteiro e permanecer harmônico também fora da aula?

Os objetos que estão "à mão" nas aulas de ginástica holística fazem a ponte entre o momento da aula e fora da aula, permitindo que esta mesma pessoa que porta coordenadamente um bastão possa também segurar o *mouse* do computador ou o volante do carro de maneira adequada, sem lesar suas articulações ou sobrecarregar os grupos musculares com tensões parasitas. O material utilizado na ginástica holística não visa apenas obter este ou aquele efeito especial durante a aula, seja a maior percepção de alguma parte do corpo, seja a sensação de alongamento muscular; é sobretudo e principalmente um meio para que o aluno faça um gesto intencional, no qual ele esteja inteiramente envolvido. Essa experiência lhe dará condições de repetir outra ação, seja qual for, de forma atenta e coordenada no seu dia-a-dia, sem que precise "pensar" para isso: a coordenação lhe vem, já está presente em seu corpo. Não há dois corpos distintos, um que realiza atentamente um gesto cuidadoso durante a aula, e outro que se machuca ao olhar para trás, dando marcha a ré no carro, por exemplo.

A maneira como o aluno ajeita o material que vai ser usado durante algum movimento já pode dar uma noção de como ele lida consigo mesmo. Vejo alunos fazendo gestos bruscos, quase violentos, para colocar uma almofada embaixo das costelas, por exemplo. Levantam demasiado a bacia, entortam a coluna, demonstrando pressa e desatenção, e, no momento seguinte, quando vão realizar o movimento solicitado, parecem outra pessoa: ficam tranqüilos e concentrados. Agora sim! Para fazer ginástica é preciso ter atenção, concentração, coordenação. Caso o professor esteja apenas interessado na execução dos movimentos ou na colocação correta do material, em vez de observar *como* o aluno se preparou para a ação, tudo estará perdido. Pois de nada adianta fazer a ginástica bem-feita, se não há qualidade de atenção que se estende durante todo o tempo. Percebe-se aqui a grande importância do olhar diferenciado do professor. É bem possível, entretanto, que o professor, motivado pelo resultado final de algum movimento, que entende teórica e biomecanicamente como excepcional para corrigir alguma rigidez articular, durante a indicação para fazê-lo, não atente para a maneira *como* o aluno se prepara. É um cuidado que parece óbvio, mas não é. Ocorre o mesmo engano em ambos os lados: professor e aluno.

Qual é o engano? Considerar que o valor do movimento está no seu objetivo final e não no *como* é feito. Vemos, então, reforçado o comportamento incoerente do aluno que age de forma automática, brusca e desatenta (correndo o risco inclusive de machucar-se) no momento imediatamente anterior ao fazer um gesto para *tratar* de sua coluna. É desconcertante relembrar o quão freqüentemente não apontei esse fato ao aluno, por não ter identificado que havia um problema nessa desatenta preparação para o movimento. Um dos objetivos do uso de objeto nas aulas de ginástica holística é proporcionar ao aluno um meio de aprendizado do gesto intencional e coordenado, além de ser uma excelente oportunidade de observação sobre a maneira como a pessoa lida com o que lhe cai na mão. É surpreendente como rapidamente abandonamos o estado de concentração relaxada assim que alguma ação nos é solicitada e realizamos automaticamente o objetivo proposto, sem nos darmos conta da maneira como o fazemos. O alerta para isso, presente nas aulas de ginástica holística, acorda-nos para o sempre e necessário exercício do aqui-e-agora.

Quanto ao uso desastrado dos objetos durante as aulas, é possível identificar dois grupos de alunos: os que, mesmo fazendo aula há algum tempo e já conhecendo *para que serve* determinado instrumento, continuam fazendo mau uso dele, isto é, colocam-se mal, ficando desconfortáveis, quase deliberadamente; e os que só antes de conhecer o objeto agem descoordenadamente. É sobre estes últimos que recai minha atenção neste momento.

Objetos não-habituais

É importante saber o que acontece nesta atitude contraditória: numa primeira aproximação com o objeto, a abordagem do aluno tem uma baixa qualidade de atenção e coordenação, ocorrendo um gesto desajeitado; num segundo momento, após ouvir a proposta do movimento a ser realizado, o aluno torna-se de novo atento, calmo e coordenado. Esse interesse se justifica, pois mesmo no espaço e tempo diferenciado da sala de aula, o aluno chega quase a machucar-se por sua movimentação desastrada. Tal conduta seria uma amostra de como ele se movimenta no cotidiano, sugerindo a necessidade de alertá-lo para um comportamento nocivo, que pode ser percebido e modificado durante as aulas? Ou será que é porque o objeto em si não tem para o aluno uma indicação clara de uso e ele não sabe qual a ação possível de ser feita com tal coisa? Depois de saber para que serve (o rolinho de areia, o bastão de madeira, seja o que for) por meio de nossa proposta de movimento, o aluno reconhece nesse instrumento uma função, mesmo que não-habitual, e pode agora organizar-se adequadamente para realizar o gesto solicitado. Até então, o rolinho de areia não tinha nenhum sentido para ele.

Se for este o caso, nossa primeira hipótese, de que o aluno faz mau uso inicial por não saber para que serve, por exemplo, aquele bastão de madeira que lhe apresentamos, solicitando que se deite sobre ele, seu comportamento estaria justificado. Portanto, não é que o aluno seja desajeitado (correndo o risco de machucar-se) com qualquer coisa que lhe esteja à mão, mas somente com as que ele não sabe para que servem.

Além dos pontos abordados sobre o uso dos objetos nas aulas de ginástica holística, há uma aproximação muito fértil que poderá ser feita com os objetos transicionais, conforme as formulações de Winnicott sobre a transicionalidade, os objetos transicionais e o espaço potencial. Intencionalmente, não encaminhei o tema nessa direção por não estar suficientemente madura minha reflexão a respeito. Para o momento, quero apenas apontar a hipótese e aguardar outro estudo para aprofundar melhor essa questão. O leitor estudioso de Winnicott poderá estranhar o fato de não ter sido feita uma correlação direta entre os objetos da ginástica holística e os objetos transicionais, inclusive por ser uma conexão óbvia e facilmente aceita.

Para mim, no entanto, é fundamental que a transicionalidade seja compreendida no contexto do inteiro processo do amadurecimento da natureza humana e, como esse quadro teórico completo não será apresentado no presente estudo, optei por não desenvolver pontualmente a essa questão. É importante que esta ressalva seja feita, pois muitos autores consideram o conceito da transicionalidade como a maior contribuição de Winnicott para a psicanálise, sem levar em conta o processo global do amadurecimento, paradigma central de sua obra, da qual a transicionalidade é apenas uma parte.

4. A CONCENTRAÇÃO

No Capítulo II da Parte I deste livro, vimos quão importante Elsa Gindler considerava a concentração. Logo no início de seu artigo, ela diz textualmente: "Para mim é difícil falar de ginástica, pois meu trabalho não visa à aprendizagem de movimentos determinados, mas à concentração". Mesmo levando-se em conta que o texto citado é apenas um artigo, portanto material parcial de pesquisa, gostaria de apontar aqui que ela não faz nenhuma menção especial aos casos de alunos que não conseguem concentrar-se, apesar do cuidado e da atenção dispensados pelo professor. Em outras palavras, ela não desenvolve os problemas relacionados à questão da concentração.

A concentração foi um assunto tratado também por Ehrenfried em seu livro *Da educação do corpo ao equilíbrio do espírito*, no qual faz algumas breves considerações a respeito. Ela fala do grande número de alunos que se queixava de não saber concentrar-se em geral e relaciona essa dificuldade, em certo contexto, com o tipo de estímulos dados pelo rádio e pela televisão. Percebo que essas respostas rápidas e pouco desenvolvidas contribuíram para que o assunto não fosse examinado a fundo. Seguindo ainda suas indicações, se isso já era observado na década de 1950, convenhamos que na década de 1990 a velocidade e os estímulos da mídia aumentaram bastante. Seria essa a causa da dificuldade de concentrar-se, presente também entre os atuais alunos da ginástica holística? Acredito não ser apenas esse o motivo da dificuldade de concentração apresentada por algumas pessoas; existe aí algo mais complexo e profundo, e é o que desenvolverei a seguir. Antes, porém, vejamos como Ehrenfried lidava com as situações que envolviam a concentração.

Ehrenfried e a concentração

Ela considerava importante interessar o aluno pelo que ia ser trabalhado ou tematizado na aula. "Se ele se interessar por aquilo que dissermos, não terá mais necessidade de *concentrar-se* em nossas palavras."[17] Afirmava que, para a maioria das pessoas, concentração é sinônimo de crispação, impedindo o relaxamento da parte do corpo sobre a qual a atenção é fixada; evitava, portanto, usar o termo concentração em suas aulas. Nesses casos, usava um procedimento indireto: para o relaxamento da região lombar, por exemplo, solicitava movimentos de tonificação do abdome. Para alargar a região superior do peito e relaxar os peitorais, propunha um trabalho de aproximação das escápulas. Essa abordagem levava a atenção do aluno para a região conscientemente trabalhada, e o relaxamento não ficava comprometido pelo excesso de concentração. Tal procedimento indicado por Ehrenfried é um recurso eficiente que também utilizo em minhas aulas.

É relevante a distinção que ela faz entre concentrar-se e estar interessado, afirmando que a concentração, por meio da contração que sempre a acompanha, poderá causar um bloqueio circulatório, enquanto o interesse produzirá uma dilatação dos vasos, permitindo maior afluxo de sangue. Ela enfatiza que o importante é obter um estado de atenção calma e receptiva. O uso do termo concentração como sinônimo de contração ou tensão muscular não é tão comum entre nós; pode ser que no idioma francês isso faça mais sentido.

A concentração, como descrita por Ehrenfried, me parece ter sido apresentada de forma unilateral: o professor deve provocar o interesse do aluno pelo movimento a ser feito; solicitar ações opostas, o que facilita a obtenção de resultados; e assim levar o aluno a um estado de relaxamento atento. Parece que tudo depende da maneira como o professor conduz a aula. Minha prática mostrou, no entanto, que não basta a habilidade e a eficiência do professor na animação da

---

17. Idem, ibidem, *op. cit.*, p. 63.

aula; há uma parte que cabe ao aluno desempenhar. Na pesquisa que fiz dos conceitos da psicanálise tradicional, que interessam para as questões do corpo, segundo a bibliografia referida por Ehrenfried, constatei que a dificuldade de concentração é um dos sintomas neuróticos citados por Otto Fenichel. É curioso que Ehrenfried não relacione isso em seu livro. Enquanto estudiosa da obra de Fenichel, ela sabia desses conceitos e, de alguma maneira, usava-os ao lidar com seus alunos. No entanto, teoricamente não abordou o assunto dessa perspectiva.

Após examinar como Ehrenfried trata as causas da dificuldade de concentrar-se e de que maneira lida com as situações que envolvem a concentração, observo que o problema não se esgota. Resta saber o que fazer e como lidar com os alunos que, mesmo interessados, não são capazes de dedicar tempo suficiente a um movimento a ponto de obter seu efeito, ou com aqueles que, mesmo obedecendo criteriosamente aos comandos dados, realizam os movimentos, sem que estes nada provoquem. Na prática, evidencia-se uma gama variada e matizada de dificuldades envolvendo a concentração, que merece ser estudada mais a fundo.

O que penso a respeito

A concentração não pode ser compreendida apenas a partir do senso comum, o que levaria a alguns equívocos, visto que *concentrar-se* significa: aplicar, empregar, dirigir (o pensamento, a atenção, o sentimento etc.) a algum objeto ou assunto particular, ou meditar profundamente; ao mesmo tempo que *concentrado* pode designar, entre outros sentidos, alguém ensimesmado. Comparando ambas as definições, fica claro não ser possível analisar a questão somente do ponto de vista do observador, ou então teremos um problema: Como diferenciar o estado de concentração, que pressupõe atenção a uma atividade e o conseqüente esquecimento de si, com a atitude ensimesmada? Pois alguém pode estar profundamente interessado e concentrado em uma atividade a ponto de não nos ouvir quando o chamamos, e ao observador externo esse indivíduo poderá parecer, no entanto, ensimesmado, isto é, absorto em si mesmo. Da mesma maneira que a criança envolvida numa brincadeira, também o aluno que obedeceu aos comandos do que deve ser feito realiza o movimento correto e está tão concentrado em sua ação que não ouve a voz do professor sugerindo cessar o movimento.

Discernir um estado do outro é uma das questões. Outra, mais intrigante, trata dos que não conseguem se concentrar. Até realizam os movimentos, mas não há um interesse genuíno nem gesto espontâneo, prova de quem está realmente envolvido em uma atividade. É sobre essa segunda situação que gostaria de deter-me, inclusive porque a dificuldade apresentada durante as aulas pode ser uma amostra do que acontece na vida cotidiana dessas pessoas.

Voltemos aos exemplos anteriores: o da criança brincando e o do aluno repetindo inúmeras vezes o mesmo gesto (que poderia ser também uma espécie de brincar), ambos completamente concentrados na atividade que realizam. O que não é evidente, nesses dois casos, é que esse envolvimento só é possível porque existe confiança no ambiente em volta. Estão seguros de que o mundo vai permanecer tal qual, pois só assim é possível atingir esse estado de aparente abstração que o estar concentrado em algo demanda. Se não há confiança no ambiente, não há possibilidade de brincar. Se a pessoa tem de ficar cuidando de si mesma, ela não pode cuidar de outra coisa, seja de um gesto, de uma ação, de uma leitura, do que for. Um malabarista, jogando no ar meia dúzia de bolas ou pratos, não pode estar ensimesmado; se estiver, os objetos caem. Ele não será capaz de manter a coordenação de seus gestos ao distrair-se consigo mesmo.

Seria, então, plausível afirmar que alguém é incapaz de concentrar-se em algo porque está muito ocupado cuidando de si mesmo? É o que acontece, parece-me, nos casos em que há um esforço consciente de concentrar-se, mas a capacidade real de concentração está ausente.

Casos ilustrativos

Em que situações da ginástica holística é observado o fenômeno investigado? Poderia uma aparente distração ser chamada de falta de concentração? Um aluno que obedece passivamente aos comandos estará sempre em estado de concentração? Para tentar responder a essas questões, descreverei uma situação trivial, em ambiente de aula, em que poderão ser observados diferentes comportamentos por parte do alunos.

São dadas as indicações para realizar-se um gesto específico: deitado de costas, com um dos braços elevado para o teto, o aluno deve descrever movimentos em oito no sentido horizontal (uma lemniscata ou símbolo do infinito). Trata-se de um movimento rítmico que não tem começo nem fim, sendo realizado inúmeras vezes. Depois, é invertido o sentido do movimento, que é repetido mais algumas vezes. O objetivo é fazer uma rotação interna e uma rotação externa da articulação escápulo-umeral (ombro), proporcionando maior flexibilidade para vários grupos musculares e para melhor coordenação de todos os gestos de braço e mão. Após uma descrição detalhada, os alunos começam a realizar os movimentos. Com ligeiras variações, podem ser observadas as seguintes atitudes:

1. O aluno repete os movimentos sempre com a mesma amplitude e no mesmo ritmo, e deixa de realizá-los quando ouve minha voz propondo uma pausa.
2. O aluno modifica o ritmo e/ou a amplitude dos movimentos em diferentes momentos. Pára. Recomeça. Não depende de minha voz de comando o tempo todo.
3. O aluno começa o movimento timidamente, perde-se no meio, olha em volta, tenta copiar o que vê os colegas fazerem. Pode ou não pedir ajuda. Caso receba ajuda, ouvindo novamente as indicações do que deve ser feito ou até copiando o gesto em questão, ele conseguirá ou não investir a atenção necessária para coordenar seus movimentos.
4. O aluno realiza o gesto com variações de ritmo e de amplitude; entrega-se ao que está fazendo e não ouve a voz do professor propondo cessar o movimento para fazer uma pausa de observação dos efeitos alcançados. Algum tempo depois "ele retorna", olha em volta, vê que todos pararam e também pára. Nesta situação poderá estar à vontade ou constrangido por ter devaneado.

Penso que, em qualquer uma das descrições, poderá estar ocorrendo a concentração. O que vai determinar a presença da dificuldade em concentrar-se é a repetição de determinado padrão. Sobre cada uma das possibilidades arrisco algumas opiniões. Suponho que, se o aluno repete seus gestos sempre como no exemplo (1), ele poderá estar apenas obedecendo passivamente aos comandos de fora. Não se entregou totalmente à experiência. Parece superconcentrado, mas tem dúvidas. No fundo, pode estar aborrecido, perguntando-se: "Para que serve isso que estou fazendo?" ou, pior, "O que estou fazendo aqui?". No caso (2) parece tratar-se de alguém tranqüilo, que tem autonomia e se sente bem no seu habitar o corpo. Se a atitude habitual do aluno for como a descrita no exemplo (3), ele pode estar com dificuldade real de concentração e não somente com dificuldade em realizar determinado gesto por restrições físicas. O caso (4) apresenta, a meu ver, a par da questão da concentração, outro fenômeno, já descrito no tópico *Relaxar e não pensar* do presente capítulo, que é uma espécie de estado de devaneio. Entretanto, para o que nos interessa aqui, tal pessoa não apresenta dificuldade em concentrar-se. Parece que ela gostou tanto de fazer o gesto que não quer mais parar! Portanto, trata-se de observar se o aluno tem sempre um padrão que se repete, identificar que padrão é esse, e verificar que atitude o professor adota em cada situação. É importante considerar: se o professor apenas observa; se interfere e como se dá essa interferência; e qual a reação do aluno à atitude do professor.

Retomando o quadro teórico da psicanálise utilizado por Ehrenfried, acredito que há uma diferença entre o que ora procuro discutir e a explicação de Fenichel à dificuldade de concentração ligada aos sintomas neuróticos. Fenichel considera que os transtornos neurastênicos da capacidade de concentração, queixa principal de tantos neuróticos, ocorrem porque a pessoa se encontra continuamente ocupada com a luta defensiva de seus impulsos.[18] Esse diagnóstico pode ser verdadeiro, porém, gostaria de acrescentar outro ponto de vista para ampliar esta discussão, aproveitando as formulações de Winnicott. Este autor afirma que pessoas cujo *falso self* oculta o *self verdadeiro* apresentam, entre outros traços, extrema inquietação e incapacidade de concentrar-se.

A exposição dos conceitos de verdadeiro e falso *self*, mesmo considerando sua relevância, é demasiado complexa para ser feita no presente contexto. Em termos gerais, pode-se dizer que o falso *self* tem a função de ocultar e proteger o *self* verdadeiro, que não é nenhum traço específico mas a fonte de onde brota a espontaneidade, o que o indivíduo tem de mais pessoal. O falso *self* se apresenta como real e aos observadores passa como a pessoa real; no entanto,

---

18. Fenichel, O. *op. cit.*, p. 173.

nos relacionamentos pessoais, quando se espera uma pessoa integral, o falso *self* começa a falhar, apresentando algumas carências essenciais. Há vários graus de falso *self*, desde a cisão dolorosa que pode levar ao suicídio, até o aspecto polido que todos nós precisamos, de certa forma, adotar no convívio social.

Ainda em relação aos exemplos do que ocorre nas aulas de ginástica holística, creio que a verdadeira capacidade de concentração anda de mãos dadas com a espontaneidade, como no exemplo (2). O gesto espontâneo do aluno parece demonstrar um *self verdadeiro*, a par da capacidade de concentrar-se. Assim como a submissão, exemplo (1), e a dispersão, exemplo (3), anunciariam um caso de *falso self*. Ainda não há estudos sistemáticos sobre essa complexa questão. São muitas as perguntas e ainda relativas e discutíveis as respostas. O que tentei demonstrar é que o fenômeno da concentração é um dos que mais interessam à prática de todos os que trabalham com grupos de movimentos e deve ser analisado levando-se em conta as diversas variáveis que o compõem, bem como os problemas que daí emergem.

Em seguida, será apresentado outro aspecto relativo ao aluno e também questão importante no quadro geral da ginástica holística, considerado fundamental desde seus primórdios e aprofundado tanto por Gindler como por Ehrenfried. A abordagem da respiração permeia o trabalho global desta metodologia e não será demais enfatizar sua importância e singularidade.

5. A RESPIRAÇÃO

O primeiro ato de separação da mãe começa por um grito. A respiração é, portanto, o primeiro ato do indivíduo separado do corpo materno. Entre o primeiro grito e o último suspiro, a respiração sustenta o percurso de uma existência. O primeiro movimento do diafragma significa a chegada ao mundo dos homens, o nascimento, e sua parada marca a partida deste mundo, a morte. Toda uma mitologia foi elaborada ao longo da História em torno desse músculo singular, tecido como um tapete voador[19] para orquestrar a ventilação do ar ou

---

19. Expressão de Boris Dolto, profundo estudioso do diafragma e da respiração, que cunhou um termo ainda utilizado em fisioterapia respiratória: "colchão de Dolto". Trata-se da respiração abdominal profunda, que serve de proteção às vértebras lombares.

tornar-se a cúpula sólida que comprime ritmicamente as vísceras. Nos livros de anatomia, o diafragma não se encontra no capítulo dedicado aos músculos, mas num capítulo à parte. Apesar de ser muito estudado e valorizado, dele pode-se dizer apropriadamente que é um "ilustre desconhecido". Para meu uso pessoal, fiz uma pesquisa das atualizações biomecânicas do diafragma e do processo global da respiração. Tal estudo não se aplica ao objetivo principal deste livro, que se dedica às questões pedagógicas e não biomecânicas da ginástica holística. Quero enfatizar, no entanto, que pude fazer frutíferas correlações entre as mais recentes pesquisas sobre a respiração e certas intuições de Gindler e Ehrenfried.

Segundo Ehrenfried, conforme vimos, três são os pilares de sustentação do método: a respiração, o equilíbrio e o tônus muscular. É agindo simultaneamente sobre eles que a ginástica holística contribui para melhorar todas as funções da pessoa na sua globalidade. Já foi demonstrado que o diferencial da ginástica holística em relação a outras ginásticas tradicionais é que ela valoriza a qualidade do movimento e opõe-se às repetições mecânicas, utilizando, por isso, o termo *experimentação* em vez de *exercício*. A respiração é, conseqüentemente, abordada por meio de *experimentações* e não de *exercícios repetitivos*.

Respeito à respiração pessoal

Há uma razão importante que justifica todo o cuidado que se puder tomar no trabalho com o aparelho respiratório: a respiração é uma função involuntária e auto-regulada, isto é, nossa respiração varia constante e automaticamente, e se adapta perfeitamente às nossas atividades. Apesar de nossas freqüentes intervenções, não conseguimos bloquear por completo esse mecanismo de adaptação. Se quisermos melhorar nossa qualidade respiratória, deveremos oferecer-lhes estímulos e não repetir mecanicamente alguns exercícios. Não podemos *fazer* um movimento respiratório como fazemos um gesto. Podemos simplesmente provocar, suscitar, induzir uma modificação de nosso ritmo respiratório, e aguardar as reações se produzirem da forma mais espontânea possível. Essas reações são involuntárias. Nós as percebemos sem comandá-las, somente deixando-as acontecer. Esta forma de trabalhar a respiração chamamos de experimentação.[20]

---

20. Speads, C. *ABC de la respiration*.

235

No início de cada prática, faz-se uma breve avaliação da forma como a respiração se apresenta no momento. Está rápida ou lenta, superficial ou profunda, rítmica ou arrítmica, confortável ou ansiosa? Quais são as partes do corpo que se movem ao respirar? Que sensação se tem da respiração? Mesmo que não se consiga definir bem alguns desses fatores, as perguntas são importantes para, no final, quando for feita nova avaliação, as diferenças sejam percebidas. Não podemos mudar aquilo que não conhecemos, *é preciso antes conhecer para depois mudar*. Este é um dos princípios fundamentais da ginástica holística e imprescindível no trabalho com a respiração.

Vale lembrar ainda que a respiração é absolutamente pessoal. Cada pessoa tem seu próprio ritmo, que não pode ser determinado externamente, com o risco de interferir em todo um processo complexo e delicado e desequilibrá-lo. Apesar de isso ser um fato, nem sempre é considerado na maior parte das técnicas que abordam a respiração. Por isso, enfatizo a delicadeza que seu trato impõe, se quisermos obter resultados duradouros.

Partindo desses princípios de base, diferentes experimentações podem ser feitas com o objetivo de ampliar a percepção sobre a respiração pessoal, proporcionando como resultado maior relaxamento e amplitude respiratória. Todas essas atividades devem ser intercaladas por pausas, com tempo suficiente de repouso para que se possa perceber, avaliar e integrar os efeitos obtidos. A palavra-chave é *integração*. De nada vale respirar profundamente de modo forçado por alguns minutos todos os dias e o resto do tempo continuar com um padrão respiratório tenso. Tal experiência só é válida se a integramos, isto é, se ela passa a ser posse nossa, involuntária e inconsciente. O processo inteiro é o seguinte: estimula-se a respiração, obtêm-se a percepção e a consciência dela, e volta-se a deixar que as coisas aconteçam naturalmente. Dito de outra forma, é tão importante o tempo empregado para perceber as alterações ocorridas, deixando a respiração voltar *ao normal*, quanto o tempo da prática efetiva das *experimentações*.

A seriedade com que são encaradas as possíveis reações dos alunos às atividades desenvolvidas com a respiração nas aulas de ginástica holística diferencia-a de outras abordagens corporais. A distinção fundamental com outras técnicas e metodologias que também enfocam a respiração poderia ser sintetizada no que segue. Na ginástica holística a respiração não é usada como *instrumento* para se

236

alcançar *uma outra coisa*, para manter posturas radicais de correção postural, para desencadear reminiscências no chamado "renascimento" ou, ainda, para provocar estados alterados de consciência. Ao contrário, a respiração é respeitada como um processo involuntário e autoregulado, que não deve ser alterado voluntariamente por muito tempo sob o risco de desequilibrar todo o sistema rítmico da pessoa.

Cuidados com o trabalho da respiração

Um fator muito importante a ser considerado nas abordagens respiratórias é a hipótese de o aluno rememorar vivências arcaicas, por assim dizer, dos primórdios de sua vida extra-uterina e até mesmo relativas ao período imediato antes do nascimento.[21] O cuidado com que são propostas as experimentações leva a pensar que Ehrenfried já sabia das implicações e do caráter regressivo dessas proposições, embora não tenha teorizado sobre o assunto. Quero lembrar uma vez mais que o objetivo não é induzir o aluno a nenhum estado regredido, nem provocar qualquer tipo de catarse que possa ser confundido com processos tipo "renascimento". Trata-se antes de olhar para certos fenômenos que acontecem espontaneamente e merecem nossa atenção. Certas considerações que Winnicott faz sobre o início do processo respiratório do bebê, apontando para profundas repercussões futuras, não só sobre a respiração, mas sobre a saúde psicossomática em geral do ser humano, poderiam ser úteis para se compreender também certos comportamentos observados nos alunos envolvidos nas atividades que enfatizam a respiração.

A contribuição de D. W. Winnicott

Winnicott não escreveu nenhum tratado sobre a respiração, mas em diferentes artigos faz referências importantes a respeito. Assim como em relação a outros temas importantes, não se pode avaliar a sua contribuição pela extensão do que escreveu. Por vezes, em apenas um parágrafo, ou até mesmo em duas frases, encontram-se

---

21. Ainda que essa hipótese seja controversa, apresento-a aqui mais como uma direção do processo do que como a comprovação da possibilidade da recordação de tais vivências.

conceitos notáveis, que poderiam passar despercebidos ao leitor menos atento. Sobre a respiração, na obra *Natureza humana*, por exemplo, das oito páginas que compõem o Capítulo 9 da Parte IV, "A experiência do nascimento", somente uma é especialmente dedicada à questão da respiração. Mais adiante, no Capítulo 11, "Reconsiderando a questão psicossomática", no tópico "Asma", há também proveitosos e breves *insights*. Parece pouco, mas tudo o que ele diz interessa diretamente ao profissional que trabalha com educação corporal, para que possa acompanhar mais adequadamente os seus alunos durante o processo de reeducação respiratória. E é bom saber como as coisas acontecem no início. Além do mais, o parecer de Winnicott nos é útil porque parte de uma dupla experiência: a de pediatra que observou diretamente os bebês e ouviu o relato de suas mães, e a de psicanalista de pacientes adultos que, durante o processo analítico, passaram por regressões contínuas seguidas de progressão.

Na ginástica holística, dentre as diferentes abordagens feitas para expandir a capacidade respiratória, aquelas que se utilizam de almofadinhas (de areia ou de alpiste) apoiadas sobre o peito, cujo peso tem o objetivo de acentuar a percepção dos movimentos do tórax durante a inspiração e a expiração, podem também fazer com que o aluno relembre os movimentos rítmicos da respiração da mãe. Concordo com Winnicott quando ele afirma, baseado em evidências advindas do trabalho clínico com pacientes adultos regredidos, que o bebê percebe a respiração da mãe, os seus movimentos abdominais e as mudanças rítmicas de pressão e ruído. Tal fato justificaria a necessidade, logo após o nascimento, de um reatamento do contato com as funções fisiológicas da mãe, em especial com a respiração e, inclusive, a necessidade do contato pele a pele com ela, e da sensação de ser movimentado pelo sobe e desce de sua barriga.

Para o bebê recém-nascido, segundo Winnicott,

a respiração significativa é a da mãe, enquanto a sua própria respiração acelerada não tem sentido algum, até que esta comece a se aproximar da freqüência do ritmo respiratório da mãe. Com certeza, muitos bebês, sem saberem o que estão fazendo, brincam com ritmos e contra-ritmos, e uma observação cuidadosa pode mostrar que às vezes o bebê está tentando acertar seu ritmo respiratório com a freqüência cardíaca (por exemplo, respirando uma vez a cada quatro batimentos cardíacos). Algum tempo depois, é possível encontrá-lo lidando com a diferença entre o seu ritmo respiratório e o de sua mãe, procurando talvez criar situações de relacionamento baseadas primeiramente numa respiração de freqüência dupla ou tripla.[22]

Será que isso, ou algo análogo, é o que acontece com nosso aluno adulto, durante as experimentações com a respiração? Ele também passa por diferentes ritmos respiratórios, em geral mais rápidos que a freqüência habitual, até que uma respiração espontânea e tranqüila advenha de suas tentativas. De qualquer maneira, é bom não julgar precipitadamente tratar-se de uma descoordenação por parte do aluno, dando-lhe, sim, o tempo necessário para que encontre seu próprio ritmo respiratório, tranqüilizando-o inclusive, caso sua respiração se acelere, a despeito de seus esforços conscientes de fazê-la mais lenta e profunda. Sabemos que não se controlam os processos inconscientes da respiração; podemos, quando muito, observar e pacientemente aguardar que as coisas aconteçam a seu modo e em seu próprio tempo.

É por essa razão que, ao descrever o que acontece com o aluno no início da abordagem sobre a respiração, dissemos intencionalmente que ele *passa por diferentes ritmos respiratórios*, submete-se a eles, por assim dizer, antes de ser capaz de encontrar uma respiração mais ampla e com um ritmo constante. Quando o trabalho com a respiração é bem-sucedido, resulta num relaxamento profundo e reparador, do qual o aluno emerge revitalizado e bem-disposto, sendo comum, nos casos em que não há nenhuma ansiedade normal, de ele tirar um breve cochilo ao entrar em contato com seu ritmo respiratório.

Acompanhando os comentários de Winnicott sobre o que ocorre na experiência do nascimento com relação à respiração, somos levados mais longe, isto é, mais para trás. Segundo ele:

É possível que a seqüência seja a seguinte: percepção (*awareness*) intra-uterina da respiração da mãe; percepção extra-uterina da respiração da mãe; e a percepção da própria respiração. Haverá, sem dúvida, casos específicos nos quais não exista nenhuma razão especial para uma consciência (*awareness*) da respiração,

---

22. Winnicott, D. W. *Natureza humana*, p. 168.

além do fato fisiológico rotineiro, fazendo com que a criança respire e se torne consciente da respiração sem que haja coisa alguma de maior interesse a ser dita. Mas isto não seria necessariamente normal. Seria mais próprio do desenvolvimento dos deficientes mentais. Mas como há seres humanos de todos os tipos, pode ser que existam bebês para os quais a respiração não seja realmente muito importante, por terem outras coisas de maior interesse exigindo sua atenção, tais como imagens eidéticas, ou algo equivalente no campo auditivo ou no campo cinestésico.[23]

O desconforto que alguns alunos sentem nas abordagens respiratórias leva a pensar em possíveis memórias arcaicas dessa fase primordial.

No tópico *Asma*, a contribuição de Winnicott é de outra ordem, menos fisiológica e mais psicológica. Creio ser possível aproveitar sua experiência clínica para se pensar o que ocorre nas aulas de ginástica holística. Ele comenta que, na análise de pacientes adultos, pode acontecer uma fase de regressão a uma dependência mais profunda, com o paciente tornando-se um bebê. Neste momento, torna-se possível observar reações respiratórias que não aparecem em outros contextos.

A condição de "ser" um bebê faz com que sejam revividos problemas ligados à respiração, associados aos primeiros tempos após o nascimento e ao processo do nascimento em si mesmo. Memórias corporais de extrema importância vêm à tona no decorrer da sessão, e também perturbações físicas do aparelho respiratório, que não haviam surgido como material mnemônico nem mesmo através dos sonhos.[24]

Mais adiante, no mesmo texto, Winnicott fala de sensações poderosas de conflito provocadas pelo entra e sai do ar. Como as implicações relacionadas com o processo da respiração fazem parte de um tema controverso, sobre o qual nem mesmo Winnicott apresenta res-

---

23. Winnicott, D. W. *Natureza humana, op. cit.*, p. 168.
24. Winnicott, D. W. *Natureza humana, op. cit.*, p. 183.

postas finais, citarei integralmente suas palavras, deixando-as como pontos para reflexão. Ele diz:

> O vaivém da respiração se torna insuportável no caso de certas ansiedades associadas à fuga do *self* verdadeiro e possivelmente oculto, de modo que no fenômeno do grito, tanto quanto no da asma, encontramos o conflito entre a necessidade de uma livre passagem para o que entra e o que sai, e a ansiedade pela falta de controle sobre o que se move para dentro e para fora da unidade psíquica recém-constituída.[25]

Reconheço que essas palavras por si sós pouco esclarecem e precisam ser vistas no seu contexto maior, ou seja, tendo como pano de fundo o inteiro processo do amadurecimento da natureza humana. Todavia, iluminam um pouco mais a cena das obscuras reações neurovegetativas e emocionais que acometem as pessoas quando praticam atividades que abordam diretamente a respiração. Ao mesmo tempo, incentivam a busca de maior estudo e análise do assunto.

---

25. Idem, ibidem.

CAPÍTULO IV

O RELACIONAMENTO EDUCADOR CORPORAL × PRATICANTE

1. CONDIÇÕES PARA UM BOM CONTATO

Tenho como princípio que não existe treinamento de professor, um professor se forma. Além dos conhecimentos objetivos, técnicos e biomecânicos, quais seriam, então, os pré-requisitos necessários à formação do educador corporal para que ele possa desempenhar bem seu papel e estabelecer uma boa relação com os alunos?

- Antes de qualquer outra característica, poder ver uma pessoa no aluno, e não apenas um corpo.
- Ter conhecimento das possíveis reações neurovegetativas que podem advir das atividades que irá propor aos alunos, tais como: náusea, vertigem, tremores, frio, sensação de queda etc.
- Ter conhecimento das possíveis reações emocionais (durante e após as aulas): sensação de desamparo, medo, euforia, de fragilidade, choro etc.
- Ter oportunidade de experimentar os efeitos citados tanto por vivência pessoal como pela observação de colegas em cursos de formação, pois a teoria não basta nem substitui a experiência.
- Ter a experiência de ter sido cuidado para aprender a se cuidar e poder cuidar do outro. Isto garante a confiança mútua no contato professor-aluno.
- Conhecer, mesmo que por alto, uma teoria do amadurecimento pessoal desenvolvida numa linguagem acessível, já despida de certas dificuldades de entendimento próprias do tipo de linguagem que os psicanalistas desenvolveram.

- Saber como se dá o alojamento da psique no corpo.
- Levar em conta a natureza terapêutica da relação estabelecida com o aluno e conhecer o conjunto de situações e atitudes favoráveis para seu desenvolvimento.

A meu ver, para poder analisar melhor o relacionamento professor-aluno no quadro específico da ginástica holística e da educação corporal em geral, é importante entender que ele se insere numa discussão mais abrangente: a unidade corpo e psique. Ambas as questões, o relacionamento professor-aluno e a unidade corpo-psique, me ocupam há vinte anos. Em meu percurso profissional,[1] fui deparando com problemas relativos ao aspecto psicossomático, que não encontraram respostas na bibliografia específica de minha área, embora, de uma forma ou de outra, houvesse referências à impossibilidade de se tratar isoladamente o corpo. Nos campos teóricos próprios da educação física, da fisioterapia, das metodologias corporais contemporâneas, da medicina oriental, reconhece-se o fato de que o corpo e a psique estão interligados, de que o mental, o emocional e o físico se influenciam mutuamente. As explicações, no entanto, são insatisfatórias: superficiais, fragmentadas, confusas. Busquei, então, bibliografia e cursos na psicologia e filosofia na tentativa de compreender melhor a unidade psicossomática.[2]

Ao longo dos anos, uma grande preocupação me acompanhava: a percepção da natureza complexa do relacionamento professor-aluno nas aulas individuais e em grupo. Basicamente, duas coisas chamavam a atenção: ou minhas atitudes acertadas, que nem sempre passavam pelo crivo da razão, me surpreendiam, atestando que intuição, sensibilidade e confiança eram indispensáveis para o bom desempenho de minha tarefa, ou condutas inadequadas que estragavam todo o trabalho. Ficava evidente, em alguns casos, que importava mais a maneira

---

1. Faculdade de Educação Física da Universidade Estadual de Londrina — UEL, 1976. Curso de especialização em Técnica de Natação, UEL, 1977. Atuação nas áreas de reabilitação ortopédica, pulmonar e cardíaca, instrumentação cirúrgica; obstetrícia; acupuntura; massagem terapêutica; ginástica corretiva e, desde 1989, ginástica holística.

2. O termo "unidade psicossomática" está sendo usado no sentido da saúde, isto é, significa integração de corpo e psiquismo. Essa ressalva procede, pois o senso comum associa o termo "psicossomático" a doença ou transtorno.

pela qual alguma coisa era feita do que a coisa em si. Não era apenas o movimento correto ou a manipulação adequada que possibilitava uma melhora, mas sim a maneira de propor o movimento, o fato de estar do lado da pessoa, apoiando-a nas suas tentativas, em seus acertos e fracassos, e principalmente a manutenção de um ambiente estável, que consistia no ambiente físico propriamente dito, confortável e acolhedor, associado à minha atitude. O problema essencial, portanto, era o de como estabelecer um contato com o aluno.

Após a formação em ginástica holística (entre 1989-90), que delimitou melhor meu campo de trabalho, os questionamentos foram aparecendo de forma mais pontual e reconhecível. Certos comportamentos dos alunos não chegavam propriamente a se apresentar como problemáticos, mas denotavam um estado de quietude e de devaneio que requeriam atenção e cuidados redobrados. Outras atitudes observadas durante as aulas, por sua especificidade, levaram-me a considerá-las sinais de que algo não estava bem na relação do aluno com seu corpo.[3] O que me chamou a atenção foi o fato de tais atitudes se repetirem nos mesmos alunos, apesar de minhas intervenções, indicando um problema mais complexo do que compreensão deficiente dos comandos dados ou descoordenação motora.

Sem dúvida, o processo de conhecer o corpo em suas quase infinitas possibilidades de movimento e orientação espacial pressupõe um aprendizado, no decorrer do qual ocorrem enganos, dificuldades, dúvidas, impasses. Mas não é disso que estou falando. Descarto também a possibilidade de o aluno estar querendo simplesmente chamar a atenção do professor com seu comportamento. Sem me estender numa descrição pormenorizada, darei alguns exemplos ilustrativos dessas atitudes:

- dificuldade em tocar-se, nas atividades de automassagem;
- necessidade freqüente de confirmação de que a atividade serve *para ele*;
- mau posicionamento sistemático ao iniciar os movimentos;
- machucar-se repetidamente na execução dos movimentos;
- colocar-se num espaço muito restrito na sala;

---

3. Mais tarde, estudando a obra de Winnicott, reconheci tratar-se de casos em que a integração psicossomática não foi realizada.

- necessidade de "copiar" de alguém o movimento solicitado;
- pouca espontaneidade e obediência passiva ao que é proposto;
- comportamento agressivo nas dificuldades;
- automatismo e pressa na realização dos movimentos;
- dificuldade de concentração.

Outras dificuldades, de outro tipo e não necessariamente falha da coesão psicossomática, também se mostravam freqüentes:

- relacionar-se de forma desconfortável com os distintos objetos utilizados nas aulas;
- apegar-se ao objeto no final da atividade, numa clara relação subjetiva com ele;
- "levar para casa" o material usado nas aulas.

A característica do método, que solicita o engajamento da pessoa como um todo, evidenciou o surgimento dessas e outras atitudes para as quais o campo teórico da ginástica holística não dava respostas. Procurei, então, na área da psicanálise e filosofia atuais pontos de apoio que me ajudassem a refletir sobre eles. Encontrei em D. W. Winnicott e em Martin Heidegger certos modos de pensar e agir sobre o que é o ser humano no seu contato com o outro, que me ajudaram a fazer avançar minha prática. A aproximação com Winnicott deu-se já há mais de dez anos (desde 1987). Paulatinamente, fui incorporando suas teorias, ao mesmo tempo que se firmava meu modelo de prática de ginástica holística, que pode ser definido como segue.

Para além de uma simples pedagogia, a maneira adequada de propor um movimento denota a capacidade de o professor estar ao lado do aluno, apoiando-o nas suas tentativas, em seus acertos e fracassos, garantindo que está tudo bem. E ainda, a atitude de não ter medo, de não assustar-se com a dor; poder sustentar a situação no tempo; ter persistência e calma; suportar os retrocessos, a raiva e as projeções vindas de quem sofre ou está descoordenado; dispor de uma presença atenta e relaxada, tendo empatia e ao mesmo tempo não se aterrorizando com o temor do outro, com o apego ou com a dependência são alguns dos aspectos que julgo fundamentais na atitude do profissional que orienta as aulas de ginástica holística.

A experiência prática me levou a reconhecer que essas atitudes se aproximam do que D. W. Winnicott considera importante num processo terapêutico, com o terapeuta proporcionando um ambiente facilitador. Tal atitude do profissional leva em conta o conceito da mãe suficientemente boa, isto é, a relação se dá, de início, com um alto de grau de adaptação às necessidades de quem recebe os cuidados e caminha progressivamente em direção à dependência relativa.

Antes de avançar, porém, alguns pontos precisam ser apresentados para que se tenha maior clareza de minha proposta.

- O profissional de ginástica holística não trabalha de acordo com o quadro da psicanálise, mas tem seu quadro, seu método e seus objetivos próprios.
- O profissional de ginástica holística não é uma segunda mãe para o aluno, o que se poderia enganosamente imaginar.
- O retorno à simplicidade originária do ser humano, presente na intimidade da relação mãe-bebê, não deve ser tomado como uma descrição ingênua. Essa relação trata do próprio senso de identidade da pessoa.
- As conexões estabelecidas com Winnicott não podem ser tomadas como uma aplicação direta de suas idéias ao contexto da ginástica holística, mas sim como meios para que eu pudesse, a partir de suas indicações, verificar em minha prática o que elas significam e qual o efeito que atingiriam ao seguir esse pensamento em meu próprio contexto.

Isto posto, fico mais livre para relatar como algumas aproximações me parecem possíveis. Ao entender melhor o relacionamento mãe-bebê como base para a constituição do *self*, do processo de personalização ou alojamento da psique no corpo, e do processo sadio e da pessoa psicossomaticamente sadia, o educador corporal terá os parâmetros para a compreensão da formação da doença no processo de desenvolvimento. Ao mesmo tempo, isso lhe dará maiores subsídios para lidar com o relacionamento professor-aluno na condução dos grupos de movimento.

A sustentação como cuidado materno necessário ao desenvolvimento da criança é um paradigma na obra de Winnicott, que mostra que a forma como a mãe segura o bebê em seus braços é um cuidado básico cuja falta leva à vivência de ansiedades terríveis, tais como ser feito em pedaços, cair para sempre, morrer. Essa falha levaria, em alguns casos, a repercussões que comprometeriam seriamente a saúde psíquica da pessoa.[4] Winnicott podia constatar isso tanto na sua atividade de pediatra como na de psicanalista de crianças e adultos.

O cuidado materno específico de que o bebê necessita no que se refere à conquista do alojamento da psique no corpo é o que tem sido chamado de manipulação, lidar ou manejo. O processo decorrente do "lidar", também chamado personalização, relaciona-se com a boa coordenação, com o tônus muscular satisfatório e com o uso da pele como continente de uma personalidade psicossomática. Uma manipulação deficiente contribui para que a criança não desfrute da experiência do funcionamento corporal. Esse dado é considerado importante também por alguns autores dos campos da fisioterapia e da cinesiologia. Vejamos como.

A coordenação motora do bebê ao adulto

No campo da educação corporal, a relação do corpo com a psique começou a ser considerada pelos estudiosos da motricidade humana com maior ênfase a partir da década de 1970. Um marco foi a publicação, em 1971, na França, do livro *A coordenação motora: aspecto mecânico da organização psicomotora do homem*,[5] de S. Piret e M. M. Béziers, no qual é feita uma original e abrangente abordagem do tema. Após exaustivos estudos sobre a organização do movimento, as autoras constataram a presença de um princípio orga-

---

4. Um amplo estudo sobre o tema foi levado a efeito por Elsa Oliveira Dias: "A Teoria das Psicoses em D. W. Winnicott", tese de doutorado em Psicologia Clínica, PUC-SP, 1998. Ao leitor interessado em aprofundar-se no estudo de Winnicott, indicamos, além da obra do próprio autor, o trabalho de Dias, que fez uma exposição completa de todos os estágios do amadurecimento, incluindo o alojamento da psique no corpo. A descrição minuciosa da teoria winnicottiana do processo normal de amadurecimento pessoal, em seus pressupostos centrais e em todos os seus estágios, foi importante para que Dias demonstrasse a concepção de Winnicott sobre a natureza fundamental dos distúrbios psíquicos (as psicoses) enquanto interrupção do processo de amadurecimento.

5. Piret, S. e Beziers, M. M. *A coordenação motora: aspecto mecânico da organização psicomotora do homem*. São Paulo, Summus, 1992.

nizador subjacente, o qual fundamenta os movimentos essenciais do homem (a apreensão e o andar) num movimento de base, que é o de enrolamento-endireitamento. A apreensão envolve membros superiores e mãos e o andar, os membros inferiores. Considerado bibliografia fundamental e indispensável por pesquisadores e praticantes de diferentes metodologias de educação corporal (entre os quais me incluo), esse livro mostra que "todo gesto é carregado de psiquismo, e o investimento do fator psicológico no movimento é análogo ao da motricidade no psiquismo".[6] O estudo que fizeram da coordenação motora em crianças e adultos permite compreender o movimento como um todo organizado e intimamente relacionado com o psiquismo. Essa evidência estimula maiores pesquisas e, conforme sugestão das próprias autoras, um poderá ser estudado em função do outro.

A descoberta fundamental demonstrada pelas pesquisadoras é que os movimentos primários intra-uterinos, que ocorrem em enrolamento, já predispõem que o bebê tenha por completo, ao nascer, toda a base da sua organização motora, isto é, ele enrola cabeça-bacia e faz uma torção que opõe bacia e ombros, como é observado no chamado sistema reto e cruzado da coordenação motora do adulto. O detalhe importante a ser considerado é que essa motilidade é reflexa, e *"ele só poderá dispor dela voluntariamente quando a tiver descoberto, adaptado ao espaço-tempo e situado na relação com a mãe* (grifo meu)".[7] Esse dado é fundamental e vai ao encontro das teorias de Winnicott, como será visto adiante.

A ênfase dada ao contato inicial mãe-bebê para a aquisição de uma coordenação motora satisfatória já é observada, em diversos momentos, na primeira obra de Piret e Béziers e culmina com a publicação na França, em 1992, do livro *O bebê e a coordenação motora: gestos apropriados para lidar com a criança* de M. M. Béziers e Yva Hunsinger.[8] Nesse livro mostra-se, de maneira muito clara e objetiva, por meio de fotos e ilustrações, a importância de se lidar com o bebê, dando-lhe sempre um sentimento de unidade (cabeça-corpo), o que se consegue mantendo-o a maior parte do tempo

---

6. Idem, ibidem, p. 13.

7. Piret, S. e Béziers, M. M., 1992, *op. cit.*, p. 143.

8. Com a morte de Suzanne Piret em 1977, Yva Hunsinger passou a ser a colaboradora de Béziers. Esse livro foi publicado no Brasil em 1994, pela Summus, São Paulo.

possível na posição de enrolamento, também chamada por Béziers de *posição de bem-estar.*

O bebê e a coordenação motora é um livro eminentemente prático, com linguagem simples e dirigido a leigos, já que a proposta é a de ser uma espécie de manual de cuidados com o bebê. As autoras partem do princípio de que, em todas as atividades essenciais (mamada, troca, higiene, banho etc.), o bebê encontra-se em constante dependência do adulto numa comunicação estreita (que passa prioritariamente pela pele), que deve ser vivida com calma e sem precipitação. Se, além disso, for seguro e transportado de maneira adequada, se inscreverá em sua memória neuromuscular a noção das diferentes direções no espaço.

O livro traz à consciência do leitor um fato simples: todas as expressões do bebê são essencialmente motoras. É a partir dos próprios movimentos que ele vai elaborando o sentido e a forma de seu corpo. Seus primeiros gestos e as sensações a eles associadas inscrevem-se em sua memória, ao mesmo tempo que nela se inscrevem também a atmosfera do relacionamento com a mãe, e o clima afetivo do ambiente em geral. Apesar de não serem empregados termos da psicanálise propriamente dita, fica claro que, para *a instalação da psique no corpo,*[9] condições adequadas se fazem necessárias.

Os dados apresentados por Béziers vieram estimular meu interesse em aprofundar as pesquisas sobre o início do desenvolvimento psicomotor do ser humano, e, mais ainda, reforçaram minha escolha de um autor que também considerasse fundamentais os cuidados iniciais adequados que a mãe deve proporcionar ao seu bebê. Julgo, inclusive, que seria extremamente profícuo um estudo da obra que acabo de citar à luz dos conceitos sobre o amadurecimento da natureza humana, conforme formulados por Winnicott.

2. TEORIA DO AMADURECIMENTO PESSOAL DE D. W. WINNICOTT E A FISIOTERAPIA[10]

É justamente o enunciado das fases de desenvolvimento inicial que Winnicott julga ser importante, e conhecido pelo educador cor-

---

9. Expressão cunhada por Winnicott.
10. O inteiro processo do amadurecimento pessoal poderá ser encontrado no livro *Natureza humana*, ao qual remeto o leitor interessado.

poral e pelo fisioterapeuta, conforme indica em artigo de 1969, "Fisioterapia e Relações Humanas".[11] Suas afirmações são absolutamente pertinentes quando diz não ser possível entender o que se passa com uma pessoa que sofre de um transtorno mais primitivo na personalidade e, com isso, é afetada no corpo, sem conhecer-se a "maneira pela qual as pessoas se desenvolvem desde o começo de suas vidas, de maneira a se tornarem pessoas psicossomáticas sadias. [...] É importante que o fisioterapeuta tenha compreensão dessa área".[12]

É muito clara a relação que estabelece entre os cuidados ministrados pelo fisioterapeuta e os que a mãe dá ao seu bebê. Ele alude ao bebê por estar se referindo a "questões que pertencem aos verdadeiros primórdios da vida; tal como cada bebê é um filho único no começo, também é verdadeiro que na fisioterapia é necessário, durante o tratamento, dar ao paciente toda atenção". Winnicott menciona isso para ilustrar a "conexão estreita que existe entre a fisioterapia de homens e mulheres de qualquer idade e o cuidado inicial que uma mãe é capaz de conceder a seu bebê", chegando a sugerir que "a formação do fisioterapeuta deveria incluir oportunidades para uma observação atenta de um cuidado de bebês natural e não-instruído".[13] Ler esse artigo foi um marco importante na minha pesquisa, pois, apesar de ser uma exposição sucinta de um vasto e complexo campo do conhecimento, nele encontrei os pontos essenciais da teoria do desenvolvimento, que me anunciaram uma fecunda aproximação com a prática da ginástica holística.

Para introduzir o leitor ao enunciado geral das primeiras fases do processo de amadurecimento, nada melhor que um resumo feito pelo próprio Winnicott de forma deliberadamente simplificada.

Um resumo dos estágios iniciais do crescimento emocional

Antes de me aprofundar no assunto, é preciso dizer que um ponto relevante nos conceitos de Winnicott é a diferenciação que faz entre os termos mente e psique.[14] Essa ressalva procede, visto que

---

11. EP, pp. 427-32.
12. EP, p. 429.
13. EP, p. 429.
14. Winnicott já fazia notar essa diferença em artigo de 1949, "A mente e sua relação com o psique-soma", pp. 409-25.

certos autores consideram mente e psique como sinônimos e valem-se de um e outro termo indiscriminadamente, inclusive para não repetir a mesma palavra em seus textos. Em Winnicott isso não acontece; ele não substitui, mas diferencia claramente um do outro, afirmando que, psique seria aquela parte da personalidade que, na saúde, torna-se estreitamente ligada com o corpo e as funções deste, mas que precisa ser considerada de modo separado. Para Winnicott, "a natureza humana não é uma questão de corpo e mente, e sim uma questão de psique e soma inter-relacionados, que em seu ponto culminante apresentam um ornamento: a mente."[15] Nos chamados transtornos psicossomáticos (muitos deles tratados pelo fisioterapeuta e educador corporal) faz-se referência ao inter-relacionamento que existe entre o funcionamento do corpo e da personalidade (não do intelecto).

Em termos de evolução o soma foi o primeiro a chegar e é a base para a psique. A psique começa com a elaboração imaginativa das funções somáticas, sendo sua principal tarefa a interligação do passado já vivenciado, o presente e a expectativa de futuro. É assim que o self começa a existir. A parte psíquica da pessoa ocupa-se com os relacionamentos, tanto dentro do corpo quanto com ele, e com os relacionamentos externos, tornando-se capaz de criar e de perceber a realidade externa.

Como já foi dito, a unidade psique e soma é uma conquista, e não se pode tomar por certo que em todos os casos a psique e o soma do bebê virão a operar como uma unidade, pois, embora uma tendência no sentido do desenvolvimento seja herdada, o desenvolvimento não se dará, a menos que a pessoa que está cuidando da criança *"consiga manejar o bebê e o corpo do bebê como se os dois formassem uma unidade"* (grifo meu).[16]

É um fato o corpo estar sempre incluído nas primeiras experiências do recém-nascido. No início, as duas grandes "novidades" incluem o corpo: a respiração e a lei da gravidade. Mais: no início os cuidados são físicos, e este é o tipo de amor que o bebê está capaz de receber. No decorrer da vida adulta, podem-se discriminar três maneiras principais pelas quais o corpo é afetado: a primeira tem a ver com as fases de excitação, quando os instintos despertados deveriam conduzir a um clímax; a segunda tem a ver com os efeitos do humor,

---

15. *Natureza Humana*, p. 44.
16. EP, p. 431.

por exemplo, que em alguns tipos de depressão afetam toda a fisiologia; e a terceira trata de um transtorno mais primitivo da personalidade. É sobretudo sobre este último tipo que o fisioterapeuta precisa ter compreensão, por ser aqui que a fisioterapia entra em cena, com o fisioterapeuta dando toda a atenção ao paciente durante o tratamento, da mesma forma que a mãe cuida de seu bebê. É importante saber, então, como as coisas acontecem no início.

O novo ser humano traz ao mundo um potencial herdado e é imediatamente afetado pelo tipo de cuidado que recebe do meio ambiente. Quase sempre a mãe é capaz de iniciar de maneira satisfatória esses cuidados com seu bebê, que esteve carregando por nove meses. No intuito de mostrar quão pertinente poderia ser esse estudo, cito o Capítulo II de *A família e o desenvolvimento individual*, no qual Winnicott fala do *relacionamento inicial entre a mãe e seu bebê* e descreve resumidamente as funções maternas: (a) sustentação, (b) manipular e (c) apresentar objetos. Das três, são as duas primeiras que mais diretamente interessam ao campo da educação corporal. É notável a proximidade que guardam suas palavras em relação ao preconizado pelas autoras do manual de cuidados do bebê, citado acima.

A sustentação é descrita por Winnicott como

> [...] uma fase em que a mãe ou substituta: protege da agressão fisiológica; leva em conta a sensibilidade cutânea do lactente e a falta de conhecimento por parte do bebê da existência de qualquer coisa que não seja ele mesmo; inclui a rotina completa do cuidado adequado a cada bebê; segue também as mudanças instantâneas do dia-a-dia que fazem parte do crescimento e do desenvolvimento do lactente, tanto físico como psicológico; a sustentação ou o segurar inclui especialmente a sustentação física do lactente, que é uma forma de amar. É possivelmente a única forma em que uma mãe pode demonstrar ao lactente o seu amor.[17]

Quanto ao bom manejo da mãe,

> [...] facilita a formação de uma parceria psicossomática na criança. Isso contribui para a formação do sentimento do *real*, por oposição a *irreal*. A manipulação deficiente trabalha contra o

---

17. APM, p. 48.

desenvolvimento do tônus muscular e da chamada *coordenação*, e também contra a capacidade de a criança gozar da experiência do funcionamento corporal, e de SER.[18]

Essas duas funções maternas levam ao e coexistem com o estabelecimento das primeiras relações objetais do lactente e suas primeiras experiências de gratificação instintiva. As bases para a saúde mental da pessoa estão na manipulação e na condução geral dos cuidados com o bebê, que são facilmente tidos como certos quando tudo vai bem.

Se um bebê recebe essa fisioterapia satisfatória no início — que é uma combinação de cuidados físicos e psicológicos — não precisará de um fisioterapeuta mais tarde, mas caso a criança tenha experienciado uma perturbação traumática das técnicas de cuidado infantil, o fisioterapeuta será verdadeiramente necessário. Exclui-se aqui, bem entendido, deliberadamente, o tratamento de enfermidades fisicamente determinadas.

Levando-se em conta o princípio básico da tendência herdada de cada novo indivíduo, no sentido do crescimento e do desenvolvimento e as condições ambientais suficientemente boas, será possível a integração da personalidade a partir de um estado relativamente não-integrado, com a ajuda da mãe que, no início, empresta sua unidade à criança. Abrigada pela mãe, essa criança é uma pessoa integrada, e gradualmente ela vem a ser e a permanecer uma unidade quando separada e afastada da mãe. Compreende-se daí a dependência muito grande, quase absoluta, que o bebê tem de sua mãe.

Algumas mães ou pessoas que cuidam de crianças estabelecem um bom contato com o bebê como pessoa, mas parecem incapazes de saber o que o corpo do bebê está sentindo ou precisando. Da mesma forma, há outras que são naturalmente boas em cuidados físicos, "mas parecem ignorar o fato de que *há um ser humano começando a alojar-se no corpo* que estão banhando e limpando" (grifo meu).[19] A criança cuidada por pessoas que tenham esse tipo de dificuldade não poderá tornar-se integrada em uma unidade, abrindo possibilidade para a cisão psicossomática. Nesses casos, "as forças herdadas que tendem à unidade esforçam-se para produzi-la, mas o sucesso é

---

18. FDI, p. 27.
19. EP, p. 431.

apenas relativo e a criança fica com uma tendência a perder a capacidade de simplesmente viver como uma unidade psicossomática".[20]

Farei, aqui, uma breve revisão dos conceitos desenvolvidos por D. W. Winnicott, o que já demonstrará (ou não) sua aplicabilidade ao campo da educação corporal e tornará mais compreensível a aproximação que estou propondo entre suas formulações e as condições adequadas e atitudes favoráveis no relacionamento professor-aluno, da forma como ocorre na ginástica holística.

A pessoa herda um processo de amadurecimento que só vai ter sucesso se houver um meio ambiente facilitador, que tem também um crescimento próprio e se adapta às necessidades mutantes da criança em crescimento. Na saúde, há uma progressão da dependência absoluta para a independência relativa, indo em direção à independência, num ritmo que acompanha o desenvolvimento fisiológico. Resumidamente, o meio ambiente facilitador tem início com alguns cuidados que são concomitantes: a *sustentação* do bebê pela mãe, o *manejo*, e a *apresentação do objeto*. Assim, há um desenvolvimento integrador, ao qual se acrescentam a personalização (alojamento da psique no corpo) e depois o relacionamento objetal.

3. A TAREFA DO EDUCADOR

Antes de se tornar uma pessoa, cada um de nós passou por uma longa elaboração corporal, que permite que nos situemos no espaço e tempo em qualquer momento e situação, além de possibilitar que nos relacionemos uns com os outros e que tenhamos um sentimento de totalidade. Tudo isso parece banal, quando já se deu conosco, mas quando conhecemos pessoas que não tiveram esse desenvolvimento, percebemos como isso interfere em toda a personalidade.

Não podemos apagar os traços dos movimentos descoordenados de nossos alunos, dos seus desequilíbrios posturais, nem do desajeitado manejo inicial que eventualmente a mãe forneceu, mas podemos, ao ministrar os cuidados corporais, possibilitar que algo não vivido lá atrás possa ser vivenciado no presente em condições mais favoráveis.

---

20. EP, p. 431.

Nesse sentido, cada uma de todas as fases iniciais do processo de amadurecimento interessa ao educador corporal, pois tudo o que se aplica "aos estágios iniciais também se aplica, até certo ponto, a todos os estágios, mesmo ao estágio que chamamos maturidade adulta".[21] Certas tendências no desenvolvimento da personalidade estão presentes desde o início mais precoce, acompanham a pessoa pela adolescência e vida adulta e nunca se completam. O aluno adulto que tenho à minha frente, portanto, pode estar tentando recuperar, ou obter pela primeira vez, o amadurecimento de uma fase precoce de seu desenvolvimento que não se deu por falta de um ambiente adequado.

A importância de o fisioterapeuta e o educador corporal conhecerem como a integração se dá reside no fato de que o trabalho profissional que realizam é executado a partir da mesma coisa que foi chamada de cuidado amoroso no manejo inicial. E sempre existe o perigo de repetir-se no presente o manejo falho ocorrido no passado. Isso é tão verdadeiro que Winnicott questiona: "Mas, e se o fisioterapeuta esquecer que existe uma pessoa a quem ministrar atenção e que o cuidado do corpo é apenas metade da tarefa?".[22] A maneira, o *como* o profissional lida com a pessoa é tão ou mais importante que todas as técnicas aprendidas durante sua formação.

Coisas aparentemente simples, como estar à disposição confiavelmente na hora necessária, ou manter o local aquecido e livre de corrente de ar, podem ser uma comunicação que significa: "Conheço as suas necessidades básicas". Isto confere um estatuto totalmente diferente à relação mecanicista que poderia existir no ambiente de uma instituição de saúde ou na sala de aula da ginástica convencional.

Há também a transferência, fenômeno que pode acontecer em toda terapia, com o terapeuta recebendo um pouco do relacionamento temporário e especial de dependência, amor, desconfiança e até mesmo ódio. No caso do psicanalista, este utiliza a transferência para a parte principal de seu trabalho, no entanto, o mesmo fenômeno pode ser encontrado e precisa ser aceito como um desenvolvimento natural, quando é o corpo que está sendo manipulado ou aliviado.

Um tipo extremado de deficiência que o fisioterapeuta se descobre corrigindo advém da sustentação física e do manejo falhos do

---

21. PP, p. 411.
22. EP, p. 431.

tipo mais simples possível. Quando uma mãe, pela identificação com seu bebê, portanto, sabendo o que ele está sentindo, é capaz de sustentá-lo de maneira natural, o bebê não tem de saber que é constituído de uma coleção de partes separadas. No entanto, se a mãe não sustenta satisfatoriamente a cabeça do bebê, este pode repentinamente sentir-se cindido em duas partes, corpo e cabeça. Este é um exemplo extremado de manejo errado, que produz o maior sofrimento mental, e caso esse tipo de manejo falho se repita de maneira sistemática no cuidado de uma criança, ela ficará permanentemente afetada e poderá acabar nas mãos do fisioterapeuta por causa de uma rigidez patológica na região do pescoço.

Abro parênteses para comentar que essa afirmação vem confirmar o que Béziers procura mostrar em seu manual, ao insistir sobre a importância de segurar o bebê mantendo-o na posição de *enrolamento*, que consiste em aproximar cabeça e bacia. Segundo ela, é dessa posição "que vai depender o desenvolvimento psicomotor da criança, e que a levará progressivamente à autonomia e à conquista do mundo exterior. No início, o bem-estar da criança depende, em grande medida, do adulto".[23]

Desde o nascimento, certas posições são acompanhadas por sensações de bem-estar, enquanto outras causam desconforto e mal-estar. As posições que dão segurança, chamadas pela autora de *posições de bem-estar*, proporcionam à criança a oportunidade de experimentar "seu corpo como uma unidade estável e equilibrada".[24] E que posições são essas? "São aquelas em que a criança está *reagrupada* sobre si mesma. Estando em *enrolamento*, os diferentes grupos musculares do corpo estão colocados em posições favoráveis à coordenação motora."[25] Estou colocando lado a lado as indicações de Winnicott e de Béziers, procurando mantê-los cada um em seu próprio campo teórico, mostrando a proximidade de suas formulações.

De qualquer modo, quando o fisioterapeuta trata de problemas de coluna que não são devidos a causas físicas evidentes, tais problemas podem estar relacionados à história do indivíduo e, quem sabe, como no exemplo citado, a uma "sustentação e manejos falhos ocorridos no estágio crítico em que a psique e o soma ainda não se

---

23. Béziers, 1994, p. 17.
24. Idem, ibidem.
25. Idem, ibidem.

soldaram numa unidade".[26] Grande parte do trabalho que está sendo profissionalmente efetuado pelo fisioterapeuta é feita de modo inteiramente natural e sem pensar, da mesma maneira como os pais cuidam dos próprios filhos, permitindo que a tendência herdada ao crescimento se cumpra. Essa afirmação aproxima, uma vez mais, a atitude do profissional da atitude da mãe cuidando do seu bebê, e o que deve ser ressaltado é o caráter espontâneo e não técnico desse tratamento.

Muitos desses aspectos puderam ser demonstrados nos Capítulos I, II e III da Parte II, quando me referi às condições adequadas à prática da ginástica holística, aos aspectos que dizem respeito ao professor e ao aluno. Permeando todas essas questões, está presente a importância do cuidado com a pessoa do aluno.

A correlação que Ehrenfried faz entre distonia muscular e sintomas neuróticos, baseada nos conceitos metapsicológicos, pode ser reconsiderada sob um prisma mais abrangente com os acréscimos de Winnicott. Para ele, assim como a condição deprimida é associada a um tônus muscular fraco, ou então, à tensão e rigidez compensatórias, de modo análogo, "falhas na postura combinam com a desesperança do paciente a respeito do estado de coisas na realidade interna pessoal".[27] Considero tal fato tão ou mais importante de ser conhecido pelo educador corporal que os apresentados por Ehrenfried quando cita Fenichel. A diferença é que Winnicott está referindo-se a possíveis falhas ambientais de manejo da mãe com seu bebê, que ocorreram nos primórdios dessa relação. Esses estudos ainda não eram conhecidos na época de Ehrenfried. Vale lembrar, no entanto, que foram justamente os problemas que envolvem a relação mãebebê que levaram Ehrenfried a se interessar pela psicanálise, conforme foi visto em sua biografia, no Capítulo 1 deste livro.

Uma aproximação possível entre a ginástica holística e novas teorias

A noção de ambiente facilitador é um ponto importante no quadro teórico de Winnicott e pode ser útil para se pensar o ambiente das

---

26. EP, p. 432.
27. EP, p. 429.

aulas de ginástica holística. Vale marcar que *ambiente* é diferente de *continente*. A mãe não contém o bebê. O bebê depende da mãe, não está contido nela. Ele está só, e ao mesmo tempo *é* a mãe. Nesse sentido, cuidar não é conter. É facilitar para que ele seja ele mesmo.

A partir da compreensão de fenômenos individuais que nos vêm da teoria do amadurecimento é possível avaliar a natureza do problema que o aluno apresenta, de modo a ficar especialmente atento às necessidades que, mostrando-se por meio de problemas físicos, apontam para questões primitivas. Esse conceito é fundamental na definição de uma atitude adequada no relacionamento professor-aluno, e de modo geral, está presente nas questões sobre:

- *planejamento* das aulas, com o professor adaptando-se às necessidades iniciais do aluno, evoluindo para uma independência progressiva;
- *corrigir ou não* o aluno, no sentido de não perturbar o estado de ânimo em que se encontra;
- *a importância do ambiente silencioso*, valorizando a manutenção de um ambiente estável e acolhedor;
- *o tempo e as pausas*, em que o "tempo-cuidado" pelo professor favorece a idéia de continuidade e os efeitos benéficos do não-fazer.

Além dos estágios iniciais, outra aproximação frutífera que poderia ser feita entre aspectos metodológicos da ginástica holística e os conceitos winnicottianos é relativa à transicionalidade e os objetos transicionais, direção que exigiria uma visão mais ampla. Parto do princípio de que a leitura de Winnicott deve levar em conta o paradigma central de sua obra, que é a teoria do amadurecimento humano, sendo a transicionalidade somente uma das partes do processo global. O problema fundamental para o autor é a angústia impensável, que se dá por falha ambiental nos estágios primitivos do amadurecimento ("primeira mamada teórica") e do concernimento, dois estágios que acontecem em momentos distintos, porém anteriores à transicionalidade.

Conforme informei em diferentes momentos, tratei neste livro de apontar os questionamentos gerais e os conceitos gerais. Para analisar a correlação entre os conceitos winnicottianos de transicionalidade, objeto transicional e espaço potencial e o uso que os alunos fazem dos objetos (almofadas, bolas etc.) nas aulas de ginástica holística, faz-se necessário o esforço conjunto de profissionais do campo da educação corporal e da psicanálise. Neste estudo, optei por abordar sucintamente os pontos que poderão ser estudados mais a fundo, em vez de fazer apressadamente uma conexão pontual e aparentemente óbvia, por exemplo, entre os objetos da ginástica holística e os objetos transicionais. Nesse sentido, vale lembrar as palavras do filósofo: "A vontade de saber merece muitas vezes elogio: não porém, quando demasiado se apressa".[28]

Minha prática mostrou que há muitos pontos obscuros na prática da educação corporal que poderão ser esclarecidos à luz dos conceitos de D. W. Winnicott, seja por pesquisadores fisioterapeutas, seja por psicólogos e filósofos. No intuito de estimular um aprofundamento dos temas apresentados na Parte II deste livro, o quadro-síntese abaixo sugere uma aproximação entre aspectos metodológicos da ginástica holística atual e a teoria do amadurecimento pessoal de Winnicott.

---

28. Heidegger. *Heráclito de Éfeso*. Coleção Os Pensadores. São Paulo, Abril Cultural, 1973, p. 105.

Quadro-síntese

ASPECTOS METODOLÓGICOS DA GINÁSTICA HOLÍSTICA	TEORIA DO AMADURECIMENTO PESSOAL DE D. W. WINNICOTT
Conhecimento da motivação inicial do aluno Nos fatores: memória corporal do manuseio feito pela mãe e confiança básica, permitindo o deixar-se cuidar	Conceito do **alojamento da psique no corpo**
Local das aulas e importância do ambiente silencioso Cuidado em manter um ambiente acolhedor e estável que reflete uma atitude de receptividade	**Ambiente facilitador**
O tempo e as pausas O "tempo-cuidado" pelo professor. A continuidade e a não-ruptura no intervalo entre as aulas	**Estados tranqüilos e não excitados**
Planejamento das aulas Adaptabilidade e previsibilidade iniciais do professor, evoluindo para progressiva espontaneidade e autonomia do aluno	**Mãe suficientemente boa** Aproximação entre dois tipos diferentes de amadurecimento: o do bebê e o do aluno
Corrigir ou não Importância de considerar o estado em que o aluno se encontra antes de fazer qualquer interferência direta	Não corrigir Sendo análogo ao não interpretar analítico, na fase em que o paciente se encontra no **estado de regressão** à dependência
A voz e a linguagem do professor Relação professor-aluno progredindo da dependência para a independência relativa	**Processo de amadurecimento pessoal**
Estado de relaxamento e suspensão temporária do pensamento Reconhecimento por parte do professor da necessidade de quietude do aluno	**Estados tranqüilos e não excitados**

Quadro-síntese (*cont.*)

ASPECTOS METODOLÓGICOS DA GINÁSTICA HOLÍSTICA	TEORIA DO AMADURECIMENTO PESSOAL DE D. W. WINNICOTT
Relato dos alunos A fala como mediadora da elaboração imaginativa do que acontece no corpo. Opção de permanecer em silêncio	**Elaboração imaginativa das Funções corporais** (na fala) **Estados tranqüilos** (na não-obrigatoriedade de falar)
Objetos da ginástica holística Preferências e relação afetiva no trato com eles	**Transicionalidade — objeto transicional e espaço potencial**
Concentração Confiança no ambiente como fator necessário para o estado de concentração-relaxada	***Self* verdadeiro e falso *self***
Respiração Fenômenos possivelmente relacionados a memórias arcaicas relativas ao pós-nascimento	**Observações clínicas** De pacientes adultos na fase de regressão à dependência

CONCLUSÃO

BREVES COMENTÁRIOS SOBRE AS DIRETRIZES BÁSICAS DA GINÁSTICA HOLÍSTICA

Os tópicos apresentados na Parte II respeitaram determinado recorte conceitual e são alguns, entre muitos, que pedem maior aprofundamento teórico. Por tratar-se de fenômenos advindos diretamente de minha prática diária, contendo material abundante, vivo e em constante transformação, cuidei para manter, na medida do possível, um distanciamento crítico. Afastamento essencial para não ver transformado o que pretende ser um texto analítico-descritivo em um texto prescritivo. Alguns dos aspectos foram abordados sem o tratamento teórico aprofundado que mereceriam, no entanto, optei por incluí-los para que sirvam de estímulos para futuras pesquisas.

Há muito a ser feito no campo da ginástica holística quanto à conceituação de procedimentos pedagógicos eficientes e à dinâmica envolvendo a coordenação motora, que são específicos deste método, e ainda não receberam o devido destaque quer em publicações especializadas (os *Cahiers*), quer para o público em geral.

Dentre eles, gostaria de chamar a atenção para *o rigor na precisão dos encaixes osteoarticulares*, fator que aparece como pano de fundo em diversos itens e desempenha papel decisivo na educação corporal, embora não tenha sido focalizado em primeiro plano. É por meio deste *placement* correto que se obtém movimentos biomecanicamente coordenados sem o risco de causar dores ou efeitos colaterais. Na continuidade da prática, o aluno é liberado do medo de se machucar, tornando-se mais relaxado e confiante. Não é raro encontrar alunos traumatizados por terem sofrido lesões em aulas de ginástica convencional, feitas sem o devido cuidado. O rigor nas posições iniciais dos movimentos da ginástica holística, no entanto, não deve ser confundido com rigidez de conduta, pois somente a partir de um prévio referencial técnico correto será possível a liberdade de ação do aluno na realização dos movimentos propostos.

O *não uso do espelho* nas salas de aula de ginástica holística também é um fator relevante, que mereceria ser pesquisado, principalmente pelas diferentes reações que provoca entre os alunos. Lanço mão de pequenos espelhos de uso individual a fim de que eles observem e confiram alterações ocorridas na musculatura do rosto e na expressão facial após a prática de certos movimentos. Esses espelhos também são úteis nos exercícios de boca e maxilar, pois auxiliam a correta colocação da língua no palato. Conforme indicação dada no curso de formação, não são usados espelhos grandes para uma orientação postural a partir do que *se vê*, além do que *se sente*. Tal exigência ainda não foi explicitada teoricamente.

Quanto aos diferentes aspectos metodológicos da ginástica holística descritos na Parte II, farei uma retomada geral, ainda que só de forma indicativa, pois eles são um material talvez ainda bruto, que mereça desenvolvimento. Apontei para questões que devem ser observadas, relativas à *motivação do praticante*; chamei a atenção para a importância de o *espaço físico* e *o ambiente das aulas* serem estáveis e acolhedores; considerei o relacionamento professor-aluno uma relação pessoa a pessoa, ao expor *a importância do ambiente silencioso;* destaquei a idéia de continuidade e tempo-cuidado em *tempos, lugares* e *não-fazeres*; descrevi o processo de *planejamento* das aulas, que parte de uma adaptabilidade indo em direção à autonomia; constatei a necessidade de o professor saber em que estado de ânimo o aluno se encontra, antes de *corrigi-lo* ou de fazer qualquer interferência; abordei, ao examinar *a voz* e *a linguagem do professor*, conceitos teóricos que poderão ser úteis à fala do professor e para melhor compreensão dos numerosos movimentos de boca e língua da ginástica holística; alertei para *o estado de relaxamento e suspensão temporária do pensamento*, apresentado como um ponto delicado, que diz respeito ao aluno; tematizei a fala como mediadora da elaboração imaginativa do que acontece no corpo, ao indagar *Por que falar?*; apresentei, ainda, algumas questões relacionadas com o uso dos *objetos da ginástica holística*; procurei avançar nas questões *a concentração* e *a respiração*, sugerindo acréscimos para sua compreensão psicossomática, e, finalmente, apresentei alguns pressupostos teóricos para melhor compreender o conjunto de condições adequadas e atitudes favoráveis ao relacionamento Educador corporal × praticante.

* * *

É importante enfatizar a especificidade do campo de atuação da ginástica holística, que não pretende ser uma panacéia universal, mas oferecer meios seguros para o tratamento objetivo de dores, disfunções posturais e respiratórias, proporcionando um bem-estar que engloba a pessoa como um todo. É com esse objetivo que os alunos me procuram e é este o horizonte de meu trabalho. Ao concluir este livro, acredito que a análise crítica de minha experiência e da história da ginástica holística possibilitou traçar um quadro geral, caracterizando o conjunto de coordenadas práticas e teóricas desse método de cuidados corporais, ou melhor, método de cuidados com a pessoa.

Minha proposta foi a de, em primeiro lugar, fazer a história crítica da ginástica holística, cujo método partiu de Delsarte (1811-71), evoluiu com Elsa Gindler (1885-1961) e chegou a Ehrenfried (1896-1994), mantendo visível coerência teórica e prática em seu desenvolvimento e em sua evolução. Ressaltei, ainda, a recente nominação da ginástica holística, com a criação de seu código deontológico próprio. Em segundo, delineei o estado atual do método, com seus procedimentos pedagógicos, suas hipóteses de trabalho e seus questionamentos, com o objetivo de evidenciar que muitas dessas questões não encontram resposta nos meios até então disponíveis dessa prática. Em terceiro, expus como encontrei em Winnicott, na sua teoria do amadurecimento pessoal, formulações que se aproximam de minha maneira de lidar com o relacionamento professor-aluno nas aulas. As conexões estabelecidas com as idéias desse autor, vale a pena lembrar uma vez mais, vão no sentido de serem adequadas ao desenvolvimento de minhas pesquisas e não como uma aplicação direta ao campo da educação corporal.

No desenvolvimento da revisão histórico-crítica, não esqueci de marcar e reconhecer a influência de inúmeras práticas e propostas de cuidados com o corpo, seguindo desde sua criação até nossos dias. Procurei mostrar a importância capital do histórico do método para que se compreenda a evolução por que passou e se avalie a pertinência ou não de acréscimos conceituais para seu contínuo desenvolvimento e fortalecimento.

PADRÕES DE REFERÊNCIAS PARA AS CITAÇÕES DAS OBRAS DE D. W. WINNICOTT

Nas referências das citações feitas no texto é usada a sigla da obra consultada seguida pelo número da página. As abreviações usadas foram as mesmas empregadas por outros pesquisadores que defenderam dissertações ou teses de doutorado na PUC-SP. Na descrição da bibliografia o critério foi de ano de publicação no original.

APM	O ambiente e os processos de maturação
BM	Os bebês e suas mães
CM	A criança e seu mundo
EP	Explorações psicanalíticas
FDI	A família e o desenvolvimento
GE	O gesto espontâneo
HI	*Holding* e interpretação
NH	Natureza humana
PD	Privação e delinqüência
PP	Da pediatria à psicanálise
TCC	Tudo começa em casa

1958	Textos selecionados: Da pediatria à psicanálise. Trad. bras. 1982. Rio de Janeiro: Francisco Alves.
1964	A criança e seu mundo. Trad. bras. 1982. Rio de Janeiro: Editora Guanabara Koogan.
1965	Ambiente e os processos de maturação. Trad. bras. 1980. Porto Alegre: Artes Médicas.
1965	Família e o desenvolvimento do indivíduo. Trad. bras. 1980. Belo Horizonte: Interlivros.
1971	O brincar e a realidade. Trad. bras. 1975. São Paulo: Imago.
1972	*Holding* e interpretação. Trad. bras.
1984	Privação e delinqüência. Trad. bras. 1987. São Paulo: Martins Fontes.
1985	Tudo começa em casa. Trad. bras. 1989. São Paulo: Martins Fontes.
1986	Os bebês e suas mães. Trad. bras. 1988. São Paulo: Martins Fontes.
1987	O gesto espontâneo. Trad. bras. 1990. São Paulo: Martins Fontes.

1988   Natureza humana. Trad. bras. 1990. Rio de Janeiro: Imago.
1989   Explorações psicanalíticas. Trad. bras. 1994. Porto Alegre: Artes Médicas.
1996   Pensando sobre crianças. Trad. bras. 1997. Porto Alegre: Artes Médicas.

BIBLIOGRAFIA

ALEXANDER, M. 1992. *O uso de si mesmo*. São Paulo, Martins Fontes, 1932.

ANZIEU, D. *Eu-pele*. São Paulo, Casa do Psicólogo, 1989.

BERTAZZO, I. *Cidadão Corpo – identidade e autonomia do movimento*. São Paulo, Summus, 1998.

BÉZIERS M. M. & HUNSINGER, Y. *O bebê e a coordenação motora: gestos apropriados para lidar com a criança*. São Paulo, Summus, 1992.

BIENFAIT, M. *Os desequílibrios estáticos – fisiologia e tratamento fisioterápico*. São Paulo, Summus, 1993.

BOREL, H. *WU-WEI a sabedoria do não-agir*. São Paulo, Attar, 1997.

CAHIER. Publicação da AEDE (Association des éléves du Dr. Ehrenfried et Des Praticiens en Gymnastique Holistique). Paris, França, 1987 (n° 1 e n° 2), 1988 (n° 3 e n° 4), 1989 (n° 5), 1990 (n° 6), 1991, (n° 7/8).

CAMUS, J. L. *O corpo em discussão: da reeducação psicomotora às terapias de mediação corporal*. Porto Alegre, Artes Médicas, 1986.

CORNILLOT, M. T. *Les corps transfigurés – mécanisation du vivant et imaginaire de la biologie*. Paris, Seuil, 1992.

DAMÁSIO, A. R. *O erro de Descartes – emoção, razão e cérebro humano*. São Paulo, Companhia das Letras, 1996.

DOLTO, B. *Le corps entre les mains*. Paris, Hermann, 1976.

CAMPIGNION, P. *Respir-Ações – a respiração para uma vida saudável*. São Paulo, Summus, 1998.

EHRENFRIED, L. *Da educação do corpo ao equilíbrio do espírito*. São Paulo, Summus, 1991.

FENICHEL, O. *Teoria psicanalítica das neuroses*. Rio de Janeiro, Atheneu; Porto Alegre, Artes Médicas

GODELIEVE, D.-S. *Cadeias musculares articulares*. São Paulo, Summus, 1995.

GOMEZ, E. M. D. *La respiracion y la voz humana – su manejo y enseñanza*. Buenos Aires, 1971.

HERRIGEL, E. *A arte cavalheiresca do arqueiro zen*. São Paulo, Pensamento, 1983.

HEIDEGGER, M. *Seminários de Zollikon texto mim*. PUC-SP, 1998

HÖLDERLIN. *Poemas*. Lisboa, Relógio D'Água, 1991.

LAPLANCHE, J. & PONTALIS, J. B. *Vocabulário da psicanálise*. Lisboa, Presença, 1990.

LICHTIG, I. & CARVALHO, R. M. M. *Audição – abordagens atuais*. São Paulo, Pró-Fono, 1997.

LOPARIC, Z. *Ética e finitude*. São Paulo, Educ, 1995.

_____. *Winnicott e Heidegger: afinidades in Boletim de Novidades*, Pulsional, nº 69, 1995, pp. 53-60.

_____. Winnicott e Freud: destino de um paradigma – Colóquio Centenário de Winnicott, PUC-SP, 1996.

_____. Winnicott e o pensamento pós-metafísico in Catafesta, I.F.M. "D. W. Winnicott na Universidade de São Paulo", 1996.

_____. *Descartes heurístico*. Campinas, Unicamp, 1997.

KAHR, B. *A vida e a obra de D. W. Winnicott – um retrato biográfico*. Rio de Janeiro, Exodus, 1996.

PIAGET, J. *La naissance de l'intelligence chez l'enfant*. Paris, Neuchatel, Delachaux et Niestlé, 1936.

PIRET, S. & BÉZIERS, M. M. *A coordenação motora – aspecto mecânico da organização psicomotora do homem*. São Paulo, Summus, 1992.

RUSSO, I. & BEHLAU, M. *Percepção da fala: análise acústica do português brasileiro*. São Paulo, Editora Lovise Ltda. 1993.

SAFRA, G. *Momentos mutativos em psicanálise – uma visão winnicottiana*. São Paulo, Casa do Psicólogo, 1995.

SOUCHARD, Ph.-E. *Reeducação Postural Global – método de campo fechado*. São Paulo, Ícone, 1986.

_____. *O diafragma – anatomia, biomecânica, bioenergética, patologia, abordagem terapêutica*. São Paulo, Summus, 1989.

_____. *Respiração*. São Paulo, Summus, 1989.

SPITZ, R., A. *O primeiro ano de vida*. São Paulo, Martins Fontes, 1979.

SPEADS, C. Trad. francês 1989. *ABC de la respiration*. Paris, Aubier, 1977.

VISHNIVETZ, B. *Eutonia – educação do corpo para o ser*. São Paulo, Summus, 1995.

WALLON, H. Trad. bras. 1995. *As origens do caráter na criança*. São Paulo, Nova Alexandria, 1949.

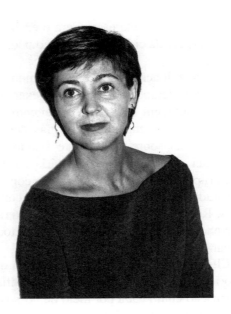

Maria Emília Mendonça

Nasci em 1955, no interior do Paraná. Filha de imigrantes (pai português e mãe francesa), vivi a infância e a adolescência numa fazenda de café. Aos 17 anos saí da casa de meus pais para cursar a Universidade Estadual de Londrina. Da proximidade com o cotidiano da lavoura, obtive a confiança básica nos ritmos da natureza, o que soube integrar mais tarde à minha profissão de cuidadora corporal.

Sempre gostei muito de ler. Adolescente, dava aulas de reforço escolar aos filhos dos colonos e queria ser professora de português. Mais tarde, quando me decidi pela educação corporal, minha mãe brincou que havia desistido do ideal de tornar o Brasil numa Atenas, para torná-lo numa Esparta... A intensa atividade física que a vida da fazenda propiciava me colocou, muito cedo, em contato com as possibilidades e os limites de meu corpo. Entre outras coisas: andava seis quilômetros para ir à escola; apartava os bezerros das vacas; jogava bola no terreiro de secar café; brincava de esconde-esconde, subindo nas árvores do pomar; ajudava em todo o processo da colheita do café; cuidava da horta; tomava banho de cachoeira e nadava no rio.

Quando estudante de educação física, participei de campeonatos universitários de natação e atletismo, colecionando algumas medalhas; porém, o que mais me interessava era o ensino de natação. Fui treinadora de dois clubes da cidade, levando ao pódio muitos nadadores mirins e juvenis.

Trabalhei em reabilitação ortopédica, pulmonar e cardíaca, valendo-me da ginástica terapêutica e criando exercícios inovadores. Chegando em São Paulo, em 1979, me formei como instrumentadora cirúrgica, no intuito de acompanhar cirurgias de coluna vertebral, além de aprender mais sobre anatomia e fisiologia. Fiz curso de obstetriz e trabalhei como parteira voluntária na Maternidade São Paulo. Orientei grupos de gestantes e pós-parto com aulas de ginástica e natação. Estudei medicina oriental, atuando como acupunturista por quatro anos. Realizei a inclusão de ginástica terapêutica em três academias convencionais de São Paulo. Criei o método de massagem Mamãe-Bebê para a Natura.

Fundei a Clínica de Massagem e Ginástica da qual sou diretora há 20 anos, orientando uma equipe de seis profissionais que se mantêm em formação continuada por meio de nossos grupos de estudos. Formei-me em Ginástica Holística, na França, em 1989-90 e desde 1995 dou aulas para mais de 100 alunos por semana. Adaptei elementos básicos da ginástica holística para serem utilizados na água, criando um método original de Ginástica Aquática. Continuo fazendo atendimentos individuais, nos quais, além de diferentes métodos de massagem, utilizo os princípios da dra. Ehrenfried.

Sou mestre em educação pela PUC-SP; um dos docentes de um curso de especialização *lato sensu* pela COGEAE sobre o pensamento de D. W. Winnicott; pesquisadora com registro no CNPq, ligada ao Núcleo de Filosofia e Prática Clínicas da PUC-SP, e a atual presidente da Associação Brasileira de Ginástica Holística.

Em meu trabalho valorizo o contato pessoa-pessoa. Não quero, portanto, passar uma imagem profissional técnica, apenas citando todos os cursos de especialização que fiz. Minha curiosidade nata levou-me a ser uma pesquisadora do ser humano. Gosto de viver e sou apaixonada por gente. Minha vida e meu trabalho são uma única coisa e tiro muito prazer disso.

Moro e trabalho numa casa espaçosa, onde compartilho com minha filha de 16 anos e três cachorros o privilégio de um relativo silêncio e muito verde. A qualidade desse ambiente, quase um oásis em São Paulo, e a tranqüilidade de minha vida pessoal me possibilitam receber os alunos com calma e são responsáveis, até certo ponto, pelo bom resultado de meu trabalho.

- - - - - - - - - - dobre aqui - - - - - - - - - - - -

ISR 40-2146/83
UP AC CENTRAL
DR/São Paulo

CARTA RESPOSTA
NÃO É NECESSÁRIO SELAR

O selo será pago por

summus *editorial*

05999-999 São Paulo-SP

- - - - - - - - - - dobre aqui - - - - - - - - - - - -

summus editorial
CADASTRO PARA MALA-DIRETA

Recorte ou reproduza esta ficha de cadastro, envie completamente preenchida por correio ou fax, e receba informações atualizadas sobre nossos livros.

Nome:_____ Empresa:_____

Endereço: ☐ Res. ☐ Coml. _____ Bairro:_____

CEP: _____ - _____ Cidade: _____ Estado: _____ Tel.: ( ) _____

Fax: ( ) _____ E-mail: _____ Data de nascimento: _____

Profissão:_____ Professor? ☐ Sim ☐ Não Disciplina: _____

1. Você compra livros:

☐ Livrarias　　☐ Feiras
☐ Telefone　　☐ Correios
☐ Internet　　☐ Outros. Especificar:_____

2. Onde você comprou este livro?

_____

3. Você busca informações para adquirir livros:

☐ Jornais　　☐ Amigos
☐ Revistas　　☐ Internet
☐ Professores　　☐ Outros. Especificar:_____

4. Áreas de interesse:

☐ Educação　　☐ Administração, RH
☐ Psicologia　　☐ Comunicação
☐ Corpo, Movimento, Saúde　　☐ Literatura, Poesia, Ensaios
☐ Comportamento　　☐ Viagens, Hobby, Lazer
☐ PNL (Programação Neurolingüística)

5. Nestas áreas, alguma sugestão para novos títulos?

_____

6. Gostaria de receber o catálogo da editora? ☐ Sim ☐ Não

7. Gostaria de receber o Informativo Summus? ☐ Sim ☐ Não

Indique um amigo que gostaria de receber a nossa mala-direta

Nome:_____ Empresa:_____

Endereço: ☐ Res. ☐ Coml. _____ Bairro:_____

CEP: _____ - _____ Cidade: _____ Estado: _____ Tel.: ( ) _____

Fax: ( ) _____ E-mail: _____ Data de nascimento: _____

Profissão:_____ Professor? ☐ Sim ☐ Não Disciplina: _____

summus editorial
Rua Itapicuru, 613 – cj. 72　05006-000　São Paulo - SP　Brasil　Tel.: (11) 3865 9890　Fax: (11) 3872 7476
Internet: http://www.summus.com.br　　e-mail: summus@summus.com.br

cole aqui

------------ dobre aqui ------------

ISR 40-2146/83
UP AC CENTRAL
DR/São Paulo

CARTA RESPOSTA
NÃO É NECESSÁRIO SELAR

O selo será pago por

summus *editorial*

05999-999 São Paulo-SP

------------ dobre aqui ------------

COM CREDIBILIDADE NÃO SE BRINCA!

summus editorial

CADASTRO PARA MALA-DIRETA

**Recorte ou reproduza esta ficha de cadastro, envie completamente preenchida por correio ou fax,
e receba informações atualizadas sobre nossos livros.**

Nome:_____ Empresa:_____

Endereço: ☐ Res. ☐ Coml. _____ Bairro:_____

CEP: _____-_____ Cidade: _____ Estado: _____ Tel.: ( ) _____

Fax: ( ) _____ E-mail: _____ Data de nascimento: _____

Profissão:_____ Professor? ☐ Sim ☐ Não Disciplina: _____

1. Você compra livros:

☐ Livrarias ☐ Feiras
☐ Telefone ☐ Correios
☐ Internet ☐ Outros. Especificar:_____

2. Onde você comprou este livro?

_____

3. Você busca informações para adquirir livros:

☐ Jornais ☐ Amigos
☐ Revistas ☐ Internet
☐ Professores ☐ Outros. Especificar:_____

4. Áreas de interesse:

☐ Educação ☐ Administração, RH
☐ Psicologia ☐ Comunicação
☐ Corpo, Movimento, Saúde ☐ Literatura, Poesia, Ensaios
☐ Comportamento ☐ Viagens, *Hobby*, Lazer
☐ PNL (Programação Neurolingüística)

5. Nestas áreas, alguma sugestão para novos títulos?

_____

6. Gostaria de receber o catálogo da editora? ☐ Sim ☐ Não

7. Gostaria de receber o Informativo Summus? ☐ Sim ☐ Não

Indique um amigo que gostaria de receber a nossa mala-direta

Nome:_____ Empresa:_____

Endereço: ☐ Res. ☐ Coml. _____ Bairro:_____

CEP: _____-_____ Cidade: _____ Estado: _____ Tel.: ( ) _____

Fax: ( ) _____ E-mail: _____ Data de nascimento: _____

Profissão:_____ Professor? ☐ Sim ☐ Não Disciplina: _____

summus editorial
Rua Itapicuru, 613 – 7º andar   05006-000 São Paulo - SP Brasil Tel.: (11) 3872 3322 Fax: (11) 3872 7476
Internet: http://www.summus.com.br   e-mail: summus@summus.com.br

cole aqui